看護学テキスト NiCE

医療安全

多職種でつくる患者安全をめざして

改訂第2版

編集　山内豊明　荒井有美

南江堂

執筆者一覧

◆ 編集

山内　豊明　やまうち　とよあき　放送大学大学院文化科学研究科生活健康科学　教授/
名古屋大学名誉教授（医師，看護師）

荒井　有美　あらい　ゆみ　北里大学病院医療安全推進室　副室長・医療安全管理者・看護師長/
北里大学看護学部　臨床教授（保健師，看護師，薬剤師）

◆ 執筆（執筆順）

山内　豊明　やまうち　とよあき　放送大学大学院文化科学研究科生活健康科学　教授/
名古屋大学名誉教授（医師，看護師）

相馬　孝博　そうま　たかひろ　千葉大学医学部附属病院　副病院長・医療安全管理部長（医師）

小松　康宏　こまつ　やすひろ　板橋中央総合病院　副院長（医師）

河野龍太郎　かわの　りゅうたろう　自治医科大学名誉教授/（株）安全推進研究所　代表取締役所長
（認定人間工学専門家）

種田憲一郎　たねだ　けんいちろう　国立保健医療科学院　上席主任研究官（医師）

春田　良雄　はるた　よしお　公立陶生病院臨床工学部　技師長/医療品質管理部
医療機器安全管理責任者（臨床工学技士，臨床検査技師）

山元　惠子　やまもと　けいこ　富山福祉短期大学看護学科　教授・学科長（看護師）

畠山　和人　はたけやま　かずひと　金城学院大学看護学部　准教授（看護師）

小池　朋孝　こいけ　ともたか　北里大学病院集中治療センター RST・RRT 室　係長（理学療法士）

森安　恵実　もりやす　めぐみ　北里大学病院集中治療センター RST・RRT 室　係長（看護師）

長尾　能雅　ながお　よしまさ　名古屋大学医学部附属病院患者安全推進部　教授（医師）

住谷　剛博　すみや　たけひろ　日本福祉大学大学院医療福祉マネジメント研究科　実務家教員
（医療経営士，健康管理士）

坂口　美佐　さかぐち　みさ　公益財団法人日本医療機能評価機構医療事故防止事業部　部長
（医師）

荒井　有美　あらい　ゆみ　北里大学病院医療安全推進室　副室長・医療安全管理者・看護師長/
北里大学看護学部　臨床教授（保健師，看護師，薬剤師）

長嶋　光樹　ながしま　みつぎ　今金町国保病院　副院長（医師）

今泉　和子　いまいずみ　かずこ　東京都済生会向島病院看護部　看護師長（看護師）

佐々木久美子　ささき　くみこ　医療法人社団 直和会・社会医療法人社団 正志会本部
看護部業務担当部長（看護師）

綿引　哲夫　わたひき　てつお　東海大学工学部医工学科　教授（臨床工学技士）

力石　陽子　ちからいし　ようこ　日本赤十字看護大学事務局　参事（看護師）

武　俊夫　たけ　としお　昭和大学病院放射線技術部（診療放射線技師）

東條　圭一　とうじょう　けいいち　北里大学病院 ME 部　技師長（臨床工学技士）

寺井美峰子　てらい　みねこ　公益財団法人田附興風会 医学研究所北野病院　看護部長
（看護師，保健師，助産師）

筒井　和恵　つつい　かずえ　名古屋大学医学部附属病院看護部　副看護部長/患者安全推進部
（看護師）

はじめに

　文明とは記憶の蓄積であるといえましょう．個人個人がその場その場で経験したことが何ら継承されることがなければ，常に利那的な営みに終始してしまいます．そうなれば人類は何万年経ってもそれ以前と何ら変わらないことになります．

　人類が文明をもつことができたのは，経験を伝承することができたからです．個人の営みを伝承するためには，まずそれを可視化することです．可視化するにはジェスチャーや視線を交わすなど，さまざまな方法がありますが，なかでも最も有効な手法が言語化です．

　事象を文字や図などの言語情報に置き換えることができれば，時空を超えてそれを共有でき，蓄積していくことが可能になります．つまり他者の経験を知識として使うことが可能になるのです．他者の経験知を形式知にすることが文明の元なのです．

　「他山の石」「人の振り見て我が振り直せ」という諺があります．事故やヒヤリ・ハットは，たまたま誰かの眼前に生じた事象でしょうが，それらを消えてしまう利那のものとせず，人類の共有財産にすることからまず始まります．そのためにも，いつ（when），どこで（where），何が（what），誰に（who）起こったのかを記録し，それを共有する仕組みが不可欠です．これが医療事故やヒヤリ・ハットに報告という仕組みがいかに大切なのかという理由なのです．

　報告の際に気を付けたいことは，何故（why）は当事者に求めないという姿勢です．理由がわかっていたならば，その事象は事故ではなく故意ということになります．細心の注意を払っていながらも遭遇してしまった出来事のはずです．ですから why については非罰的に当事者でなく皆で知恵を出し合って解明していくものです．そのためにもまずは先人の経験や事例を丁寧に紐解くことが大切です．

　このようなことから本書では事例から学ぶことを目指して展開しています．まず第Ⅰ章では，医療安全についての概略を捉えてもらうことを狙っています．続く第Ⅱ章では，医療安全の根本にある原理についての理解を深めて下さい．第Ⅲ章では，実際の医療ケア提供は，各個人・チーム・組織としての営みとしてなされていますが，さまざまなチーム編成や規模別にみた組織としての取り組みを学べるように構成しました．そしてそれまで学んだ知識を統合して，Ⅳ章で具体的な事例について原理原則を演繹的に用いて考えて学ぶように構成しました．

　今回はこれまで多くの好評を得ています初版に，さらなる最新の知見を加え，より充実した改訂版としてお届けいたします．

　先人達の経験を糧に，より良き医療者となるよう本書を紐解いて学んでもらえましたら望外の喜びです．どうぞよき学びを．

2024 年 2 月

山内　豊明

編集にあたって

　私は病院の医療安全管理者として，日々現場から報告されるインシデントレポートをチェックし，医療を安全に実施するためのマネジメント業務を行っています.

　医療技術の高度化に伴い，医療現場は専門分化され，これに従って看護師に求められる役割は広範囲に拡大するとともに，とても複雑化しています. そのようななかで，エラーは発生しています. 発生してしまったエラーの内容はさまざまですが，発生要因は「うっかり」や，「無意識に」が多くあげられます. これらの対策を考える際,ともすると知識不足,注意不足，確認不足と捉えられ，非難が個人に向けられて反省が促されるようなこともあります. しかし，個人が注意を払うだけでは，エラーは防止できません. それは，全国で同じような内容のインシデントがくりかえされていることからもわかります.

　エラーは，多職種で形成される医療チーム内の情報共有の不完全性やコミュニケーション不足，あるいは院内の業務管理や体制の不備など，潜在的な発生要因に起因していることが往々にしてあります. このような環境下では，個人の努力だけでは決してエラーは防止されません. 発生している事象をていねいに分析し，その発生要因に目を向けて，チームで改善に取り組むことがとても重要なのです.

　エラーが起きにくくなるようにチームで考えること，エラーに気づいた人が声をあげることができること，不安に思ったら立ち止まる勇気を後押しできること，そのような環境づくりが安全で良質な医療を実践するためには必要なのです.

　われわれ医療従事者は，これまで医療の中心は患者であることを認識しながら，それぞれの職域において最善を尽くしてきました. さらに今日では,チーム医療が推し進められ，多職種の専門家との連携を密にし，協働していくことにより，高度な医療を提供しています. 安全な医療を実践するためには，誰が何をすべきかを，職域を越え医療チーム全体で考え続けることが大切です. そんな思いから本書は構成されています.

　おかげさまで，このたび，改訂版を発行することができました. 本書は，医療安全を初めて学ぶ学生に向けて解説していますが，卒業後，実際に医療を実践する立場になられても，読み返して活用していただけると幸いです. 少しでも皆さまのお役に立つことを願っております.

　2024年2月

荒井　有美

目　次

第Ⅲ章　個人・チーム・組織としての医療安全 ……………………… 45

1 個人としての医療安全への取り組み　河野龍太郎 ……… 46

第I章

医療安全を
学ぶ意義

学習目標

1. 医療安全に関心をもつ
2. リスクとクライシスが区別できる
3. ルールの遵守とコミュニケーションの重要性が理解できる

1 医療安全を学ぶにあたって

A. 医療安全？―「医療の安全」ではなく「医療を安全に」

　　本書のタイトルでもある「医療安全」についての関心がここのところ急激に高まっています．各種報道でも昨今しきりに取り上げられ，「医療安全」という言葉を耳にする日が珍しいことではなくなってきています．

　　ところで，「医療安全」とは今になって急に必要になったのでしょうか？　これまでは不要だったのでしょうか？

　　「医療安全」自体は，決して急に注目されてきたものではありません．医療があるかぎり，それとともにあるのは「安全な医療」についての関心であり，それを果たすための不断の努力です．それがなぜ最近の動向にみられるような状況になってきたのでしょうか．これについて考えられる背景をいくつかあげてみます．

1 ● 情報に対するアクセスの向上

　　昨今，ややもすれば密室的に進められてきた「医療」というものが，広く一般に伝わるようになりました．そのため，さらなる透明性が早急に求められています．

　　滅多にお世話にならない，むしろ，できればお世話になりたくない医療というものを身近にとらえることが容易になったともいえるでしょう．医療従事者にとっては日常的なことでも，日々を健康に過ごしている人たちとっては非日常的で遠い存在であるのが医療現場です．情報開示が進むとともにそれが遠い存在のことでなくなってきたともいえましょう．

　　この現実は，医療に対する神話の崩壊という見方もあります．入院中に医療事故に遭遇してしまったときの失望には，その根底に「医療には絶対に間違いはない」という医療受給者の大いなる期待があるともいえます．そこに期待がなければ失望もないからです．

　　しかし，病院をはじめとする医療の現場はそもそも安全なのでしょうか？　医療の提供のためには侵襲（しんしゅう）を伴う行為を避けては通れません．医療とは心身に対して何かしらのかかわりをもつことによってこそ成り立つ営みです．それゆえに，場合によっては「危ないこともせざるをえない」という宿命を負っています．

2 ● 医療事故と航空機事故の共通点と相違点

　　医療事故の話と引き合いにしばしば出されるのが航空機事故の話です．両者とも，滅多にどころか，決して起こってはいけないことです．そのために航空業界も医療業界もあらゆる手を尽くして事故を起こさない不断の努力を続けています．

　　乗り物別に移動距離あたりの死亡率をみると，もっとも安全な乗り物は実は航空機で

す．しかし，一度事故が起これば，その被害規模から大きく取り上げられます．「車でネコをひいても話題にもならないが，ネコがヒトをひいたらニュースになる」ともいわれるように，航空機事故も医療事故も安全に営まれているのが当たり前のこととして普段は関心ももたれませんが，その逆が起これば一大事なのです．

このように，両者には多くの共通点がありますが，相違点にも関心を払うべきです．まずは自らも起こした事故の直接の被害者になるか否かです．航空機事故では，パイロット自らの命も危機にさらされます．しかし，医療事故の場合は，針刺し事故のように自らに危害が加わる場合もありますが，誤投薬のように患者に危害が加わるものの，医療従事者自らには直接の侵襲が及ばない場合もあります．

航空機を利用する客は，機内での非日常のサービスに対して代価を払いますが，医療を受ける患者は本来あるべき状態に戻るための代価を払います．言い換えれば医療は付加価値的なものではなく，ベースラインの状態に戻してもらえると期待されているとも考えられます．

航空機には搭乗しないという選択肢もありえますが，医療の場合はそうはいきません．人が日々の生活を営むにあたって生涯を医療なしで送ることはほとんどなく，医療従事者はその人たちの医療への期待を避けて通ることはできません．ですから，たとえどのような場面でどのようにかかわるにしろ，医療従事者であるかぎり「医療安全」は他人事ではないのです．

B.　リスクとクライシス

無関心でいるわけにいかない医療事故を考える際に，基本となる2つのことを押さえておきましょう．1つはリスクであり，もう1つはそれと似て非なるクライシスというものです．

端的にいうならば，「どう準備するのか」と未来に目を向けたものがリスクであり，眼前のことに対して今「どう対処するのか」がクライシスといえます．たとえるならば，「雨が降ったらどうしよう」がリスクであり，「雨が降っているのでどうしよう」というのがクライシスです．

1 ●　「安全」の定義

「安全」を到達点のような確固たるものとして直接定義することはできません．どの程度ならば安全といってよいのか，が現実的なとらえ方です．これを認識するためには，リスクという考え方がカギになります．リスクとは「望ましくない事象の発生についての不確実さ，ならびにその影響の甚大さの程度」ともいえます．不確実を払拭できない以上，「リスクなし」はありえません．つまり，安全とは「どこまでいっても常に存在する（ゼロにできない）リスクを軽減することによって得られた"状態（status）"である」ともいえるのです．

2 ● リスク対応

　「杞憂」という言葉があります．これは，古代中国に存在した「杞」という名の国の人々が日々「空が落ちてきたらどうしよう」と憂いていたという故事が語源であるとされています．現代でも，もしかしたら隕石があたってくるかもしれません．街を歩いていたらビルの屋上から飛び降りた人にぶつかられたという事故も実際に起こっています．

　しかし，それらの確率と無灯火の自転車を乗り回して交通事故に遭う確率とは圧倒的に違います．これは，リスク認知（どの程度のリスクと受け止めているか）と，リスク許容度（どの程度のリスクならば受け止められるか）という考え方がポイントになります．

　隕石は人工衛星やレーダーで探知できるかもしれません．上をみながら街を歩いていれば飛び降りる人を発見できるかもしれません（その代わりに開いているマンホールに落ちるかもしれませんが）．しかし，そういったリスク予測は容易に行えるものではないでしょう．それに比べると，暗がりで自転車に乗る際にはライトをつけていれば発見されやすいものです．このように現実的で有効性の高いリスク対応もあるのです．

3 ● リスクマネジメントとクライシスマネジメント

　医療現場で多く報告される事故や，未然に防ぐことができた事故としてのヒヤリ・ハット（p.20 参照）に「転倒・転落」があります．この「転倒・転落」をゼロにするにはどうしたらよいでしょうか？　いちばん確実な方法は患者を「立たせない」ことです．なぜなら，立っていなければ転びようがないからです．しかし，それは患者にとって望ましいことでしょうか？　身体機能からすれば長期臥床はさまざまな不利益をもたらします．その不利益とリスクとのバランスをどう保つかが大切です．

　であるならば，現実にはある程度のリスクを覚悟することが必要になります．その際は，「どれだけのリスクを覚悟できるのか」というリスク許容度の確認のみならず，「どの程度のリスクがありそうなのか」のリスク予測，「いかにしたらリスクを軽減できるか」というリスク対応などを含めた総合的なリスクマネジメントが必要となります．

　さらには，実際に転倒してもできるだけ早く発見することや，ケガを最小限にする工夫などはクライシスマネジメント（p.25 参照）として重要です．起こった事象に対するクライシスマネジメントについては，安全対策に重きをおいた信頼性設計という考え方が重要です．

　信頼性設計とは以下のような項目で構成されています（p.27 も参照）．

〈信頼性設計〉
① fool proof：電子レンジは扉を閉めなければ加熱ができないように，操作間違いが起こりえないようにする
② fail safe：何か異変があったらガスの元栓が自動的に閉まるというように，普段と違うことが起こっても安全側（＝危険でない方向）に進行するようにする
③ fail soft：自動車のフロントガラスのように，万が一割れたら瞬時にして粉々になり鋭利な刃物のような断片にならないようにする，あるいはパンクをしてもいきなりハンドルをとられないように，徐々に空気が抜けていくようにしてあるチューブレスタイヤのような設計

リスクとクライシスについての識別と関心を払い，可能なかぎりリスクを軽減し，クライシスに対して万全の準備をしてのぞむことが安全を維持していくポイントです．

C. ヒューマンエラー

医療従事者であれば，誰もが常に安全で安心した医療を提供するように最大限の注意と関心をはらっているはずですが，それでも事故がゼロにはなりません．医療が人間の営みである以上，ヒューマンエラー（人間がする間違い）をかぎりなくゼロに近づけることはできても，ゼロにすることは果てしなく困難なことです．高い注意力をいつまでも維持し続けることは不可能です．すべてに関心をはらおうとすれば，おのずとおのおのに対する認識は浅くならざるをえません．逆に強い関心を向ければ，その関心の範囲はおのずと狭くなってしまいます．

このように人間の能力にはそれなりの特性や限界があります．そのため，個人の能力に依存する方法には限界があることになります．個人の能力や関心を活用しつつも，それに全面的に依存することなく，行動や運用についてはシステムとしての組織的・系統的な対応も不可欠です．

個人の注意力を最大限にいかすようにリスクマネジメントを進めつつ，ヒューマンエラーに耐えうるように構築したシステムを基盤とするクライシスマネジメントを備えること，この双方が補完し合い，より安全な状態を維持管理していくべきです．

D. 事例から学ぶ

本書は事例を中心に展開しています．しかし，本書のみでは取り上げる事例にもかぎりがあります．本章では「アレルギー」「医療用ガスボンベ」を取り上げて「医療安全の考え方」を学んでみましょう．

1 ● アレルギーがある患者の場合

入院患者には治療の一環として食事が提供されます．患者の状態によっては特に制限なく，好みの食事をしてもらえる場合もありますが，何らかの疾患を抱えた患者はほとんどの場合，食事に何かしらの制限があります．なかでも，とくに気をつけなければならないのは，食べ物に対してアレルギーがある患者の場合です．

まず，患者のアレルギー情報を確認することです．入院中に初めてアレルギーを経験した場合は致し方ありませんが，多くの場合は，患者が自身のアレルギーに関して何かしら知っているはずです．その情報をケアにかかわるすべての医療従事者が共有しなければなりません．食事内容は医師が責任をもって食事箋[*1]によってオーダーしますが，その医師に確実な情報がなければ，いわゆる発生源エラーが起こりえます．また，そのオーダーを受けて献立を吟味，確認する栄養士や調理師にも患者のアレルギー情報は不可欠です．

[*1]食事箋：治療の一環としての食事，すなわち食事療法を行うため医師の指示内容を示した書類のこと．

a. 小麦アレルギーがある患児の事例
(1) 事 例

　小麦アレルギーがある患児に小麦粉使用不可の食事オーダーが出ました．それに基づいて，その患児には小麦粉の代わりにカレー粉で味付けをした副菜が用意されました．

　実は，多くの市販のカレー粉には純粋な香辛料のほかに，つなぎとして小麦粉が含まれていますが，調理師はカレー粉に小麦粉が含まれていることまでは知りませんでした．

　病棟で配膳にかかわっていた看護師は，その患児に小麦アレルギーがあることを知っていたため，ほかの患児とは異なる副菜であることを認識していました．そこで，看護師はその患児の様子に注意して観察していたことにより，患児にアレルギー症状が疑われる反応が現れた初期のうちに気がつき，適切な対応に結びつけることができ，事故は最小限にとどめられました．

(2) 事例から学ぶこと

　この事例では，多職種の医療従事者間で患児のアレルギー情報が共有されていたために，たとえ調理の段階でアレルゲンの入った食材が使用されたというリスクがすり抜けてしまっても，大事にいたる前に適切な対応に結びつけることができたともいえます．

　本事例ではリスクマネジメントの段階でカレー粉に小麦粉が含まれているという情報の抜け道ができてしまいましたが，クライシスマネジメントがうまく機能したともいえます．

　かけ算で数式に1つでもゼロがあると答えがゼロになるように，多職種がかかわる場合は，何重ものチェック機構をつくり，そのどこかででも引っかかればエラー進行を途中で止めることができます．いくつものチェック機構があっても止まらなかった場合は，いくつもの抜け道が重なって最後まですり抜けてしまった状態を意味します．これは，大きな穴のあるチーズの塊（かたまり）を薄くスライスして，そのチーズを再度重ねると，ちょうどうまく気泡が重なって大きな気泡が再現されてしまうことにたとえて「スイスチーズモデル」といわれます（p.15 参照）．

　ほとんどの場合は複数のチェック機構のどれかが機能して事故を未然に防げています．ただ，そのしくみに安住していると，スイスチーズモデル型の事故になりかねません．

　この事例はかなり特殊ともいえるかもしれません．それは小麦粉がみえない状態で含まれていたからです．たとえば卵アレルギーであっても，料理が卵としてわからない状態であれば見落としかねないということもありえます．しかし，料理が卵とわかる形であれば患者本人も気がつきます．医療安全では，こうした患者自身にも一翼を担ってもらう，患者参画が非常に有効な方略なのです．

2● 医療用ガスボンベの色による識別
a. 酸素のボンベの色が「黒」というルールを遵守できていなかった事例

　医療においては酸素をはじめとする何種類もの医療用ガス（気体）が用いられます．ガスは目にみえないのでガス自体では識別ができないため，容器や配管の色で識別します．

　医療現場にしばしば登場するガスに酸素があります．その酸素の容器（ボンベ）の色は「黒」（**図Ⅰ-1**）と高圧ガス保安法で決まっています．しかし，壁に配管されている酸素の配管口の色は JIS 規格で「緑」（**図Ⅰ-2**）と決まっているのです．

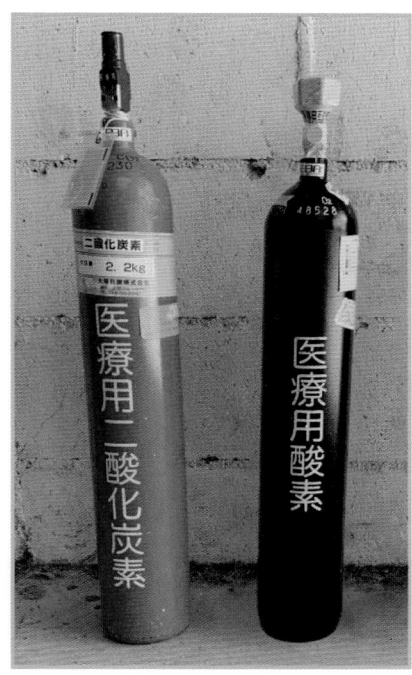

図Ⅰ-1　高圧ガス保安法によって決められたボンベの色
（左）二酸化炭素ボンベ，（右）酸素ボンベ
（p.72，春田良雄先生のご厚意により掲載）

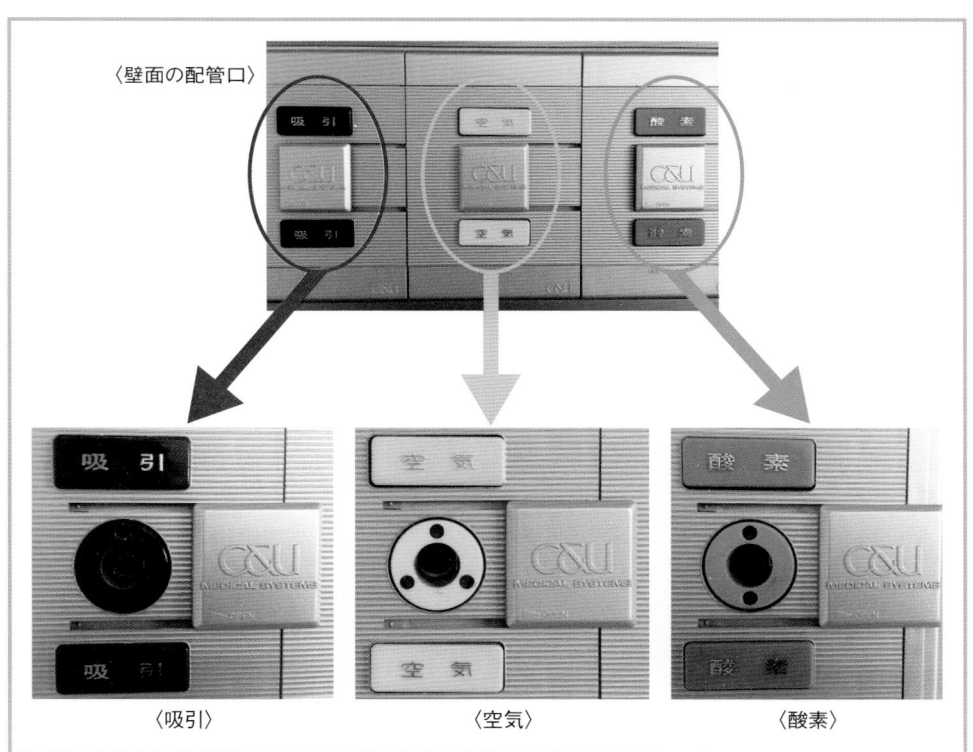

図Ⅰ-2　壁面の配管口の色と形状
酸素の配管口は「緑」，壁面の配管口は酸素用と吸引用で形状が異なる．

　　また，腹腔鏡を用いた手術の際には，腹腔内の術野を確保するために腹腔内にガスを入れておなかを膨らませます．その際に酸素を用いると電気メスの火花によって引火してしまいます．そこで，腹腔を膨らませる際には二酸化炭素を用います．そして，この二酸化炭素のボンベの色が「緑」（**図Ⅰ-1**）と決まっているのです．

　　さらに，ボンベには『○○酸素（株)』などの会社名が表示されていることもよくあります．

　　では，この『○○酸素（株)』と表示されている緑のボンベには何が入っているでしょう？　そうです，二酸化炭素です．しかし，ボンベに表示された『○○酸素（株)』（会社名）と酸素の配管口の色が「緑」ということに惑わされて，酸素をつなげなければならない場面で緑色のボンベにつないで二酸化酸素を供給してしまったという事故が実際に起こっています．医療現場では酸素のボンベに比べ，二酸化炭素のボンベを目にする機会が少ないというのも，このような事故を起こす原因の1つかもしれません．

　　壁面での接続ならば配管口とノズルの形が噛み合わないので酸素と吸引とをつなぎ間違えるような誤接続はありえません（**図Ⅰ-2**：これは fool proof の例となります）．しかし移動可能な人工呼吸器などの場合は移動の際にボンベをつなぐことがあり，ボンベの色はおのおの違っていても口は同じ形なので fool proof は効かないのです．このように信頼性設計がはかれない場合は，ヒューマンエラーを防ぐリスクマネジメントが頼りです．

E. 医療事故防止のためには

　　これらの事例に限らず，医療事故やヒヤリ・ハットの根本原因は「コミュニケーションエラー」と「ルールの不徹底」であると考えます．1人ひとりが確実に約束事に従った行動をし，それらが不連続にならないようにしていくことが究極の医療事故防止であると考えます．

学習課題

　1．リスクとクライシスについて，身近な例をあげてその違いを述べてみましょう
　2．ルールの不徹底について，身近な例をあげて述べてみましょう
　3．コミュニケーションエラーについて，身近な例をあげて述べてみましょう

第II章

医療安全の基本

学習目標

1. 医療安全を推進する項目を知る
2. 医療安全に影響を与える要素を知る
3. 医療安全を向上させる方策を知る

医療安全の基本

　　本章は，『WHO 患者安全カリキュラムガイド多職種版 2011』（以下，『WHO ガイド』と略称）に準拠しており，A～K の各項は，この『WHO ガイド』のパート B の各トピックに対応しています．

　　本ガイドは初版から 10 年以上経過し，改訂作業は進められていますが，COVID-19 の世界的蔓延のため，完成が遅れています．

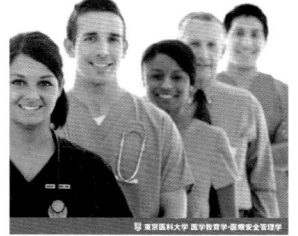

WHO Patient Safety Curriculum Guide:
Multi-professional Edition 2011

WHO 患者安全カリキュラムガイド多職種版 2011（日本語版）の表紙
初版の日本語版 PDF は WHO（World Health Organization：世界保健機関）のウェブサイトからダウンロード可能である．
〔https://apps.who.int/iris/handle/10665/44641〕（短縮）〔https://bit.ly/3dbzZdI〕

A.　患者安全とは何か（トピック 1）

　　病気を治してくれるはずの医療が，逆に患者に有害な作用をする場合があります．薬剤による副作用で具合がわるくなることもあれば，医療者が間違った薬剤を投与してしまうこともあります．これらをまとめて患者有害事象とよびますが，20 世紀末からの調査で，どの国においても全患者の数％から 10％に及ぶことが報告されています．患者有害事象の原因は，医療者が故意に患者を傷つけたり，医療者個人の能力が劣っていたりするためではなく，医療システムの複雑さが原因となることが明らかにされてきました．

　　「過つは人の常，許したもうは神の業（To err is human, to forgive divine）」という有名な言葉は，米国の医療安全調査報告書の題名にもなりました．医療に限らず，人間が存在するところではどこでもエラー（間違い）が発生し，その発生パターンにはなんら違いはありません．多くの産業における研究から，エラーが発生した場合，エラーには複数の原因が必ずあることがわかっています．つまりエラーは，個人的な原因だけではなく，業務や状況などの多くの原因が存在するのです．ただし医療においては，エラーの結果が患者有害事象にすぐさま結びつく危険があるという点で，ほかの産業とは根本的に異なっています．

　　人間がエラーを起こすことについては，数々の学問的な研究がなされています．英国の

　心理学者リーズン（Reason J）は「人間の行動は，個人が直接的に制御できない要因によって，ほぼ常に束縛され支配される」ことと，「人間にとって確実に意図したとおりに努めることは容易ではない」ことの2つを明らかにしました．こうした論拠から，起こったエラーに対して，誰がそれを起こしたのかと責めるよりも，なぜ医療システム上のエラーが発生したのかと考えて対策を立てるほうが，より安全性が高まります．

　さて，わが国では医療安全という言葉が一般的ですが，世界的には患者安全という用語が使用されています．患者だけではなく，医療にかかわる人間すべての安全を考える場合には，医療安全という言葉のほうが広くとらえることができます．患者安全とは，科学的手法により医療システムの信頼性を確立する学問です．具体的には，患者有害事象の発生を抑え，発生した有害事象の影響を最小限にし，その回復を最大限にすることを目的としています．

1 ● 医療安全の推進

　患者安全を推進するために，医療者は次の6項目を常に心がけなければなりません．

（1）医療者と患者の良好な関係をつくる

　医療は，人間（医療者）が人間（患者）の世話をすることが根本です．よい人間関係がないところに，よい医療は存在できません．さらに患者安全を進展させるためには，チームとしての医療者間の人間関係も重要です．

（2）エラーが発生しても誰も非難しないようにする

　人間は必ずエラー（間違い）をします．繰り返しになりますが，エラーをしたことを責めても，エラーを絶滅することはできません．非難されれば，人間は誰でも次からエラーをしたことを隠したくなります．ただし非難されないかわりに，エラーをしたことは必ず報告しなければなりません．1人ひとりがエラーをしたとしても，組織全体でそのエラーをカバーして，患者に被害が及ばないようにすることが患者安全の考え方です．

（3）根拠（エビデンス）に基づいたケアを実践する

　医療は科学的行為です．患者になされるケアは独りよがりのものであってはならず，科学的な根拠がなければなりません．たとえば「絆創膏かぶれ」とよばれる現象があります．患者の皮膚が絆創膏によって痛められる状態のことですが，実はその原因のほとんどは，かぶれ（接触性皮膚炎）ではなく，絆創膏の貼り方が悪い（皮膚に張力がかかる）ことによります．

（4）患者の医療の連続性を維持する

　現代の医療施設は複雑になり，非常に多くの医療者が働いています．入院治療を受ける患者は，病室に入院してから，検査室，X線室，手術室，集中治療室など多くの場所を回ることになります．患者は1人ですが，それを担当する専門の医療者は，お互いに顔を知らないこともあります．医療者は，患者の医療がきちんと連続するように，患者の情報を共有しなければなりません．

（5）セルフケアの重要性を認識する

　セルフとは自身のことです．患者のケアを行う医療者は，自分の心身を良い状態にして職場に出なければなりません．自分自身の（セルフ）ケアがきちんとできない医療者は，患者から信頼されるでしょうか．

(6) 日ごろから倫理的な行動をとる

　医療施設は，患者にとって最善をつくす場です．そのような場所で働く医療者は，常に倫理的な（正直な）行動をとらなければなりません．たとえば患者に間違った薬を投薬してしまった場合，それを黙って隠したりするのは，不正直で許されない行為です．

B. ヒューマンファクターの重要性（トピック2）

1 ● ヒューマンファクターの考え方

　ヒューマン（human：人間）のファクター（factor：要因）とは，システムが安全に正しく動くために必要な「人間側の要因」を指します．人間の脳は，たいへん優れた機能をもっています．たとえば非常に多い人間の集団のなかから，一瞬で自分の知っている人間の顔を見分けることができます．

　その一方で，錯視とよばれる視覚領域での錯覚をしたり，似たようなものを簡単に取り違えたりしてしまう特性があります（図Ⅱ-1）．たとえばテレビのコントローラーは，各種のボタンでさまざまな命令信号を出します．しかしチャンネルと音量調節のボタンが似通っていると，チャンネルを変えようとして，音量を変えてしまうような間違いが起こります．機械のほうは正しく動いていますが，人間が間違えることについて，なんらかの対策が必要な場合，ヒューマンファクターの考え方が重要になります．

　たとえば，同じ系統のシャンプーとリンスは，それらのボトルはよく似ることがあります．シャンプーとリンスが単に文字情報だけで示されていると，髪を洗っているときに目を開けて，いちいち読まなければなりません．容器の横に「複数個のきざみ」がある容器がシャンプー，「きざみがない」のがリンス，となるような取り決めをしておけば，触覚だけで区別することができ，間違えることが少なくなります．

　機械は同一の状況で同一のことを行うことが得意ですが，人間の行為は信頼性の点から機械に劣ります．ヒューマンファクターの考え方とは，人間が起こすエラーと共存し，それをコントロールすることによって，被害を最小限にすることにあります．

ミュラー・リヤー錯視	ツェルナー錯視	ポンゾ（Ponzo）錯視
中心の線分の長さは異なってみえるが，同じ長さである．	4本の線分はすべて平行である．羽の角度が鈍角であるほど，錯視は顕著になる．	二つに交わる線分の間に平行線を入れると，上の平行線が長くみえる．

図Ⅱ-1　脳の錯覚…錯視

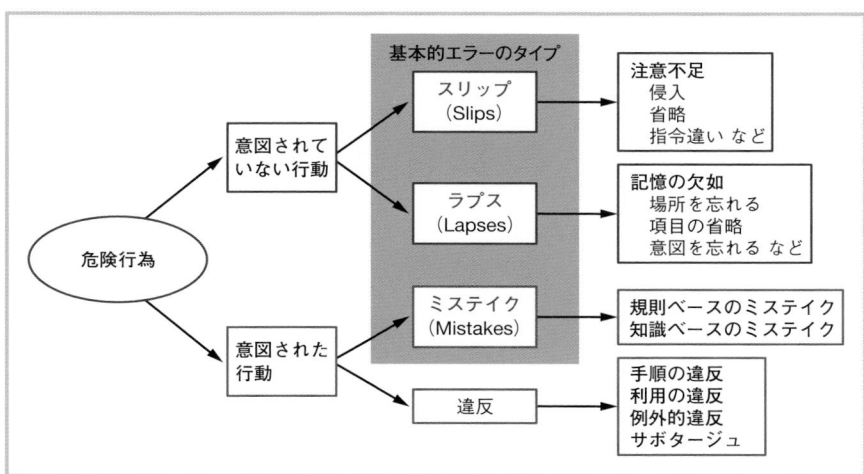

図Ⅱ-2　さまざまな危険行為

2 ● ヒューマンエラーの分類

　ヒューマンエラー（間違い）の分類はいくつも存在しますが，以下の3種類に分けられることが多いです（**図Ⅱ-2**）．

> ①計画時から失敗した（**ミステイク**）
> ②計画は正しかったが実行時に失敗した（**スリップ**）
> ③実行の途中で計画を忘れてしまって失敗した（**ラプス**）

　たとえば，台所にいてこれからジュースを飲もうと思っています．ジュースを取り出そうと思って冷蔵庫を開けるつもりが食器棚を開けてしまったというエラーは「ミステイク」，冷蔵庫を開けたのはよかったが，うっかりジュースの隣の牛乳を取り出してしまったというエラーは「スリップ」，冷蔵庫を開けたときにシュークリームが目に入り，何を取り出そうとしていたか忘れてしまったというエラーは「ラプス」となります．

3 ● ヒューマンファクターからみた医療安全の鉄則

　ヒューマンファクターの思考法を業務環境に適用するためには，リーズンによれば以下の6項目が重要とされています．

（1）記憶に頼らない

　人間の脳は優れていますが，一度に複数のことを処理することは苦手です．たとえば，あることをしようと心に思っているときに急に話しかけられたりすると，やろうと思っていたことを忘れてしまう，あるいは完全に覚えたつもりになっていてもその場になってみると覚えていなかったりします．人間の記憶はあてにならないことを前提にしなければなりません．

（2）情報を視覚化する

　頭のなかだけの記憶に頼らないためには，それを目にみえる形（たとえばメモとして書

く）にすると自分だけではなく他の人と情報共有もできます．クリニカルパス[*1]の一つの利点ともいえます．

(3) プロセス（過程）を再検討して単純化する

あるプロセスのなかで，同じことをする場面が2回あるような場合，安全性に問題のない場合は1回にするなどして，簡単にします．たとえばトマトを調理するために洗う場面で，まず手を洗い，次にトマトをパックから取り出して洗い，もう一度手を洗ってから包丁で切っていたとします．先にトマトをパックから取り出しておき，手を洗うと同時にトマトも洗い，まな板にのせるようにすると，手を洗う場面を1回にまとめることができます（ただし，手が非常に汚い場合はやってはいけませんが）．

(4) 共通するプロセスや手順を標準化する

あるプロセスのなかで，順番を変えても結果が変わらないという手順があったとします．たとえば外出時の持ち物で，どんな場合でももって出かけるものに鍵と財布と携帯電話があり，学校に行くときには筆記用具，遊びに行くときにはポーチが加わるとします．忘れ物がないかどうかの確認を手当たりしだいにやっていると，何かが抜け落ちたりしますが，最初に鍵と財布と携帯電話は順番に確認するという手順をつくっておけば，忘れ物が少なくなります．

(5) チェックリストを日常的に使用する

忘れ物がないかどうかの確認をするのに，持ち出すものをチェックリストに書き出して，玄関ドアの内側に貼っておき，それをみてから出かけるようにすると，チェックリストと照合したものについては間違いがなくなります．

(6) 警戒心を過信しない

いつも注意しているので，忘れ物なんかしたことがないという人であっても，疲労やストレスの影響を受けます．どんな人間でも，1日中，気合いや根性を入れ続けることはできません．うっかり忘れたり，間違ったりしたときに，フォローができる体制が必要です．

C. システムの複雑さ（トピック3）

1 ● 医療システムの複雑さ

システム（system）とは，ギリシア語の「結合する」という語に語源をもち，個々の要素が組み合わさって，全体として1つの機能を果たしているものを意味します．日本語訳では「しくみ」「組織」などのほか，「システム」という言葉もそのまま使われています．

私たちは，医療というシステムのなかで働いており，人間もシステムの1つの要素です．また医療者のみならず，患者も医療システムの要素となります．『WHOガイド』では，ほかの産業とは異なる医療システムの複雑さを以下のようにまとめています．

(1) 業務の多様性

患者は1人ひとり違うので，診療やケアの内容が同じになることはありません．

[*1] ある疾患に対して，入院から退院までに行われる検査や治療を標準化してわかりやすく日程をまとめた診療計画表．疾患別に作成され，施設内で共有される．

（2）医療者間の依存関係

　医師はほかの職種よりも医学的知識を圧倒的にもっています．また医師の間でも経験の少ない医師やほかの診療科医師は，ベテランの専門医に頼らざるをえません．

（3）利害関係者の多さ

　患者と医療者だけで医療が行われているのではなく，新しい薬を開発する製薬会社や，医療費をコントロールする行政など，医療にかかわる人々は非常に多いのです．

（4）患者の立場の弱さ

　患者は医療をお願いしなければならないので，意見や苦情をいいにくいものです．

（5）臨床現場の物理的配置

　たとえ1つの診療科しかない病棟だとしても，患者の状態はさまざまであり，使用する薬剤や機器が非常に多いために，現場はごった返しの状態です．

（6）取り決めや規則の多様性

　薬剤や機器の多さに伴って，使用する方法や規則も非常に多くなってしまいます．ときには取り決めがなかったりもします．

（7）新しい技術や機器の導入

　医学は日進月歩なので，新しいものがとどまることなく現場に入ってきます．

（8）医療専門職のさらなる細分化

　医学の進歩に伴って，専門化が進んでいます．もはや医師の領域では，内科と眼科と精神科をかけもつようなことはありえません．看護職もがん看護や感染症看護など専門職化が進んでいます．

　こうした複雑なシステムにおいて，エラーの原因を探る場合，個人の問題を追及するだけでは，根本的な解決に結びつきません．つまり組織構造や診療のプロセスなどのシステムに目を向けなければならないのです．視点を個人から組織に移して考える方法をシステムアプローチ（systems approach）とよびます．このアプローチによって，エラーを発生しやすくしている組織的な要因の検討が可能となりました．リーズンは，組織事故の原因は単純ではなく，何層にも重なっていることをモデルとして提示しました．これが有名なスイスチーズモデルです（**図Ⅱ-3**）．さらにリーズンは事故原因を考える場合，その要因を，①患者・医療者，②業務，③技術・ツール（道具），④チーム，⑤環境，⑥組織の6つに分類して説明しました．

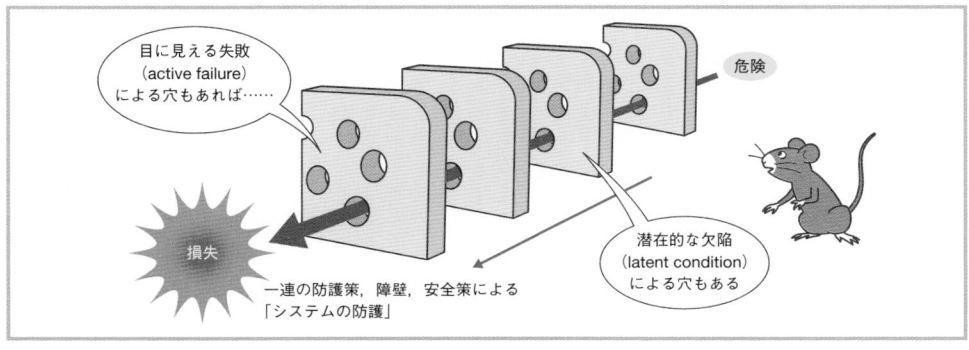

図Ⅱ-3　リスクの発現―スイスチーズモデル（模式図）

事例① 入院患者の転倒

　重症患者も入室する忙しい混合病棟の大部屋に，認知症と片麻痺がある患者が入院していた．患者がトイレに行く際は，介助の必要があるためナースコールを押す取り決めになっていた．しかし，コールしてもすぐ看護師が来てくれないことが何回かあったため，患者は深夜にコールをせずに，1人でトイレに行った．トイレの照明はなかに入ると自動点灯するしくみになっていたが，患者はそれを知らず，暗い廊下で照明のスイッチを探しているうちに転倒してしまった．通りかかった看護師が，うめき声を上げている患者を発見し，当直医が診たところ，大腿骨骨折をしていることがわかった．

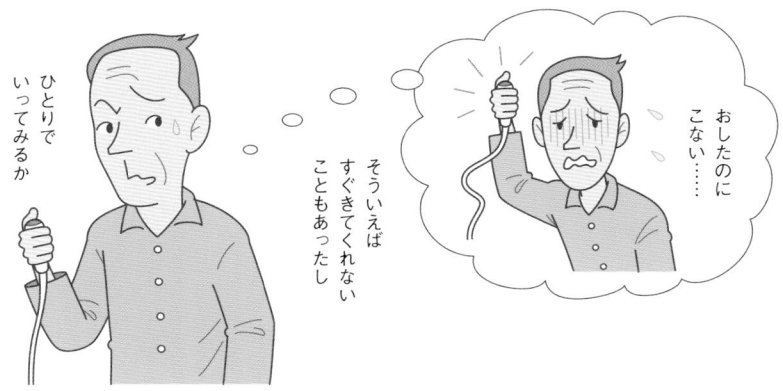

事例の解説 （p.32 も参照）

▶ 患者・医療者要因

　患者も医療者も医療システムの一部です．お互いの人間関係がシステムに影響を与えます．事例では，患者が看護師はすぐ来てくれないものと思い込んでしまい，信頼関係が成立していませんでした．

▶ 業務要因

　医療者の業務において，作業量が多すぎたり，時間的プレッシャーがかかったりする（あせる）とエラーが発生しやすくなります．事例では，その病棟では生死にかかわる患者のケアが優先される状況になっていて，今回の看護師は直接的なエラーは起こしていないものの，この患者のコールが後回しにされてしまうことがありました．

▶ 技術・ツール要因

　組織内で用いられる技術や道具の利用しやすさが医療の提供の質に影響を与えます．事例では，この患者は実は1時間に何回もコールをするので，使い捨てのオムツを着用させていましたが，患者はオムツでの排尿をとても嫌がっていました．またベッドには離床センサーが設置されていましたが，患者はスイッチを切っていました．

▶ チーム要因

　医療チーム内における役割分担やコミュニケーションの問題がありますが，とくにチームメンバーが多職種であることに注意しなければなりません．事例では夜勤看護師だけですが，数人で助け合う体制の取り決めについての検討が必要でしょう．

▶ **環境要因**

　医療者が業務を行う環境の特徴であり，たとえば照明・騒音・温度・ものの配置の問題です．事例では，共用のトイレは自動センサーにより点灯するしくみになっていましたが，センサーが感知するのは，人間がトイレスペースに1歩入ったところでした．

▶ **組織要因**

　組織の構造的な特徴や文化的な特徴であり，組織の規定や方針・監督者の権限範囲も含まれます．事例では，この病院の方針として，空きベッドがあればどの病棟でも患者を受け入れる体制としていましたが，この病棟にこの患者を入院させてもよかったかどうか，考える必要があります．

2 ● 安全を実現するシステム：HRO（高信頼性組織）

　さて，複雑なシステムであっても安全を実現しているシステムがあり，高信頼性組織（high reliability organization：HRO）とよばれています．HRO は，危険な条件下で業務を行っていても，ほぼ完全に「失敗なく」業務を遂行している組織です．たとえば航空管制システムは，予測不能な業務環境でありながら，現在は安全で効率的な業務を行っています．エラーの基本パターンは，指示がうまく伝わらなかった，うっかり見落としたなど，専門性とは別のエラーに起因することが多いのです．医療も HRO の1つと考えることにすれば，システムの観点からは同様の検討が可能です．

　HRO には次のような共通の特徴があるといわれています．

①失敗に対する事前の対策
　自分が失敗してしまうことを想定し，その計画を立てる．
②回復力（レジリエンス）を高める取り組み
　失敗する危険を前もって見つけ出し，失敗が起こっても被害を少なくし，機能を保つ．突然の変化への対応能力を持つ．
③任務に対する敏感さ
　現場の勤務者が直面している問題に関心を向け，対策を立てる．（例として，ベテランが何かおかしいと察知する．）
④安全の文化
　失敗しても上司から非難されるおそれがなく，1人ひとりの職員が失敗の体験を気兼ねなく共有できる．

D. チームの一員としての行動（トピック4）

　現代の医療では，医療者がチームを組んで，診療やケアを行っています．たとえば手術室では，執刀する外科医とその助手となる外科医・麻酔科医・器械出し看護師・外回り看護師のほか，必要に応じて臨床工学技士も加わり，手術チームが形成されます．チームが良好に機能するためにはどのような条件が必要なのでしょうか．

　複数の人間が集まっただけ（グループ）では，チームにはなりません．さらに，「共通の

目標に向け，各メンバーが役割をもち，相互依存的に活動し，活動期限がある」ことがチームを成立させる要件となります．そしてよい活動をしているチームには，次のような特徴があります．

①共通の目的があり，それを各メンバーが明確に意識していること
②測定可能な目標があること
③有効なリーダーシップがあること
④効果的なコミュニケーションが存在していること
⑤メンバーが良好な結束をしていること
⑥各メンバー間で敬意が表れていること

1 ● チームが有効に活動するための要件

　チームリーダーには，各メンバーの役割を定め，やることの優先順位を決定し，状況をモニタリングして，必要に応じて支援を求める，などの役割があります．さらにリーダーはチーム内のコミュニケーションを円滑にするために，メンバーが自由に発言できるよう環境を整えるという任務もあります．この発言しやすい環境は，チームリーダーが心をくだいて提供するものです．リーダーが自らの限界をわきまえて謙虚な気持ちになっていれば，メンバーは安心して発言するようになります．これは「心理的安全性」と呼ばれ，現代リーダーの重要な心がけとされています．特に，医療チームはさまざまな人間の集団であり，ベテランと未熟な若手という経験の壁，医師と看護師など職種の壁があり，経験や知識が少なかったりすると自由な発言を遠慮してしまうからです．患者の安全を確保するためには，チームメンバーは何かおかしいと思ったら，患者の代弁者として，いつでもチーム内では自由に発言ができなければなりません．

　チームの各メンバーが情報を正確に共有し，確実に情報伝達できるような方策がいくつか提案されています．ISBAR は，introduction（自己紹介），situation（状況），background（背景），assessment（評価），recommendation（提案）の頭文字で，情報の伝え方を標準化するものです．患者に急ぐ処置が必要な場合など，患者に関する心配な情報を適確に，迅速に伝えることを意図しています．まず情報の発信は自分が誰であるかを名乗り（I），続いて患者に何が起こっているかを提示し（S），その患者の臨床的背景は何であり（B），自分は何が問題と思っているか（A）を説明し，問題解決のためにはどうしてほしいのか（R）を，順を追って伝えることになっています．

　たとえば当直医に電話をかける場合，「本日の夜勤看護師，荒井と申します（I）．東病棟の山内さんが急に呼吸が苦しいといっています（S）．患者は53歳，男性，腹部手術後1日目で，循環器や呼吸器疾患の既往はありません（B）．酸素飽和度が90％しかなく，右肺の呼吸音がほとんどきこえません（A）．すぐ診察していただけないでしょうか（R）」という手順となります．

2 ● チームワークの原則を適用する方法

　英国作家のショウ（Shaw JB）は「コミュニケーションにおける最大の問題は，これで

万全だと錯覚することである」といっています．WHO は，チーム活動を効果的に確実に行うために，現場の医療者が使える実用的なヒント集を以下の 12 点にまとめました．

(1) チームへの自己紹介を欠かさないようにする

たとえば手術を行う場合，手術をする外科医同士はもちろん知った間柄ですが，器械出しや外回りの看護師とのチームでは，お互いに名前も覚えないで仕事をしてしまうことも多く，WHO では，執刀する前に自己紹介をしましょうと呼びかけています．

(2) 指示を復唱し，コミュニケーションのループを完成させる

ループは輪で，元に戻ることを意味します．口頭指示はそのままだと証拠が残りませんので，できるだけなくしたいものですが，緊急時にはやむをえません．「言ったはず」「聞いたはず」とならないために，「このように聞いた」と，聞いた人は復唱して一方通行にならないようにします．この確認作業は「チェックバック」（p.56 参照）ともよばれます．

(3) 思い込みを避けるため，明確な言葉で話す

薬剤の単位を簡略化してしまう習慣があり，たとえば「リドカイン 50 ミリを準備してください」という指示では，50 mg なのか，50 mL なのかが不明です．単位は絶対に必要です．

(4) 不明な点があれば質問や確認をし，はっきりさせる

理解できなかった指示内容をきき返すことは，決して恥ずかしくはありません．きき返される側も，たとえ急いでいても，ゆっくり話す，言い換えるなどの対応が必要です．

(5) 指示を出すときには必ず相手のほうをみる

お互いに目をみて，話します．人と人とのコミュニケーションでは，言語以外の情報（身ぶり手ぶり）のほうが多いといわれています．

(6) 自身の役割をはっきりさせる

チーム内での自分自身の位置づけと役割を理解しておきます．

(7) 主観的な言葉ではなく，客観的な言葉を用いる

「いつものアレをください」は，指示を出したほうも受けるほうも，自分の思い込みだけで行動する可能性があります．誰がきいてもわかるように具体的に指示を出します．

(8) メンバーの名前を覚え，呼びかけるときは名前でよぶ

前記①の自己紹介につながりますが，「看護師さん」と呼びかけられても，その場の誰を指しているかがわかりません．きちんと名前をよぶことが必要です．

(9) 必要なときには，はっきりと主張する

実はこれがもっともむずかしいです．自分の意見をはっきり表明することを英語でアサーション（assertion）といいますが，互いに相手の立場を重んずることが前提となっています．診療やケアが一見スムーズに流れていると，その流れを止めるのは非常に勇気がいります．遠慮はわが国だけの文化ではなく，世界中どこにでもあります．もしチームの誰かが患者の安全に不安を感じたら，誰でもアサーションにより，患者のために声をあげなければなりません．

WHO は，CUSS という運動を提唱しています．C（I'm concerned. 心配なのです）・U（I'm upset. よくわからないのです）・S（I'm scared. こわいのです）・S（stop. 止めてください）という言葉の頭文字を集めたものです．少し変だと思っていたものの，誰もそ

れを指摘できないまま診療が進行し，大きな医療事故になった例は数多くあります．たとえ声をあげたものがチームに入ったばかりの若手であっても，チームはその声に耳を傾けなければなりません．

(10) わからないことがある場合は，他者の視点から考えてみる

視点を変えることは問題解決の手法として重要であり，またチームとして解決できない場合は，ほかの支援を仰ぐことも必要です．

(11) チームでの活動を開始する前にはブリーフィングを行い，終了後にはデブリーフィングを行う

チーム活動における公式の話し合いには，ブリーフィング（briefing：活動前の概要確認），ハドル（huddle：活動中の作戦会議），デブリーフィング（debriefing：活動終了後の総括）があり，これらの中で，ふりかえり活動のデブリーフィングがもっとも重要です．

ブリーフィングの語源のブリーフ（brief）は下着と同じ単語で，短い報告をするという意味であり，ハドルは，動物が集まった状態を指し，アメリカンフットボールでは円陣を組んで行う作戦会議を意味します．デブリーフィングの「デ」は強調の接頭語です．

(12) 対立が起きた場合は，「誰が」正しいかではなく，患者にとって「何が」正しいかに集中する

複数の人間が存在すれば，必ず意見の相違があります．対立は起こってはならないことではなく，いつでも起こりうるものです．対立が生じた場合，チームのリーダーは，患者にとって最善であるようにチームの意見をまとめます．

E.　エラーからの学習（トピック5）

1 ● 報告制度の原理と歴史

a. ハインリヒの法則

第2次世界大戦前に，ハインリヒ（Heinrich HW）は，「重傷以上の災害1件が発生するときに，29件の同様な軽傷の災害が発生しており，300件の傷害のない災害が発生している」と主張し，この1：29：300の発生比率は，ハインリヒの法則と呼ばれています．この比率は非常に有名になりましたが，これはその前提として「同一の人間に」類似の事象した災害が330回起きる時であったことが忘れられ，さらに後になって，「災害の頻度を増す原因と強度を増す原因は異なったものである」と訂正されています．つまり産業災害分野では，発表者自身によってこの「1：29：300」の発生比率は否定されているのです．

ただし重大事故の陰には数々のみえない事故が隠れているのは間違いありません．

日本語でも「何も起こらなかったが，ヒヤリとした，ハッとした」ということから，ヒヤリ・ハットという言葉になっています．たとえ1：29：300の比率のとおりでなくても，軽い事故の発生した時に大惨事への備えをすることは重要なのです．

たとえば，わが国では2004年3月，東京都港区の高層ビルに設置された自動回転ドアに，6歳の男児がはさまれて死亡する事故が発生しました．回転ドアには赤外線センサーがついていましたが，男児を感知できなかったことと，回転ドアの重量が重すぎて完全停止するまでに時間がかかることが原因でした．この回転ドアは設置して1年弱の間に32件のはさまれる小事故が発生していました．しかし，対応としては駆け込みを防止するため

の簡易ポールを立てる程度でした.「もし，この軽い事故が発生しているうちに抜本的な対策が考えられていれば」と誰もが思うでしょう.

b. 事故の報告制度の重要性

　一見するとそれぞれはたいしたことのない事故かもしれませんが，軽い事故や未然事故のなかには重大事故につながるものもあるかもしれません. 小さな失敗を集めて分析すれば，大きな失敗を防げる可能性があります. 航空機事故では一度に多くの死者が出るため，航空分野ではかなり前から失敗の実例を集めることが考えられてきました.

　航空の安全性を向上させる目的で，米国では1975年に，軽い事故や未然事故（インシデント）を報告する制度が導入されました. さまざまな失敗をデータとして蓄積させるという考え方はよかったものの，パイロットが軽い事故としてインシデントを報告すると，それが危険な行為をしたと処罰の対象になってしまったことから，せっかくの報告も「正直者が馬鹿を見る」という結果になり，誰も報告しなくなってしまいました. その後，報告は誰がしたのかわからないようにし，報告しても処罰されないことを保証し，報告は第三者の研究機関が集めることにしてから，この報告制度はようやく成功して，世界中に広まることになりました. 現在では年間で3万件を超える報告が寄せられるまでになっています.

　したがって，安全に関する報告制度の必要条件としては，報告者が処罰されないこと（免責性），報告者名がわからないこと（秘匿性），政府でない第三者機関が運用すること（公平性），簡単に報告できること（簡易性），安全の推進に貢献できること（貢献性）があげられています.

コラム

「ニアミス」の本当の意味は

　ニアミスという言葉は有名で，「航空機同士が異常接近して空中衝突に至る危険があった状態」をさすが，元の英語の表現はどうなっているだろうか. 実はそのまま"near miss"が正しく"near mistake"の略ではない. 筆者も長年「間違い（mistake）に近い（near）こと」と誤解していたのだが，米国での研修中に元宇宙飛行士の講師から「われわれは絶対にそのような言葉は使わない」と強い口調でたしなめられ，慌てて調べたのであった. この場合，"miss"は，「はずす」「失う」という意味で，"I miss you"（私はあなたが「居なくて」さびしい）という使い方と同じであった. つまり"near miss"とは，ぎりぎりのところではずした「惜しい当たり損ね」を意味し，パイロットたちのブラックでユーモアあふれる表現だったのである（当たってしまっては大惨事！）.

　彼らはこのようなケースでは「不謹慎な」"near miss"ではなく，"close call"（危機一髪）という表現を推奨していた. 髪の毛ひと筋分ほどのぎりぎりの判定という意味で，ちょっとした日常ハプニングは"a close call"という. "call"は可算名詞なので，不定冠詞の"a"がつく（表現も文法も，英語は奥が深い！）.

2● インシデント報告制度の運用

　航空分野の報告制度が成功したので，20世紀末から医療分野でも報告制度が導入されるようになりました. 初期の報告は手書きでなされていましたが，コンピュータの処理能力向上に伴い，最近ではオンライン登録が普及しました. 医療施設内において，通常の診療の経過とは無関係に発生した患者にとって有害だった出来事も，有害になりそうだった出

来事もすべて報告制度で集められています.

　ただしわが国では,有害だった出来事を「アクシデント」,有害になりそうだった出来事を「インシデント」(またはヒヤリ・ハット)とよぶようになっていますが,実はこれは世界標準と異なっています.世界的には有害であろうとなかろうとすべて「インシデント」とよばれています(コラム参照).

　インシデントとアクシデントを厳密に分けることは不可能です.すなわち身体的に有害にならなかったが(インシデント?),精神的に害を被った場合(アクシデント?)は,どちらになるのかは決めようがありません.国立大学附属病院医療安全管理協議会では,発生後に人工呼吸器管理が必要になったなどの「濃厚な処置を要した事例」以上をアクシデントと便宜的によんでいます.

　インシデント報告は,どこでどのような失敗が起こっているのかを広く集めることに意味があります.報告されなければ,安全の対策も立てられません.報告数が多い施設は失敗が多くて危険な施設ではなく,安全性の高い施設なのです.つまり働くもの全員が必要に応じて報告している医療施設は,安全に対する認識が全体として高いということです.

　日本でもっとも報告数が多い施設では,職員数 1,200 名,600 床の急性期病院で,年間 25,000 件以上の報告がなされています.日本の多くの病院では病床数あたり 10 分の 1 程度の報告数と思われますが,院内で傾向をつかむためには,ある程度の報告数が必要です.

コラム
アクシデントとインシデント

　日本では,この 2 つの言葉の使い分けが混乱を生んでいる.臨床現場では,医療者が予期していなかった有害事象が発生した場合,患者への影響度によりアクシデントとインシデントを区別することが多い.患者への影響度分類の一例をあげる.

レベル	影響度	内　容
0	な　し	エラーや医薬品・医療用具の不具合がみられたが,患者には実施されなかった.
1	な　し	患者への実害はなかった(なんらかの影響を与えた可能性は否定できない).
2	軽　度	処置や治療は行わなかった(患者バイタルサインの変化,安全確認のための検査などの必要性は生じた).
3a	中等度	簡単な処置や治療を要した(消毒,皮膚の縫合,鎮痛薬の投与など).
3b	高　度	濃厚な処置や治療を要した(人工呼吸器の装着,手術,入院日数の延長など).
4a	軽度〜中等度	永続的な障害や後遺症が残ったが,有意な機能障害や美容上の問題は伴わない.
4b	中等度〜高度	永続的な障害や後遺症が残り,有意な機能障害や美容上の問題は伴う.
5	患者死亡	死亡(原疾患の自然経過によるものを除く).

(国立大学病院医療安全管理協議会)

　この分類をもとに，人工呼吸器管理などの濃厚な治療を要したレベル 3b 以上をアクシデント，レベル 3a 以下をインシデントとよび習わしている人が多い（ただし世界的にはこの 2 つは区別されず，すべてインシデントで統一されている）．また，分類では身体的な傷害だけに注目しているので，精神的被害はどんなに重大でもアクシデントにはならない．

　ところで，2002 年の厚生労働省の医療安全対策検討会議では，医療事故に関連した用語を次のように定義している．

　医療事故（＝アクシデントと同じ）とは「医療にかかわる場所で医療の全過程において発生する人身事故一切」を包含し，医療従事者が被害者である場合や廊下で転倒した場合なども含む．インシデント（＝ヒヤリ・ハット）は「日常診療の場で，誤った医療行為などが患者に実施される前に発見されたもの，あるいは誤った医療行為などが実施されたが，結果として患者に影響を及ぼすにいたらなかったもの」をいう．とくに医療過誤は「医療事故の発生の原因に，医療機関・医療従事者に過失があるもの」をいう．

　この用語定義では，人身事故（患者への影響度）と過失の程度が示されていない．たとえば，「点滴の失敗」は人間の皮膚を貫いて静脈に針を刺す行為が失敗し，身体に傷がついたことになるが，これは医療事故といえるのかどうか．また点滴の失敗は，本当に過失なのかどうか，という問題が生ずる．医療現場で働くようになったときに，施設によって使い方が異なって用いられる可能性がある用語として注意しておぼえておくとよいかもしれない．

3 ● 報告のしかた

a. 報告の重要性

　インシデント報告とは，何か失敗した，またはしそうになったことを報告することです．人間は誰でも自分の恥ずかしいことは隠したいものです．失敗を報告することへの抵抗感は世界共通です．しかし，報告することで責められたりすることはないので，患者の安全のため，医療者は，失敗したり，失敗を見たりしたときには報告する習慣をつけたいものです．報告は匿名で行われます．失敗した本人が報告してもよいですし，その失敗を発見した人間が報告してもよいでしょう．したがって，1 つのインシデントに対して複数の報告がなされても問題はありません．記憶が薄れないうちに，できるだけ早く報告することが望まれます．報告はあくまで自発的に行われ，報告することによって処罰されることがあってはなりません．ただし，患者に重大な被害が生じた場合は，（自発的でなく）義務的に報告するということが一般的です．オカレンス報告は，ある一定の条件をみたす「出来事（オカレンス，occurrence）」をすべて報告させる方法です．報告を出しやすくするためには，匿名原則のほか，よい報告は公の場で表彰したりする方法もあります．

b. 報告書に書くべきこと，書かなくてもよいこと

　さて，報告書には何を書かなければならないのでしょうか．どのような失敗が発生したかについて，いつ（when），どこで（where），誰が（who），何をした/何が起こった（what）の 4 W は正確に記述されなければなりません．「誰が」については実名を書く必要はなく，職種名で十分です．発生した事実を正確に記載し，その後の対応など，必要な関連情報を追加します．たとえば「2023 年 10 月 24 日，3 階南病棟で，担当看護師が，A さんに投与すべき薬剤を，隣ベッドの B さんに投与してしまった．服用後にただちに間違いに気づいたので，A さんと B さんに謝罪するとともに主治医に連絡して対応してもらった．A さんと B さんに実害は生じなかった」などが本文となります．

　　報告すべき内容については，なぜ（why），どうやって（how）を加えて，5W1Hの形式を提唱している人も多いですが，これもわが国だけの習慣です．5W1Hは，わかりやすい新聞記事を書くためのガイドラインであり，本来は報告制度とはまったく関係がありません．報告で重要なのは発生した事実であり，いつ・どこで・誰が・何をしたという4Wは，絶対に必要です．それに加えて，自分自身の疲労や勤務状況などの背景要因が加えられていると，原因の分析に役立ちます．しかし「なぜ・どうやって」は，起こった結果ではなく，その原因にあたるものです．失敗の分析とは「なぜ起こったかを追求する」ことなので，もし報告書を5W1Hで書くことになれば，報告者が1人で失敗の分析までさせられることになり，望ましくありません．

　　また，報告書には再発防止策を書く欄は「原則的に不要」です．ただし良い提案を書きたい場合には，どんどん書いてもらってかまいません．インシデントを報告するたびに再発防止策を書かなければならないとすると，報告者の負担は増します．強制的に書かせると「次回からはよく注意をしてこのようなことが起きないように努力します」などの誓いの言葉が並ぶことになります．このような書式は報告書ではなく，始末書に近くなってしまいます．

4 ● 報告のその後

　　集められた報告は，安全を担当するリスクマネジャー（医療安全管理者）が目を通します（p.102参照）．内容をみて，その重大性やどのくらい早急な対応を要するかを，日々刻々と判断します．多くの報告書は，どこで，どんなことが起こっているかの集計だけに使われて終わります．残念ながら，1つひとつの報告すべてに対策が立てられるわけではありません．重大な事故だったらもちろんのこと，もう少しで重大事故になりそうになったこと，あるいは似たようなことが共通して起こっていることなどの基準で，組織としての分析を行うかどうかを決定します．

5 ● 個人的なエラーを減らすためのヒント集

　　エラーはいつでも起こりえますが，組織的な努力によってある程度減らすことも可能です．リーズンは，エラーのリスクが高まる状況を次のようにまとめました．

①経験不足：やったことのない仕事は，当然ながらリスクが高い．
②時間不足：あせって途中の作業を省略したりしてしまう．
③不適切な点検：点検は単純作業であるが，いい加減になる．
④手順の不手際：準備不足・人手不足・注意不足は，リスクが高い．
⑤不適切な情報：読めない手書きや口頭指示は，正しく伝わらない．

　　さらに個人的な要因によってもエラーのリスクは高まるため，医療者は，自分の状態を最良にして，患者の前に出なければなりません．その名も英語でHALT（＝とまれ）というチェックリストがあり，H：空腹（hunger），A：怒り（angry），L：遅れ（late），T：疲労（tired），という4項目を自分自身でチェックします．また，IM SAFE（私は安全）というチェックリストでは，I：病気（illness），M：薬剤（medication），S：ストレス（stress），

A：飲酒（alcohol），F：疲労（fatigue），E：感情（emotion）という項目をチェックすることになっています．睡眠不足はその程度により，アルコール中毒と似た症状が出るというエビデンスが示されています．疲れていてもがんばるというのは，患者の安全を損（そこ）ねているのです．

F.　リスクの管理（トピック 6)

1 ● リスクとクライシス

普通ではないことが起こる，または，起こるかもしれないことをリスク（risk）とよび，それを管理することをリスクマネジメントといいます．リスクと似た言葉にクライシス（crisis：危機）がありますが，クライシスは「リスクが発生してしまった状態」を指します．リスクは可能性も含めた広い概念であるので，すべてのリスクに対して対応することはほとんど困難です．しかしクライシスは，地震が発生した，火事になったなど，何かが起こった状態なので，それだけに対して対応策を考えておくことができます．

クライシス対応の基本的な考え方は，①自分の身の安全を確保する，②応援をよんで仲間を複数にする，という2つであり，どのクライシスに対しても共通しています．

たとえば火災の場合，身の危険を感じたならば，とにかく逃げなければなりません．もし自分の身の安全確保ができているならば，仲間を集める必要があります．つまりすぐそばに消火器があっても，1人で消火活動を始めてはいけないのです．誰かが119番に通報しなければならないので，まず大声で「火事です．助けてください」と誰かをよばなければなりません．

2 ● リスクマネジメント総論

リスクマネジメントは，おおまかに，リスク識別，リスク評価，リスク対応，リスク費用算定という4段階からなり，これはどの産業においても共通です．

①リスク識別…リスクを特定する

　自分の業務範囲のなかで，どのようなリスクをあるか，過去の例をすべてあげると同時に，起こりうる可能性も考えられるだけ列挙し，全部を並べる．
②リスク評価…リスクの発生頻度と重大性を評価する
③リスク対応…リスクの発生を減らすかゼロにする

　評価と対応はまとめて考え，それぞれのリスクを発生頻度と重大性によって，だいたい4つのグループに分ける．その結果，対応の方針は4とおりになる．

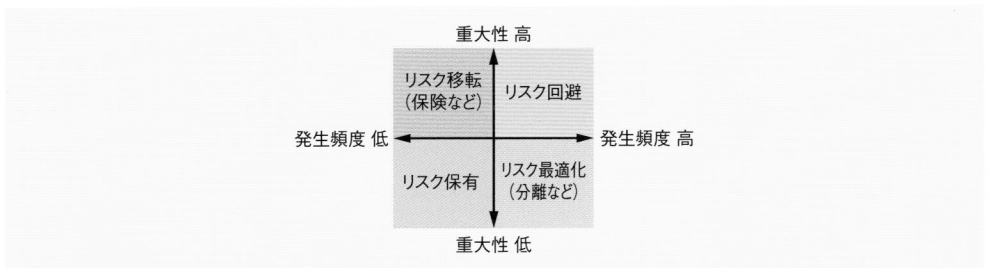

　「リスク保有」とは，リスクを放置しておいて，もし発生したら，そのつど支払いを考えるという対応，「リスク移転」とは，滅多にないことに対しては，保険などに掛け金を払って，発生に対応すること，「リスク最適化」とは，リスクとなっている因子を分割して保有か移転にすること，「リスク回避」とは，その業務からの撤退を意味する．ただし，医療施設の場合は企業活動とは違って，リスク回避をしたくてもできない場合もある．
④リスク費用算定…4つのグループをまとめて，リスク管理の費用は全部でどのくらいか，全体活動とのバランスをみて，その費用を最終的に決定する．

3 ● 医療におけるリスクマネジメント

　学校に遅刻しないように目覚まし時計を3つ鳴らすなど，個人は生活するなかで，さまざまなリスクマネジメントを行っています．医療組織のリスクマネジメントは，患者と医療者の安全を守ることにあります．これは医療者の1人ひとりに課せられた任務です．つまり誰かがリスクを専門の仕事とするのではなく，医療にかかわる者1人ひとりがそれぞれのレベルでリスクマネジメントを行って，組織全体としてのリスクマネジメントが成立するのです．

　前述のように，インシデントの報告制度により，ヒヤリ・ハットやエラーの発生はモニタリングされています．リスクマネジメントに関する会議は組織内で定期的に開催されており，インシデント報告を基にして，優先順位をつけ，重要なものから対処しています．

　詳細は他章にゆずりますが，患者安全を脅かすリスクには，患者の転倒，誤薬，患者取り違え，異物（ガーゼ）遺残など，さまざまあり，そのほかにも訴訟，風評被害，医療費踏み倒し，患者による暴力行為，組織内の不正行為などもありえます．最優先すべき事例として，警鐘事象（sentinel events）という概念があります．センチネル（sentinel）とは，軍隊用語で見張り番とか歩哨を意味します．警鐘事象とは，患者の予想外の死亡や身体・精神への重大な傷害で，再発すれば深刻な結果にいたる可能性の高い事象を指します．簡単にいえば，絶対に起こしてはならない事象のことで，たとえば，患者の取り違えや血液型不適合輸血などがあげられます．

　警鐘事象などの重大事例が発生した場合には，関係者を集めて多職種による検討会を開き，原因の分析を行って，どのような対策を立てるかを決定します．職員は組織の一員として，定例の会議や検討会のメンバーとなったり，オブザーバーとして参加したりすることが求められています．WHOは，学生のうちから組織のリスクマネジメントを知り「組織の一員として」活動に加わるべきであると提言しています．

ⓒⓞⓛⓤⓜ コラム
安全対策についての用語

①**フール・プルーフ（fool proof）**：foolは愚か者，proofは（証明という意味以外に）〜に耐えるという意味があり，別の用語で，ウォーター（水）プルーフは防水性ということになる．これは「愚か者がどんなにいたずらしようとも間違いようがない」という，もっとも安全性が強いシステムである．

医療分野での具体例では，医療ガスのパイピングシステムで，配管をつなぐ連結部分にはピンとピンが入る穴が配置されていて，それが一致しないと連結できないようになっている．今から数十年前には，医療用ガスのボンベは色でだけ区別されていて事故が多発した．そのため，システムが変更されたのである．また別の例では，静脈注射用の輸液ラインと，経管栄養チューブのラインの連結部分は，かつては口径が同じでつなげることが可能だったが，医療事故が多発したため，経管栄養チューブはカテーテルチップとよばれる形に変更されて接続ができないようにした．

酸　素	亜酸化窒素	医療用空気	吸　引
180°	135°	120°	90°

エラー・レジスタンス（error resistance）も似たような意味で，間違い（error）に抵抗する（resistance）というシステムである．厳密にいえば「間違った行為は相当努力しないとできない」ので，フール・プルーフよりは弱いシステムである．

②**フェイル・セーフ（fail safe）**：failは失敗する，safeは安全に，という意味で，「もし壊れたり失敗したりした場合には安全なようにしておく」システムである．たとえば，家庭用電気のブレーカーは一定以上の電流が流れると，危険防止のために電流が流れなくなるしくみとなっている．医療分野では，輸液ポンプの電源が切れたりした場合に，点滴が勝手に落ちていかないように自由落下防止装置がついている．

フェイル・ストップ（fail stop）も似たような意味で「故障したら止まる」システムである．

③**フェイル・ソフト（fail soft）**：穏やかに（soft）壊れるという意味で，故障が発生した際に，機能がすぐに完全に停止するのではなく，可能な範囲で機能が維持されるシステムである．数十年前から使用されているチューブレスタイヤは，タイヤ内部にゴムシートが貼り付けられ，パンクしても急激な空気もれ（バースト）を起こしにくい構造になっている．

④**フォールト・トレランス（fault tolerance）**：faultは，故障や失敗，toleranceは「許容」する能力を意味し，システムに障害が発生した際に正常な動作を保ち続ける能力をいう．複数のエンジンを搭載した大型の航空機は，いずれかが故障しても残りのエンジンである程度飛び続けられるよう設計されている．コンピュータでは，バックアップを多重化してデータ損失がないようにするシステムをいう．このように，いざというときに備えて同じものを複数用意する方法を（無駄にみえるが），リダンダンシー（redundancy；冗長化）とよび，レジリエンスを高めることにつながる．

G. 品質改善の手法（トピック7）

製造業をはじめほかの産業分野では，数十年前から品質改善の手法が開発・実践されてきました．複雑なシステムを改善するには，プロセス全体を見渡しつつ，人間を含めて多

くの要素を考えなければなりません．医療においても，この質改善モデルが適応できます．質改善のための分析手法は数多く存在しますが，①「目標を設定し少しずつ変更して改善していく」方法もあれば，②「起こったことから学ぶ」方法，③「起こる前に何とかしておく」方法があります．

▶ 分析を行う人間と共通したやり方

　分析するチームのメンバーは，その現場をよく知る経験者を必ず含めます．また同じ職種の人間ばかりだと考え方が片寄る可能性があるため，多様な視点を確保するために多職種のチームとなるようにメンバーを選びます．医療の資格をもたない事務系の人間などを入れてもよいでしょう．とくに診療経過とのかかわりをみる場合には，医師の参加は必須となります．

　分析するためにはある程度の人数が必要です．人数が少なすぎれば分析の深さも広さも足りなくなります．逆に多すぎると全員が意見をいわなくなり，効率が低下します．参加者全員が意見をいってディスカッションできる人数は5〜7人程度といわれています．この自由に意見をいえる環境が非常に重要です．

　分析の方法は多くの種類がありますが，頭（ブレーン：脳）のなかをかき回す（ストーム；嵐）という意味の，ブレーンストーミングというやり方が基本です．ブレーンストーミングのポイントは，①参加者は自由に発言し，他人の批判はしない，②質より量を重んじ，発言の類似/便乗/重複をいとわない，という2つです．同じ意見が重なっても整理のときにいつでも捨てられるので，同じ項目があげられたかどうかを考えるよりも，より多くの項目を網羅的にあげるように努力します．具体的には，粘着メモ用紙のような紙片に回答を1つずつ書いて，片っ端から貼り出していきます．正しい回答は1つとは限らず，それは多くの回答のなかに埋もれています．質より量を追うことによって，回答の質は少しずつ上がっていきます．回答が出尽くしたところで，項目を整理します．この段階で重複した項目を削除したり，似たものをまとめたりするとよいでしょう．

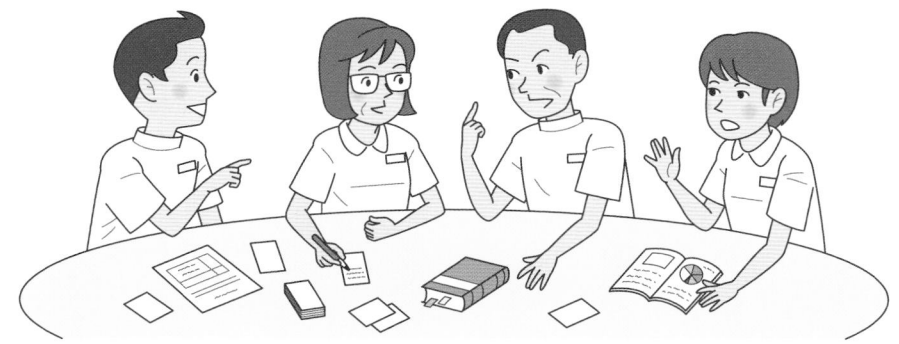

1 ● 「目標を設定し少しずつ変更して改善していく」方法

　一般的な改善モデルは，最初の質問段階と，PDSA（plan-do-study-act，計画—実行—検証—対処）とよばれるサイクル（周期）で構成されています（図Ⅱ-4）．PDSA サイクルは，計画（plan）から始まって対処（act）で終わりますが，そこで終わりになるわけで

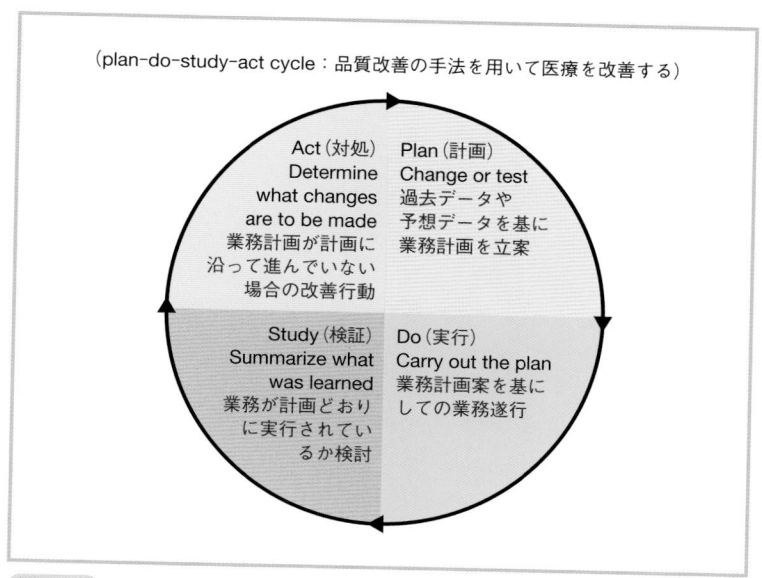

（plan-do-study-act cycle：品質改善の手法を用いて医療を改善する）

Act（対処）
Determine
what changes
are to be made
業務計画が計画に
沿って進んでいない
場合の改善行動

Plan（計画）
Change or test
過去データや
予想データを基に
業務計画を立案

Study（検証）
Summarize what
was learned
業務が計画どおり
に実行されてい
るか検討

Do（実行）
Carry out the plan
業務計画案を基に
しての業務遂行

図Ⅱ-4　PDSA サイクル

［Langley GJ, et al：The Improvement Guide：A Practical Approach to Enhancing Organizational Performance, 1996 より引用］

はなく，次のサイクルの出発点となります．つまり，PDSA サイクルは（回転して）継続します．

　たとえば，「外来における診療待ち時間を短縮させる」という改善プロジェクトを立ち上げることを想定すると，次のような段階を踏むことになります．

（1）チームを編成する

　改善活動を成功させるには，ふさわしいチームメンバーを集めることが重要です．この場合は，外来診療担当医，看護師，外来担当師長，受付事務などがメンバーの候補となりますが，これに患者を加えることもよいでしょう．

（2）改善プロセスの目標と目的を設定する

　たとえば，「半年後までに診療待ち時間を短縮させる」など，いつまでに何をして，何を測定するかを明確にして，チームの人員と労力を集中させます．

（3）変更の評価方法を決定する

　たとえば，「受付から A 診察室に入るまでの時間を現状の 30 分待ちから 20 分短縮させる」など，特定の変更が実際に改善につながったかどうか，定量的な評価ができるようにします．

（4）変更の内容を選択する

　何を現状から変更していくか，チームはもっとも改善が得られそうな変更を選択します．ここまでが計画（plan）です．たとえば A 診察室では新患が多いため，患者 1 人あたりの時間がほかの診察室より多かったとすると，A 診察室の患者受入枠を 1 時間あたり 6 人から 5 人に減らす，などが変更内容となります．

(5) 変更を検証する

　決定後，この変更を実行（do）し，その結果を検証（study）します．実際に時間を計測してみると，平均15分短縮できたことがわかりました．

(6) 変更を適用する

　検証で得た知識に基づいて対処（act）し，このサイクルを何度か繰り返して，成功のエビデンスを蓄積します．

(7) 変更の対象を広めていく

　この試験的な変更の適用がうまくいった場合，その変更を組織全体に広めることができるようになります．

2● 「起こったことから学ぶ」方法

　医療事故をはじめとして，警鐘事象や，小さくても重大事故に結びつきそうなインシデントが分析の対象となります．この検討には「何が起こったのか」という正確な事実を確認する第1段階，「なぜ起こったのか」という原因を追求する第2段階，「どうすれば発生を予防できるか」という対策立案を行う第3段階があります．

　原因の分析は第2段階で行われます．分析とは"分ける"ことです．問題をいろいろと細かく分けることによって，誰もが"わかる"ところまで追求することです．その分け方には，問題を深く掘り下げていくこと，問題を広い観点からとらえること，の大きく2とおりがあります．

　たとえば，「間違った薬を渡してしまった」という事例を分析するとします．問題を深く掘り下げていく場合，間違った理由として，「急いでいた」とか「照合を省略した」とかの原因があがってきます．さらに急いでいた原因は「ほかの患者からよばれていた」などの理由があり，患者の照合をしなかった原因は「患者をよく知る間柄だった」「患者が面倒くさがった」などの理由があがってくるかもしれません．

　その一方，広い観点からとらえると，間違った薬とよく似た名前の薬が採用されていたとか，間違った患者と同姓の患者が存在していた，とかの問題があったかもしれません．配薬担当の看護師が病気で欠勤したため，別の病棟の看護師が応援に来ていて，慣れない環境で間違えたかもしれません．このようにシステムを分析する場合には，深さだけではなく，広さも重要なのです．

a. なぜなぜ分析

　どの分析方法をとるにせよ，分析を深く掘り下げていく場合は，「なぜ？」「なぜ？」という質問を繰り返すことが基本となります．ある質問に対して，ある答えが出されたとします．その答えに対して，再び「なぜ？」という質問を出し，次の答えを探り，これを繰り返します．1つの問題に対して，4〜5回「なぜ？」を繰り返すと，かなり深いレベルまで分析を進めることができます．

　たとえば，「遅刻したのはなぜ？」「寝坊したから‥‥それはなぜ？」「夕べ遅くまで起きていたから‥‥それはなぜ？」「テレビをみていたから‥‥それはなぜ？」「好きな俳優のドラマを全部みたかったから」というように，原因を掘り下げていくことが可能です．ただしこの方法だけだと，問題を広くとらえることはむずかしいです．

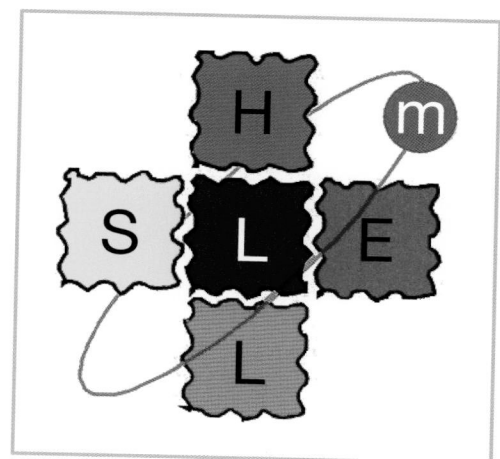

図Ⅱ-5　人間中心のシステムを表現したm-SHELLモデル
L：Liveware（図中央）…自分自身（身体的状況・精神的状況・能力など）
H：Hardware…ハードウェア（道具・設備・機器など）
S：Software…ソフトウェア（手順書・マニュアル・規則など）
E：Environment…環境（温度・湿度・照明・作業スペースなど）
L：Liveware（図下）…周りの人（コミュニケーション・チームワークなど）
m：management…管理（組織構造・管理体制など）
[河野龍太郎：医療におけるヒューマンエラー；なぜ間違える　どう防ぐ，医学書院，2004より引用]

b. SHELL モデル

　なぜなぜ分析は，掘り下げて原因を探っていきますが，システムを構成する要素は考慮されておらず，広がりがありません．SHELLモデルは，英国のエドワーズ（Edwards E）が考案し，KLMオランダ航空のホーキンス（Hawkins F）が改良した方法です．構成要素として，S（ソフトウェア：software），H（ハードウェア：hardware），E（環境：environment），L（人間：liveware，「自分自身」と「周りの人」の2要素）があり，発展型にはm（管理：management）が加わります（**図Ⅱ-5**）．

　1つひとつの要素は，周囲がでこぼこしたタイルで表現され，そのでこぼこが人間の特性を表現しています．人間を中心に，ソフトウェア・ハードウェア・環境，さらに管理の要素があり，それらの相互関係に注目して原因を探ります．でこぼこのすきまがあるとヒューマンエラーが発生するというイメージになっています．要素を分けることによって，たいへんわかりやすくなりますが，要素が複合的であったりした場合には，どのような分類に入れるかで労力を使ってしまう欠点もあります．

　たとえば，「間違った薬を渡してしまった」という事例では，中心の間違えた人間の要素は「睡眠不足だった」という原因，ソフトウェアでは「2人分の薬をもって行った」という原因，ハードウェアでは「形のよく似た薬だった」という原因，環境では「患者のベッドサイドが暗かった」という原因などがあがります．さらに「人手不足のため急いでいた」という原因があげられた場合，人間の問題か，ソフトウェアの問題か，どちらに入れるか悩むこともあります（結論は，考え方さえ一貫していればどちらに入れてもよいです）．

c. RCA（root cause analysis，根本原因分析法）

　SHELL分析のように，要素を分けることが長所にも短所にもなるので，要素を分けることを後回しにしてしまう方法があります．それがRCA（root cause analysis：根本原因分析法）です（**図Ⅱ-6**）．

　起こった出来事は，時間的な長さをもっているので，はじめに時間の経過に沿って（時系列で）事象の全体を整理しておくとよいです（事象関連図の作成）．このときに「事象発生に関係した」と思われる事実（背景要因）も，できるだけ書き出しておくと，原因を列

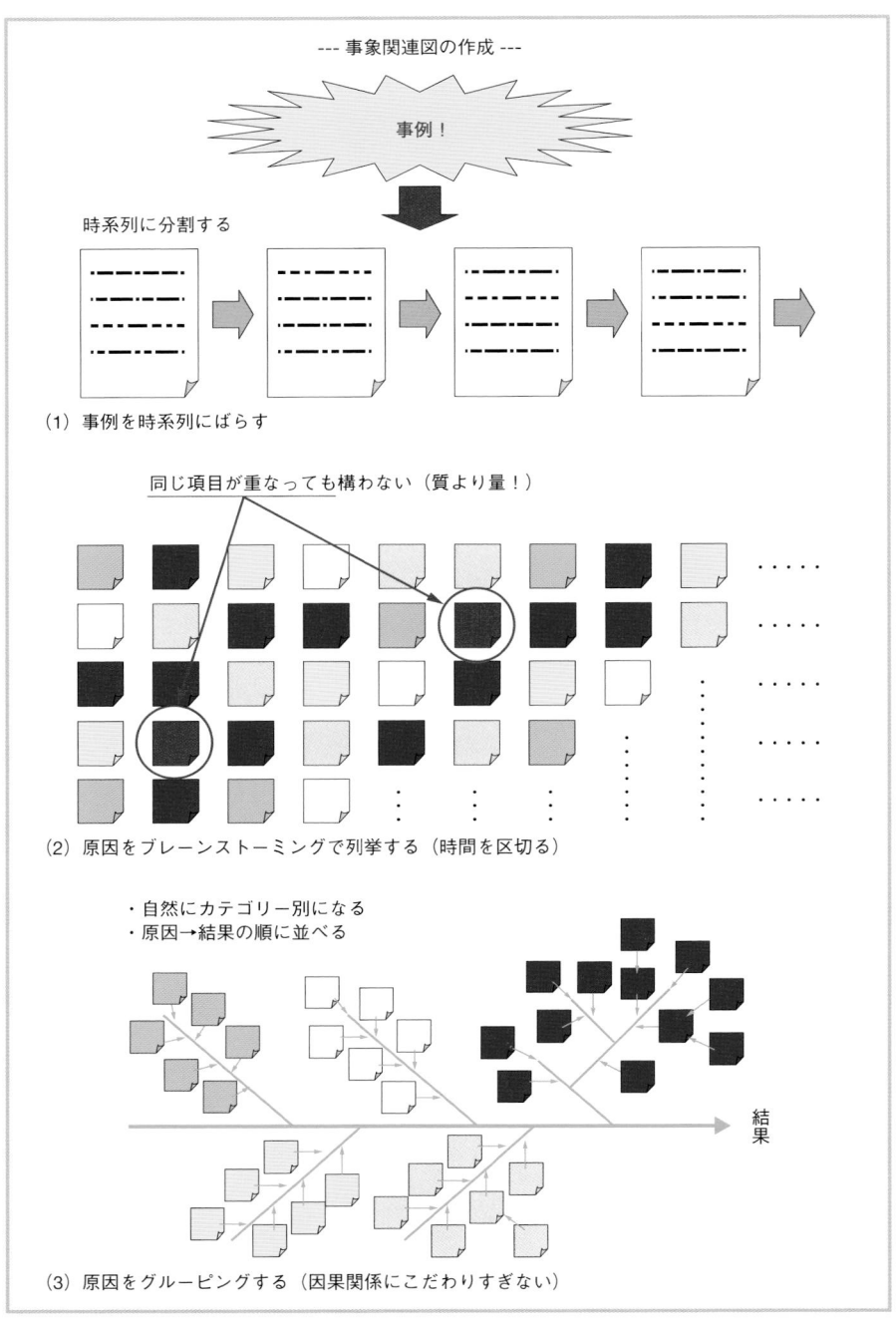

図Ⅱ-6　根本原因分析法（RCA）

挙しやすくなります．たとえば，事例①（p.16）で「転倒」という事象の原因として，「照明が暗かった」という要因のほかに，「引っかかりやすいサンダルを履いていた」「ふらつくような薬を服用していた」などがブレーンストーミングで列挙されたとすると，さらに

それぞれについて原因を考えることになります．そして列挙された原因の項目は，壁やテーブル一面に無秩序に並べられますが，次にこれらの項目の関連性を考えます（グルーピング）．重複した項目を整理しつつ，項目どうしの関係性に注目して，①カテゴリー（似たものどうし）分けと，②各カテゴリー内の因果関係の推定を行います．

　米国の退役軍人病院グループ（Veterans Affairs：VA）の方法では，原因のカテゴリーとして，①コミュニケーション，②教育，③疲労/労働環境，④設備/機器の運用，⑤設備/機器の設計，⑥規則/方針/手順，⑦防止策，⑧患者/家族の対応，⑨管理，の9つに分けていますが，必ずしもこの方法に従う必要はありません．

　最終的には，各カテゴリー内で原因─結果関係となる組み合わせをつくっていくと，いわゆる魚骨図の形になります．しかしこの因果関係の推定においては，ニワトリが先か卵が先かの議論となることもあるので，グルーピングだけで終わらせても差し支えありません．重要なのは，それらの原因を排除できる対策を導くことです．

3 ● 「起こる前に何とかしておく」方法

　失敗モード影響分析法（failure mode effect analysis：FMEA）とは，ことわざの「転ばぬ先の杖」と同じ発想で，システム内で発生しそうな不具合を事前に予測し，その発生を未然に防ぐ，という考え方です．FMEAの本質は，数ある失敗を重大さの程度で順位づけすることにあります（図Ⅱ-7）．

　順位づけをするためには，いろいろな因子を数値化しなければなりません．たとえば，滅多に起きないことは1点，毎日起こりそうなことは5点など，重大なものほど数を多くしておきます．改善しようとするプロセスに対し，どんな失敗が起こりうるかをすべて洗い出し，①それがどのくらい重大で，②どのくらいの割合で発生しそうで，③どのくらい発見しにくいか，の3つの因子を数値化します．これらの3つの数字を掛け合わせ，その数の多い順に失敗を並べます．その結果，もっとも危険性の高い順から失敗が並ぶことになり，危険なものから対策を立てることができます．

　米国の医療機能評価機関であるジョイント・コミッション（The Joint Commission：TJC）の方法を提示します．

Failure Mode Effect Analysis　失敗モード影響分析法

タスク	失敗モード	推定原因	発生頻度	影響度	検出難易度	重篤度
混注	薬間違い	作業中断	1	5	4	20

※システムに含まれる，すべての問題事象（失敗モード）・その原因・影響を網羅的に推定し，表にする．
　→点数化して順位づけを行う．

図Ⅱ-7　失敗モード影響分析法（FMEA）

①高リスクのプロセスを選び，分析チームを編成する.

②プロセス全体を図解し，どのような段階があるかをはっきりさせる.

③ブレーンストーミングにより，起こりうる失敗の可能性（失敗モード）を徹底的に列挙する.

④失敗モードごとに，患者への影響度，発生頻度，検出の可能性について，チームの合議により数値化し，これらの数字を掛け合わせ，点数の大きいもの順に並べ，失敗モードに優先順位をつける（掛け算の結果はリスク優先数（risk priority number：RPN）とよばれる）.

⑤上位 10～20%の失敗モードの根本原因を確認する.

⑥上位 10～20%の失敗モードへの予防対策を入れ，プロセスを再設計する.

⑦新しいプロセスを分析し評価する.

⑧再設計されたプロセスを導入して監視する.

　互いの意見を尊重し合い，協調的な議論で生まれた決定は，個人や多数決による決定と比較して，一貫して優れたものとなることが知られています.　効果的なチームは，作業の目標を整理し，異なる意見を自由に表明でき，互いの意見に耳を傾け，問題点を多角的に検証できます.

　なお，管理するためには各要素を数値化する必要があり，そのため「測定できなければ管理できない」という言葉が，絶対の金言のように，米国の経営学者デミング（Deming WE）の言葉として一人歩きしていました.　デミングは，第二次世界大戦後の日本で，統計学的手法を元にした品質の改善方法を指導したことで知られる世界的に有名な人で，『WHO ガイド』の中でも紹介されています.

　彼は，適切なマネジメントによって組織力を向上させると，コストが削減でき，継続的な改善が可能になると主張し，システムのマネジメントを変革するには外部視点が重要であるという指摘をしました.　しかし彼は「測定できなければ管理できないと考えるのは誤りであり，これは代償の大きい誤解だ（It is wrong to suppose that if you can't measure it, you can't manage it—a costly myth.）」と，むしろまったく正反対のことを述べているのです.　そして別のところで，数値で人間を管理してはいけないとも主張しています.

　つまり，質を改善するためには，過去と現在，あるいは自施設と他施設を比較する必要があり，そのためには指標（数値）は必要です.　しかし，決して数値に縛られてはいけないのです.

H.　患者との協働（トピック 8）

1 ● 患者が知っておくべき情報

　医療をよりよいものにするためには，患者や家族に能動的に参加してもらわなければなりません.　まず患者が知っておくべき情報として，『WHO ガイド』では以下の項目をあげています.

- 診断と主な問題点
- 診断や問題点に関する不確かさの程度
- 治療または解決策に伴うリスク
  * 提案された治療法
  * 期待される有益性
  * 治療の開始時期
  * 治療に要する期間
  * 必要な費用
  * 検討可能な代替案の有無
  * その治療法の有益性
  * その治療を受けない場合のリスク
- 予想される回復期間に関する情報
- 診療やケアを提供する医療者の氏名，地位，資格，経験
- 必要となるサービスの可能性と必要となる費用

　現在のわが国では，手術や治験の際に説明すべき項目の落ちがないようにチェックリスト化している医療施設が多いです．また保険診療が原則であるため，費用についての説明は省略されることも多く，医療者の資格や経験などの説明を行っている施設もまだ少ないです．

　患者は病院という見知らぬ場所におかれて，自分からはコミュニケーションをとりにくい状況にあります．患者や家族が医療に参加しやすくするためには，コミュニケーションを支援しなければなりません．伝えて残すことができるのは，言語化された情報だけなのです．

2 ● 患者への情報の伝え方

　医療はいつも最善の結果をもたらすものではありません．治療の見込みについてパーセンテージで説明されても，多くの人間は自分に都合のいいようにしか受け取れません．医療事故など，医療者もほとんど予測していなかった状況に対して，それを患者や家族にいかに伝えるかは，世界中の課題となっています．

a. セグエ法

　『WHO ガイド』では，米国ノースウェスタン大学によって開発されたセグエ（SEGUE）法が紹介されています．「切れ目なく続けて演奏すること」を意味するセグエ（segue：イタリア語の音楽用語）に関連づけた命名で，5段階があります．

①面談の機会を設定し，お膳立てをする（set）
②患者のいうことを傾聴し，情報を引き出す（elicit）
③医療者側の情報を提供し，情報を伝える（give）
④患者の考え方を理解する（understand）
⑤接触を終え終了する（end）

医療者側から情報を伝える前に，十分に患者側からの情報を聴取することが重要で，この傾聴の姿勢はほかのコミュニケーション技法にすべて共通しています．

b. SPIKES

また，『WHOガイド』では，SPIKESというチェックリストも推薦しています．もともとは終末期患者への告知を支援するツールとして開発されたものです．内容を一般化することにより，意見が対立したときの対処や社会文化的背景の異なる患者への対応など，幅広い状況でのコミュニケーションに応用可能となりました．S（準備：setting），P（認識：perception），I（情報：information），K（知識：knowledge），E（共感：empathy），S（戦略と要約：strategy and summary）の6つの段階を追うことによって，誠意ある態度で正確に，重大な話を患者に伝えることができます．

① 第1段階：準備（S：setting）
　□プライバシーに配慮する
　□重要他者（significant others）*2を同席させる（＝伝達漏れを防ぐ）
　□腰をかけて話す（＝落ち着いて話を聞く）
　□傾聴の姿勢をとる（＝患者の話をさえぎらない）
② 第2段階：認識（P：perception）
　□患者の考えを把握する
③ 第3段階：情報（I：information）
　□開示すべき情報量を決定する（＝処理できる情報量は個人差がある）
④ 第4段階：知識（K：knowledge）
　□患者の心の準備期間に配慮する
⑤ 第5段階：共感（E：empathy）
　□患者の話から患者の現在の感情を特定する
　□その感情を引き起こす原因を特定する
　□患者の感情とその原因を認識していることを患者に示す
　□患者が理解する時間を与え，黙って待つ（＝決して急がせない）
⑥ 第6段階：戦略と要約（S：strategy and summary）
　□話し合いの終了時に内容を要約する

大事なことは，この段階をすべて踏んでも，これで話し合いが完全に終了となるわけではなく，疑問点や新たな問題が出てきた場合は，改めて面談を設定し，患者側を安心させることが必要です．チェックリスト化することにより，発信する医療者側も，コミュニケーションの技法を標準化することができ，こうしたやりとりのノウハウを伝承することが可能となりました．

3● 医療事故への対処

医療事故など，とくに重大なインシデント発生後に，患者や関係者に誠実で一貫したア

---
*2 重要他者とは，患者側に立ち，医療者の話を一緒に聞く人のことを指し，家族である場合が多いが，家族でなくてもかまわない．

プローチでコミュニケーションをとる方法も考えられています．オーストラリアでは，オープン・ディスクロージャー（Open Disclosure：OD）とよばれる制度があり，州政府により運営されています．Disclosure は，開示とか公開を意味し，さらに「率直な（open）」という一語が加えられています．以下のように6つの原則があります．

①できるだけ早い適切なタイミングで率直なコミュニケーションを開始する
②医療者側が不幸なインシデントの発生をはっきりと認める
③医療者側が患者側に遺憾や謝罪の意を表明する
④患者や家族が抱くであろう期待を妥当な範囲で想定しておく
⑤インシデントに関与したスタッフを支援する
⑥このプロセスにおいて守秘義務を守る

　つまり，事故発生後，ただちに「思いがけずこのような不幸なことが起こってしまいました」と事故の発生を認め，「たいへんお気の毒なことになってしまいました．本当に申し訳ありません」とおわびの気持ちを表明し，患者とのコミュニケーションを取り続けながら解決にあたることにあります．

　2013年のOD を**図Ⅱ-8**に示します．初期対応の医療者OD と全体対応の組織OD と分けられました．軽微なインシデントについては，STARS と呼ばれるプロセスのみで終了します．STARS は，sorry（起こったことを説明し，謝る），tell me（状態を教えてもら

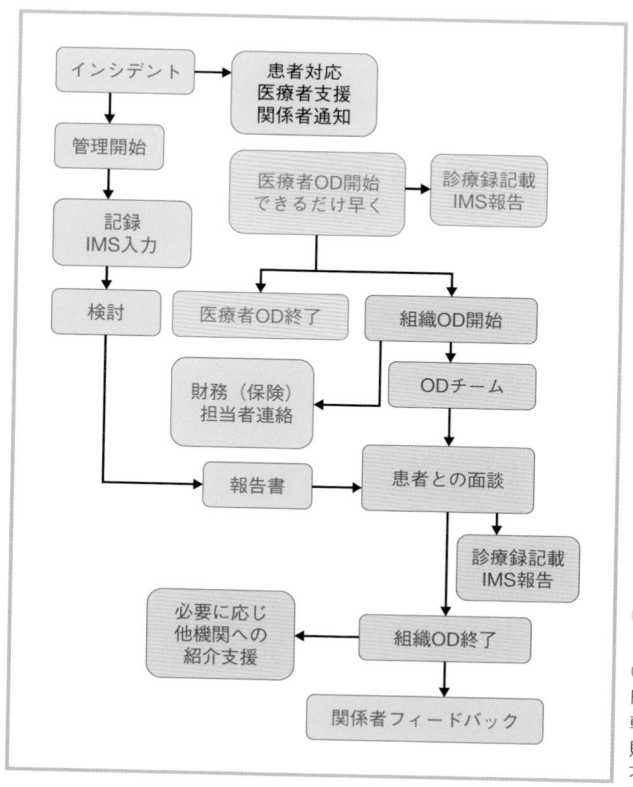

図Ⅱ-8　オープン・ディスクロージャー制度（2013）
Clinician Disclosure：医療者OD
Formal Open Disclosure：組織OD
軽微なインシデントは，医療者OD で終了．
財務対応が必要な事案は，組織OD に移行する．
不成功の場合は代替案も提示する．

う），answer（質問に答える），respond（対応する），summarize（総括して記録し次に備える）の頭文字をとったもので，金銭的賠償のない場合です．金銭的賠償な場合は，組織OD に移行し，病院幹部，法的専門家も加えて検討することになります．

　医療者と患者のコミュニケーションがうまくとれていないと，患者に有害事象そのものより大きな精神的苦痛をもたらしてしまう可能性もあります．また，過失の当事者となった医療者も心の傷を負うので，医療機関として加害者の支援も必要になります．

I.　感染制御（トピック 9）

　わが国では，医療安全と感染制御は別々に進歩してきましたが，世界的には組織管理の観点から，医療安全の一環として感染制御が存在します．医療安全上の問題は，医療関連感染（health care-associated infection：HCAI）とよばれ，問題の感染症以外の理由で入院した患者が病院内で感染した感染症を指します．針刺し事故などで，医療者に発生した職業的感染も含まれます．HCAI は入院を長引かせ，医療費を増大させるだけではなく，患者の苦痛を増大させます．勤務する医療者が感染症の媒介者となることも多く，その対策が重要です．

　とくに WHO は，①B 型肝炎予防接種を含めた自己の体調管理と，②手指衛生を含む標準予防策（standard precaution）の実践を強調しています．なお手指衛生をするタイミングは「5 つの瞬間」というモデルとして提示しています（図Ⅱ-9）．

　また，『WHO ガイド』初版には書かれていませんが，今後は COVID-19 のようなパン

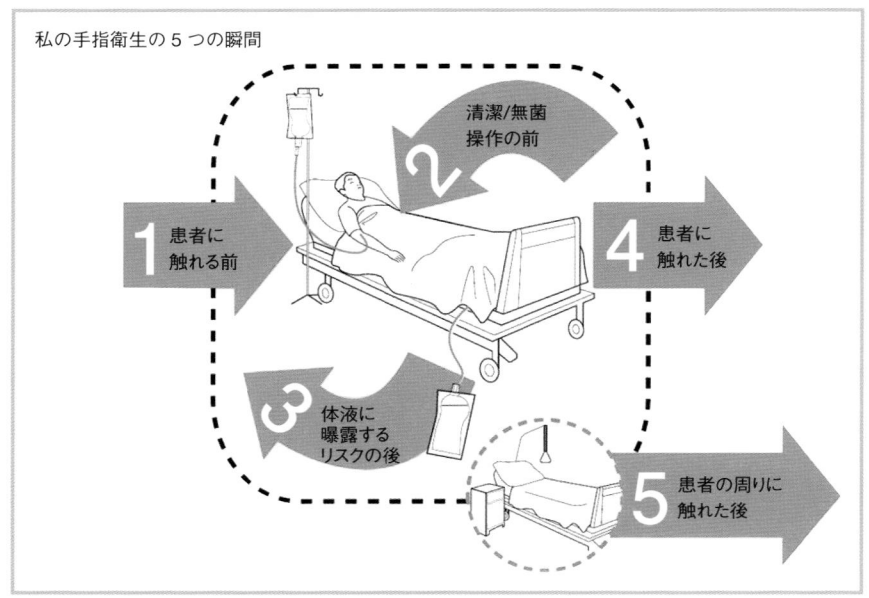

図Ⅱ-9　感染拡大を最小限に抑える手指衛生
〔日本語版翻訳：新潟県立六日町病院麻酔科 市川高夫〔http://www.muikamachi-hp.muika.niigata.jp/academic/TechnicalreferencemanualJP.pdf〕より引用（最終確認：2014 年 5 月 8 日）〕

デミック対策も重要になります．個人や組織のみならず，国家としての公衆衛生対策もふまえなければなりません．

J. 手術の安全（トピック10）

　　手術室では，さまざまな医療専門職が参加し，高度で複雑な業務が行われています．その業務は緊密に連動していて，時間のプレッシャーもあるので，1つの失敗が簡単に次の失敗を生み出す可能性があります．患者の取り違えや体内へのガーゼの置き忘れなど，一見すると単純な医療事故が世界中で起こっていますが，これをシステムとして防ぐためには，組織全体の努力が必要です．

　　WHOは「安全な手術を実施するための10の基本指針」を提示しました．

①正しい患者の正しい部位を手術する

②麻酔により患者を疼痛から守る一方で，麻酔薬投与により発生する害の防止策を適用する

③気道確保の失敗や呼吸機能の低下による生命の危険を認識し，効果的な準備を整える

④大量出血のリスクを認識し，効果的な準備を整える

⑤手術を受ける患者にとって重大なリスクとなることが判明しているアレルギー反応と薬物有害反応の発生を回避する

⑥手術部位感染のリスクを低減する対策を一貫して適用する

⑦手術創内へのガーゼや器具の置き忘れを防止する

⑧すべての手術検体を確保し，正確に識別する

⑨手術を安全に実施するうえできわめて重要となる患者情報を効果的に伝達および交換する

⑩病院および公衆衛生システムが外科的能力，手術量および手術成績を日常的に監視する制度を整備する

　　このガイドラインを明確に実施するために，さらに「手術安全チェックリスト」が公表されました．麻酔導入前，執刀前，患者退室前の3段階にわたって，最低限これだけの項目がチェックされるべきとされています（図Ⅱ-10）．

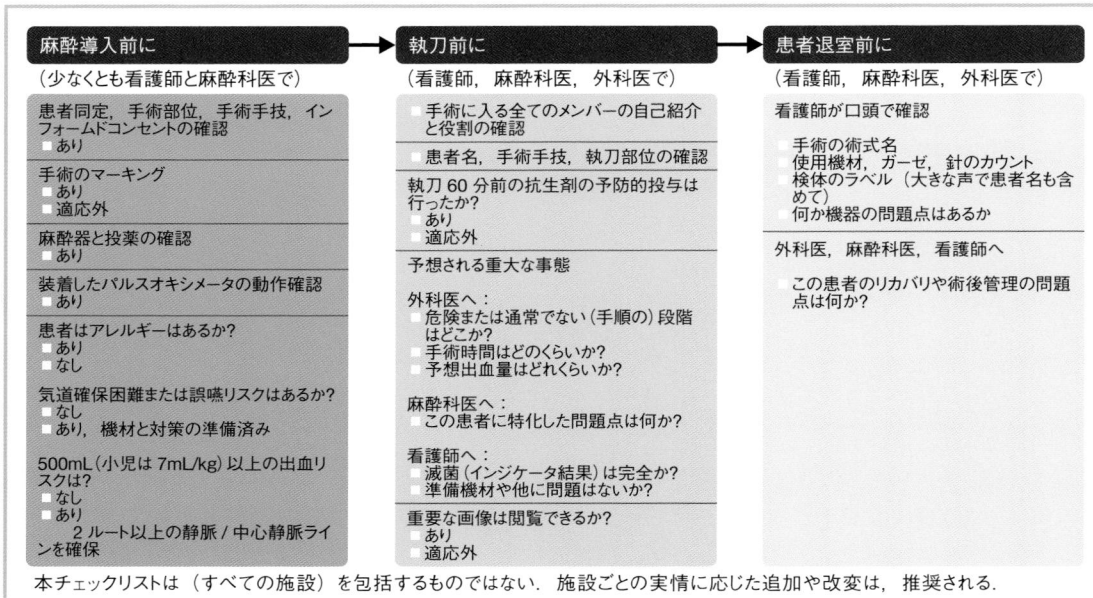

図Ⅱ-10　手術の安全チェックリスト
［WHO（世界保健機関），2009 年改訂］

コ ラ ム

医療における「決まり」

　医療の現場には，いろいろな「決まり」がある．こうした決まりにより医療やケアの行為は標準化され，ばらつきがなくなり，医療の質が改善される．

　ガイドラインとは「医療者と患者が特定の臨床状況での適切な診療の意思決定を行うことを補助する目的に系統的に作成された指針」である．簡単にいえば「エビデンスに基づいたオススメ」である．一般的には，病気の予防・診断・治療・予後予測など診療の根拠についての最新の情報が，専門家の手でわかりやすくまとめられている．通常は強制力はない．ガイドラインでは，少なくとも 3 年ごとに必要に応じた見直しがなされるべきとされている．

　プロトコルとは「業務を確実に完遂するために複数の者が従うべき一連の手順を示したもの」である．通信分野や外交分野でも使われる．法的な拘束力はないが「現場のお作法」のようなものであるため，誰か守らない人がいると組織活動に混乱をきたす．WHO は，手術安全チェックリストの使用をプロトコルとして推奨している．

　マニュアルとは「業務を適切に行うための方法や一連の行動を説明した文書」を指す．手順書ともよばれ，行為を実施する方法を細かく定めてある．組織全体として，一貫性のある行動をとらせることを目的としているので，一般的には強制力がある．しかし，従うべき手順が多すぎると，マニュアル無視の違反が多発する．

　チェックリストとは「確認を要する一連の事項を列挙した表」のことで，照合表ともよばれる．高層ビル建設や航空機の運航など，複雑化した仕事を間違いなく行ってきた領域で使われてきた．人間の特性として，注意力は長続きせず，記憶はすぐにあやしくなり，繰り返していると手順を省く．記憶力に頼らず，確認のプロセスをシステム化することで間違いを防ぐ．WHO 手術の安全チェックリストは好例である．

K． 投薬の安全（トピック11）

　WHOは，投薬の安全性を高めるために，次の10の方法を提案しています．

（1） 一般名を使用する

　薬剤の名称には有効成分である化学物質を表す「一般名」と商品名（販売名）があり，商品名は製薬企業の数だけ存在します（p.143参照）．WHOは医療者間は一般名だけを使用するように勧めていますが，患者に対しては商品名を使うことが多いので，注意が必要です．わが国の処方箋では，一般名も使用できますが，商品名を使用することも一般的になっています．

（2） 患者1人ひとりに合わせて処方する

　どんなに忙しくても，薬剤を使用する際には，アレルギー，妊娠の有無，母乳栄養，併存疾患，患者が服用しているほかの薬剤，患者体重などをチェックしなければなりません．

（3） 薬歴を完全に聴取することを学び，実践する

　どのような薬剤を服用しているのか，有害な反応があったかどうかなどは聴取しておかなければなりません．

（4） 自身の専門領域の薬剤で，有害事象のリスクが高いものを把握する

　とくに，薬物有害事象を起こしやすい高リスクの薬剤として，インスリン，経口抗凝固薬，静脈注射用カリウム製剤，抗悪性腫瘍薬，ジゴキシン（強心薬），神経筋遮断薬などがあり，これらの使用方法を組織として取り決めておく必要があります．

（5） 自身が処方する（使用する）薬剤を熟知しておく

　多くの薬剤について表面的に知っているよりも，少数であっても詳しく知っているほうが安全です．

（6） 記憶補助ツールを利用する

　現在では，利用できる薬剤の数は膨大になり，人間の記憶できる量を超えています．処方薬の解説本や，薬剤使用を支援するコンピュータソフトウェアが入ったIT製品を使ったほうが適切です．

（7） 処方または投与する際には5つのR（＋2R）を確認する

　処方または投与を行う前に「5つのR」を確認するガイドラインは，投薬プロセスにかかわるすべての医療者に必須となっています．5つのRとは，①正しい薬剤（right drug），②正しい投与経路（right route），③正しい投与時間（right time），④正しい用量（right dose），⑤正しい患者（right patient）を指しますが，さらに『WHOガイド』では，⑥正しい記録（right documentation）と，⑦医療者と患者が投薬指示について質問する権利（right）という2つのRを追加しています．

（8） 明確なコミュニケーションを行う

　薬剤使用は，患者も含めたチーム活動であるので，手書き文字が汚かったり，口頭指示があいまいだったりした場合には，必ず聞き返して情報を往復させて，内容を確認します．

（9） チェックの習慣を身につける

　投薬プロセスの段階でどのような確認をするかは，施設ごとに異なりますが，重要なポイントではダブルチェックによる確認を行います．

(10) 誤薬があれば報告し，そこから教訓を学ぶ

　投薬プロセスにおけるエラーは誤薬とよばれますが，報告は当事者だけでなく発見者が行っても構いません．

学習課題

　1．医療安全を推進する6つの項目をあげてみましょう
　2．医療安全に影響を与える要素として，ヒューマンファクター，システム，チーム行動のそれぞれについて例をあげてみましょう
　3．医療安全を向上させる方策として，報告制度，リスク管理，改善のそれぞれについて例をあげてみましょう

コラム

Safety-Ⅰ，Safety-Ⅱ～安全に関する新たな視点

　Safety-Ⅰ，Safety-Ⅱはデンマーク出身のホルナゲル（Hollnagel E）によって提唱された新たな安全の視点である[i,ii]．Safety-Ⅰは「悪いアウトカム（事故など）の数ができるだけ低い状態にあること」，Safety-Ⅱは，「成功のアウトカム（日々の業務の成果）の数が可能な限り多い状態」，「変化する状況の下で成功する能力」と定義される．「安全」の視点を「事故防止」から「成功」に広げ，安全へのアプローチを，「不具合の原因，危害を除去すること」から，「安全でない行為」だけでなく「うまくいっていること」にも着目する安全観である．背景にあるレジリエンス工学とともに革新的な実践・研究領域として注目されている．

　新しい概念の常であるが，批判や疑問も呈されている[iii,iv]．Safety-Ⅰは，「受動的，事後対応」で「原因を線形の因果律に求め」，「人間は基本的に厄介で危険要素」と説明されている（表）．しかし，安全対策が「パーソンアプローチ」から，「システムズアプローチ」に移っている今日，安全の専門家が「単純な因果律」に基づき，「人間に失敗の原因を求める」だろうかとの疑問である．米国のレブソン（Leveson N）は，事故分析にあたって「短絡的・線型的な思考をするシステム工学専門家はいない」として，Safety-Ⅰの存在自体に疑義を呈している[iii]．

表　Safety-ⅠとSafety-Ⅱの比較

	Safety-Ⅰ	Safety-Ⅱ
安全の定義	・失敗の数が可能な限り少ないこと	・成功の数が可能な限り多いこと
安全管理の原理	・受動的で，何か許容できないことが起こったら対応する	・プロアクティブで，連続的な発展を期待する
事故の説明	・事故は失敗と機能不全により発生する ・事故調査の目的は，原因と寄与している要素を明らかにすることである．	・物事は結果にかかわらず基本的には同じように発生する ・事故調査の目的は，時々物事がうまくいかないことを説明する基礎として，通常どのようにうまくいっているかを理解することである．
ヒューマンファクターへの態度	・人間は基本的にやっかいで危険要因である	・人間はシステムの柔軟性とレジリエンスの必要要素である
パフォーマンス変動の役割	・有害であり，できるだけ防ぐべきである	・必然的で，有用である ・監視され，管理されるべきである

［エリック・ホルナゲル（北村正晴，小松原明哲監訳）：Safety-Ⅰ & Safety-Ⅱ，p.161，海文堂出版，2015 より引用］

　米国における安全アプローチの基本は，1980年代後半に始まった「高信頼性組織理論」にあるといえる[iv]．同理論は，複雑系適応型システムである医療にも応用され，TeamSTEPPS®の開発にも用いられた[v]．同理論の先駆者であるワイク（Weick KE）は，1987年に「高信頼性とは動的なノンイベントである」と述べ，信頼性（安全ともいえる）向上を「失敗を避ける」ことに限定してはいない[vi]．同理論の原則は，日々のオペレーションに敏感になり，短絡的思考を避け，レジリエンスを重視することである．

　近年，Safety-I，IIを含むレジリエンス工学と高信頼性組織理論の異同に関する議論も活発である[vi,vii,viii]．医療の質改善（quality improvement）を，「課題を見出し改善手法を適用する」といった狭義にとらえるのではなく，「有効で，安全で，患者中心の医療」，すなわち「質の高い医療」を実現する活動と広義にとらえれば，Safety-IとSafety-IIを包含するともいえる．21世紀の安全アプローチは，失敗か成功か，事後対応か先取り型かという二者択一ではなく，システムと人間の両者を視野に入れ，複雑適応系である医療の質全体を向上させるものとして発展することを期待したい．

引用文献

i）エリック・ホルナゲル：Safety-I & Safety-II—安全マネジメントの過去と未来，海文堂出版，2015
ii）エリック・ホルナゲル：Safety-IIの実践—レジリエンスポテンシャルを強化する，海文堂出版，2019
iii）Cooper MD：The Emperor has no clothes：A critique of Safety-II. Safety Science 152：105047, 2022
iv）Leveson N：White Paper on Limitations of Safety Assurance and Goal Structuring Notation（GSN），July 2020〔http://sunnyday.mit.edu/safety-3.pdf〕（最終確認：2024年1月22日）
v）Agency for Healthcare Research and Quality. TeamSTEPPS（R）2.0 Leadership Briefing.（スライド2．ナレーション）〔www.ahrq.gov/sites/default/files/wysiwyg/teamstepps/leadership-brief/ts-leadershipbrief.pptx〕（最終確認：2024年2月1日）
vi）Karanikas N, Haroun Z：Are the new safety paradigms（only）about safety and sufficient to ensure it? An overview and critical commentary. Safety Science 170：106367, 2024
vii）Haavik TK：Debates and politics in safety science. Reliability Engineering & System Safety 210：107547, 2021
viii）Haavik TK, Antonsen S, Rosness R, et al：HRO and RE：A pragmatic perspective. Safety Science 117：479-489, 2019

第Ⅲ章

個人・チーム・組織 としての医療安全

学習目標

1. 医療安全のために個人として取り組むことを知る
2. 医療安全のためにチームとして取り組むことを知る
3. 医療安全のための組織としての活動を知る

1 個人としての医療安全への取り組み

この節で学ぶこと

1．個人でできるエラー対策の基本的考え方を学ぶ
2．現場で個人でできる具体的エラー低減の方法を理解する

　エラー対策は大きく，①エラーが起こりにくい作業環境をつくること，②エラーの起こりやすい環境におかれても，それに負けないだけのエラー耐性をもつ，の2つに分けることができます．

　まず取り組むことは，①の「エラーが起こりにくい作業環境を構築する」ことです．使いやすい機器や，わかりやすい表示などを最初から準備しておけば，エラーの発生は少なくなります．

　しかし，資金に限界があったり，いろいろな慣習的な決めごとがあったりすると，エラーの起こりにくい理想的な環境をつくることには限界があります．そうなると，エラーが引き起こされる環境は残されたままになります．

　そこで，次の対策は，②の「そこで働く人がエラー誘発環境に負けないようにする」という方法をとることです．

　本節では，この個人としてできるエラー対策を具体的に紹介します．

A. 基本的な考え方

1● リスク感覚をもつ

　まず，私たち自身が，「危ない」という感覚をもつことが重要です．医療の現場にはリスク（危険性）の高いものがたくさんあります．これらに対して，まさに「危ない」と思う感覚をもたないと，十分な注意配分はできません．実際に病院のなかを歩いてみると，以下のようなリスクの高いものがたくさんあることに気づきます．まず，自分の職場にある危険なものを危険なものとして正しく認識することが重要です．

①**薬剤**：薬剤は患者の体内に直接入り，病気を治したり，症状を軽減したりしてくれますが，量や注入速度を間違えると，瞬時に患者のリスクを高くします．

②**針・ハサミなどの医療器具**：針やハサミはとくに取り扱いには注意が必要です．また，治療のための医療器具も使用方法を間違えるとリスクの高い機器となります．

③**配膳車などの大きな機械**：配膳車はたくさんの食事を一度に乗せるため，移動させるためには大きな力が必要です．そこで近年では，電動の配膳車が使われるようになりました．

スイッチやハンドルだけで簡単に動かすことができて便利です．しかし大きなものは一度動き出すと止めるのがむずかしいのです．操作を誤って，壁と配膳車に挟まれるといった事故も発生しています．

④**高温のお湯**：病院では体を清潔に保つために清拭やシャワーでお湯を使います．しかし，お湯の温度が高すぎると危険です．ある病院では，看護師が手袋をしたままお湯の温度を確認したために高温のお湯に赤ちゃんを入浴させて大熱傷をさせたという医療事故も発生しています．

⑤**純粋酸素**：病棟には純粋酸素があります．純粋酸素は燃えやすいものや火種があるとぱっと激しく燃え上がるため，注意が必要です．

⑥**隙間**：体の不自由な人がベッドとベッドの柵の間に首を挟み，窒息するという事故が起こっています．

⑦**段差**：階段はもちろん，シャワー室やトイレの入り口のちょっとした段差も，身体機能の低下した患者にとってはリスクのある環境となります．

⑧**普段と異なるもの**：たとえば，一般的に各家庭にあるテーブルは動きません．しかし，病院にあるオーバーテーブルは簡単に動かすことができるようにキャスターがついています．便利な反面，患者が体を支えるのにつかまると，患者の予想に反して簡単に動き，バランスを崩して転倒事故が起こるのです[*1]．

⑨**コードやライン**：ナースコールのコードや点滴のラインなども巻き付くと危険です．

2● 能力を超えることはできない

　当たり前のことですが，人は能力以上のことはできません．たとえば，私たち人は非常に小さな音を聞くことはできません．感覚器官で検出できないものは処理できないのです．また，一般人は100 mを10秒で走ることはできませんし，100 kgの荷物を持ち上げることもできません．あるいは，一度にたくさんの人の話を理解することも不可能です．さらに，人は知らないことには対応できません．技術力が不足しているにもかかわらず，そのタスク（課題）を間違いなく実施することは不可能です．人は生理的，身体的，認知的能力を超えることはできません．

　この"知らない""技術力がない"にもかかわらず，患者に対応することはリスクが高いのです．可能なかぎり知識を広げたり，深めたり，医療の技量を身につけることが重要です．

3● 正しい情報がなければ正しい判断はできない

　その仕事を実施するのに十分な能力（知識や技術力）をもった人でも，その仕事に必要な情報がなければ正しく判断したり，正しく処置をしたりすることはできません．

　しかし，医療の現場では，さまざまな制約と不完全な情報のなかで対応しなければならない場面が数多くあります．これは医療のもつ特質であり，限界です．患者に関する情報

[*1] "環境が人間や動物に対してほのめかす意味"を「アフォーダンス」という[1]．これは"afford（提供する）"からの造語だが，本文の例のように「テーブルは動かないもの」という意味が人間に伝わる→体重をかける行動につながる，そして転倒してしまう，といったケースの説明でも使われる．

が最初からすべてそろっていることはまれであり，重要な情報が欠落していれば，どんなに優秀な医療の専門家でも正しい判断をすることはできません．

自分には不完全な情報しかないにもかかわらず，「たぶんこうだろう」と自己判断で行動するとエラーを起こす可能性が高くなります．逆にいえば，患者に関する情報は最初から，必要かつ十分にはないのですから，積極的に患者をよく観察して，情報を可能なかぎり収集する努力を心がけねばなりません．

B. 人間の情報処理プロセスに基づく対策

人は外の環境を感覚器官で，①知覚し，②認知し，③判断し，④行動します．人間の情報処理プロセスは複雑ですが，ここでは簡単な人間の情報処理プロセス（図Ⅲ-1-1）に従って，個人でできる具体的対策を説明します．

1 ● 知覚段階での対策

知覚能力がなければ適切に行動することはできません．感覚器官がある一定のレベルを維持しているかどうかを常にチェックしておくことが重要です．

a. 日常生活における自己管理

まず，日常生活における自己管理をしっかりすることです．深酒，睡眠不足の状態を自分の生活のなかでつくり出さないことです．その場の楽しさだけを追求すると，翌日の日勤業務に大きな影響を与えるのは当たり前です．深酒・睡眠不足によって頭がぼーっとした状態では聞こえるものも聞こえず，リストと薬との照合にも集中できないでしょう．まして，点滴のミキシング（注射剤や輸液を混合すること）などには複雑な比例計算が要求されますので，ぼんやりとした頭ではエラーを起こしてしまうリスクが非常に高いといえます．

日常生活を規則正しくして勤務にのぞむことが，医療従事者として当然の態度といえるでしょう．

b. 加齢による能力低下の理解

加齢は誰にでもやってきます．一般に，身体的な能力は加齢とともに低下し，認知的能力はある年齢までは上昇し，しだいに低下するといわれています．近くのものが見えにくくなるという視覚能力の低下は誰もが自覚できるものです．

医薬品の添付文書などは重要な情報が細かな文字で書かれています．薬剤名も長く複雑なものが増えており，しかも，限られたスペースのなかで薬剤名を表記しなければならないため，印刷の文字がより小さくなる傾向にあります．したがって，自分の視力の低下を補うためにメガネや拡大鏡を準備することが重要です．

また，記憶力も加齢とともに低下します．今まで忘れずにできたことをし忘れてしまう頻度が増えることも予想されます．

こうした加齢による能力低下をしっかりと理解して，それに応じて対応することが重要です．しかし，反応の速さや筋力などの能力の低下は自覚できない場合もあるため，医療従事者は留意する必要があります．

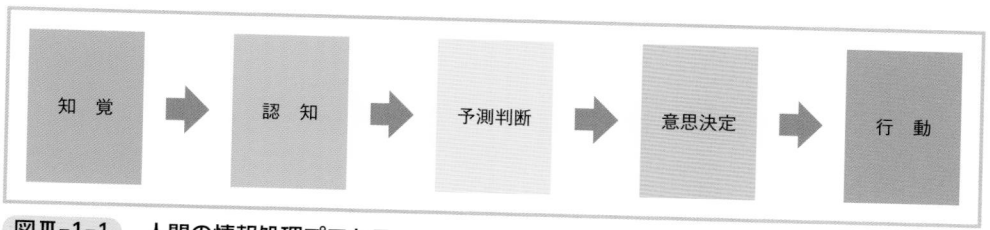

図Ⅲ-1-1　人間の情報処理プロセス

c. 疲労の理解

　人は，休まずに同じ能力を維持したまま仕事を続けることは不可能です．医療の現場は患者1人ひとりに応じた対応が必要であり，また，扱っている薬剤や機材も取り扱いを間違えると重大な結果を引き起こすため，細心の注意が必要です．そのためにも，疲労による注意力の低下は避けなければなりません．業務中に自己モニターをして，疲れたと感じたら休むように心がけることです．

　ただし，医療の現場では休みたくても休めないという現状もあります．このようなときは，「今の状態はリスクが高くなっている」という自覚をもつようにしましょう[*2]．

2● 認知段階での対策

　認知の段階では，知覚した情報をこれまでの知識や経験を使って，それが何であるかを理解します．赤いランプの意味や略号の意味がわからなければ仕事はできません．ここではとくにヒューマンエラーを起こさないようにするための対策を紹介します．

a. 経験の共有化

　まず，皆さんがエラーを起こしやすい環境におかれた場合，その環境のなかの潜在的なリスクに気がつかなければ，注意配分はできません．一般的に人は経験から学び，そのなかでも失敗経験による学習は記憶に残ります．したがって，たくさん失敗をすれば，それに伴うエラーを起こした原因を学習し，それ以後は同じエラーを避けることができます．

　しかし，人はすべてを経験することはできませんし，とくに医療の現場では重大な結果をもたらす可能性が高いので，失敗は許されません．

　そこで，医療の現場では重大事故が発生する前に小さなヒヤリ・ハット事象が数多く発生しているという仮説から，インシデント報告を積極的に収集しています．これは医療現場で働く人たちの貴重な経験集ですから，これを読むことにより，報告された内容の状況を知ることができます．また，自分をその状況に置き換えることにより疑似体験をすることができます．すなわちほかの人の経験を自分の経験として，今後のリスク管理につなげることができます[*3]．

　そのほか，エラーに関係した医療事故の報告書を読むと，どのような人が，どのような状況でエラーを引き起こしたかを詳しく知ることができます．これらの知識は潜在的な経験として記憶されることになります[*4]．

[*2] リスクの高い状況への動的な変化をスレット（threat）という．
[*3] 「愚者は経験からのみ学び，賢者は経験からも学ぶ」という言葉がある．

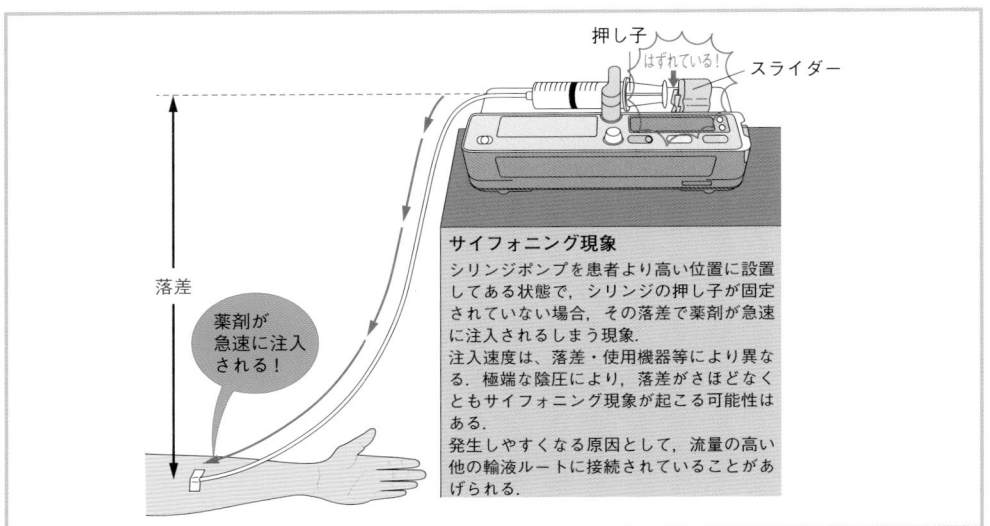

押し子

はずれている！

スライダー

落差

薬剤が
急速に注入
される！

サイフォニング現象
シリンジポンプを患者より高い位置に設置
してある状態で、シリンジの押し子が固定
されていない場合、その落差で薬剤が急速
に注入されるしまう現象。
注入速度は、落差・使用機器等により異な
る。極端な陰圧により、落差がさほどなく
ともサイフォニング現象が起こる可能性は
ある。
発生しやすくなる原因として、流量の高い
他の輸液ルートに接続されていることがあ
げられる。

図Ⅲ-1-2　シリンジポンプの位置が高いとサイフォニング現象発生のリスクが高くなる

b. 深い知識をもつ

　冒頭で「リスク感覚をもつ」ことの重要性を説明しました。このリスク感覚は、医療の現場におかれたときにどこに潜在的なリスクがあるかを検知する能力にほかなりません。では、どうすればリスクが検知できるようになるのでしょうか。その１つが深い知識をもつことです。

　たとえば、シリンジポンプの操作方法についての教育訓練では、「ポンプを設置するときは患者と同じ高さにする」ことを教えられます。このとき、単に操作をルールとして覚えるのと、「なぜそうするのか」の理由を理解するのとでは、見えるものが違ってきます。

　医療の現場ではさまざまな制約から必ずしもルールを守れない場合もあります。たとえば、患者にたくさんのポンプを使わなければならない場合、スペースの制約などからポンプを重ねて設置しなければならないこともあります。そのようなときでも、シリンジポンプ操作のルールがなぜあるのかを理解していれば、この場面のリスクを見出すことができるはずです。ポンプを重ねて設置すれば、サイフォニング現象（**図Ⅲ-1-2**）が発生する可能性を感知し、それを防ぐためにシリンジの押し子の固定に十分な注意を払うことができるようになります。

c. ほかの人の意見をきく

　人は得られた情報から判断して行動するため、ときには間違った行動をすることもあります。そして、自分の犯した間違いを自分で発見するのは非常に困難です。

　しかし、自分では気づかなくても、ほかの人が発見してくれる場合もあります。このとき、きちんと自分の間違いを指摘してもらえるように、日ごろからほかの人の意見やアドバイスに耳を傾ける態度を心がけることが重要です。

---

*4 経験豊富なベテランがヒヤリ・ハット調査項目「なぜ、その（危ない）状況に気付いたのか」という質問に対して「ムシが知らせた」と答えた例がある。これはおそらくこれまでに自分が経験した状況から逸脱していることを、うまく説明できない違和感として表現したものだと考えられる。

3● 予測・判断の段階での対策

健康な人と比較して，患者は不安定な状態にあります．急変の可能性もあります．患者がこれからどのような状態になるのかを常に予測することが重要です．

a. 過去のデータと比較する

患者の現在の状態をデータだけで判断するのは危険です．たとえば，今，測定した血圧の値が 120 mmHg だとすると，これは正常な範囲にあると考えられます．でももし，30 分前に測定した血圧が 160 mmHg であったとしたら，患者の血圧は今後もっと下がる可能性があります．逆に 80 mmHg であれば，患者の血圧は今後もっと上昇する可能性があると考えられます．ここで大事なことは，患者の時間に伴う変化に着目することです[*5]．

医師の薬剤に関する指示書を読んで，指示のとおりに処置をすることは大切ですが，医師もときにはエラーを起こすかもしれません．あるいは薬剤師が調剤を間違える可能性もあります．ですから看護師の薬剤チェックは最後の砦としてとても重要です．そのためにも，薬剤に関する知識を深めておくことは医師や薬剤師のエラーの発見に役立ちます．

また，日ごろから情報の変化に着目することはきわめて重要です．患者の薬剤チェックをする際は，常に前回の指示書との比較をすると，以下の 2 点において気づくことが可能です．

①薬剤の種類や量が急に変わった場合はエラーの可能性がある．
②薬剤の量の変化に着目していると，患者の状態がどのように変化していて，医師がそれに対してどのように対応しようとしているのかを理解することができる．

b. メンタルシミュレーション

日ごろから「患者が急変したらどうするのか」「地震や火災などの災害が発生したときはどうするか」などを想定し，対応策を考えたり，頭のなかでシミュレーション（メンタルシミュレーション）したりしておくと，実際に起こったときにも落ち着いて行動できることが期待できます[*6]．

日常業務においても，前述の過去のデータと比較するなどして，患者の状態が今後どうなるかをメンタルシミュレーションしておくと，患者の急変への対応，将来発生するタスクにはどのようなものが考えられるかを予測することができます．

c. 危険予知トレーニング

現場に潜在するリスクを検知し，どのように対応すればいいのかを教育訓練する手法の 1 つが危険予知トレーニング（kiken yochi training：KYT）です[2]．

KYT は工事現場や製造業に従事する人たちに対して多く用いられています．基本は現場の作業状況を示したイラストを提示し，そのなかに潜在しているリスクを発見し，対応策を考えさせるというものです．いろいろな手法が開発されていますが，4 ラウンド法が基本です．医療での応用を考えてみると，以下のようなものです．

[*5] 変化に注意することがポイントである．リスクマネジメントを担う原子力発電プラントの運転や航空管制官の仕事など，「制御」とよばれるあらゆるタスクは変化に着目する．変化から将来の状態を予測して，制御を行っているのである．

[*6] シミュレーションの例であるが，航空機のフライトアテンダントは航空機が滑走路に移動する間に，自席に座り，万が一離陸に失敗したときの乗客への対応やドアの開放の手順などを頭のなかでイメージすることを日常的に行っている．

　まず，医療現場の様子の写真やイラストをチームに提示します．

①**現状把握**：どんな危険が潜んでいるかを指摘する
②**本質追究**：問題点の原因などについて検討し問題点を整理する
③**対策樹立**：問題点について改善策，解決策を列挙する
④**目標設定**：解決策を討議し，まとめる

　4ラウンド終了した時点で，まとめた結果を掲示したり，発表したりして，メンバー間の共通認識として共有します．
　このKYTを繰り返し実施することにより，潜在的なリスクを日常の業務のなかで自発的に考える習慣をもつようになることが期待されています．

d. 多重課題への対応，多重課題の回避

　多重課題とは，業務中に同時遂行を求められる2つ以上のタスク（仕事）のことです．たとえば，輸液ポンプのアラーム対応中に，ほかの患者の検査や処置が重なったり，患者の清潔ケアを行っているときに，他の患者からの対応を求められるなど，さまざまな場面があります．業務を同時並行して行う必要があるため，優先順位を考えて行動する能力が求められます．
　多重課題への対応でもっとも優先しなければならないことは，患者の生命や危機に関することです．何が切迫しているのか，それはなぜかなどを限られた時間の中で判断しなければなりません．「自分の今の業務」が優先ではなく「患者の安全」を最優先に考えなければなりません．多重課題に直面したとき，優先順位をつけてそれに対応できるようになるためには，知識や技術を身につけることですが，さらに，いろいろな経験を重ねて学んでいくことも必要です．
　医療現場では突発的な事象が発生することが多く，いつ，どこで，どのように，といった具体的な発生予想は難しいのですが，それでも可能な限りの予測や準備をしておくことができることもあります．まず，危険予知トレーニングなどを利用して，予測のできる危険性を明らかにして，多重課題にならないように仕事の順番や時間配分など，自分でできる範囲の仕事の配分を行いましょう．たとえば，夜間のナースコール[7]の対応にあたふたしないためにも，事前に患者アセスメントを行い，ナースコールを鳴らさないで済む環境が作れないかどうかを考えてください．
　また，突発的な事象の発生は避けられませんが，発生したときに自分だけで対応できるかどうかの見極めのために，自分の能力の限界を把握しておくことも重要です．もし，その範囲を超えると判断した場合は，躊躇せず他の人への応援を頼むことも重要な判断です．

e. ツールボックスミーティング

　ツールボックスミーティング（tool box meeting：TBM）とは仕事を始める前に，作業内容の重要なポイントをリーダーが説明したり，これからいっしょに作業をする仲間と作

---

[7] ナースコール対応は，まず，答えるということが重要である．患者のなかには何度もナースコールをしてくる場合もあり，その内容が軽微なことであると，「また，いつもの」と考えがちである．しかし，ナースコールに対応しない限りその重大性は判断できない．「いつもの○○であろう」と思いこむと，そうでなかった場合に患者の重大な事象を見逃す危険性がある．

業に伴う危険について短時間で話し合ったりすることをいいます.

たとえば,高所作業の場合,作業のある部分にリスクが高いと予想される場所があれば,それをリーダーが伝えます.建築・建設現場では作業者がペアになって,対面でお互いの安全装備に問題がないかチェックしあうこともあります.

TBM を病棟に応用する場合では,勤務交替時にこれから業務に就くグループが集まり簡単な情報交換や手順の確認などを行うと,患者の観察や処置を行う場合に適切な注意配分が期待できます.

4 ● 意思決定の段階での対策

将来予測ができたら,知識やルールと照らし合わせてどうするかを決定します.

a. ルールを守る(専門職としての仕事をする)

医療の現場はエラーが発生しやすい条件がそろっています.エラーを防止するためにいろいろな対策やルールが導入されています.1999 年に大学病院で起きた患者取り違え手術事故(心臓疾患と肺疾患の患者を取り違えて間違った手術を施行してしまった医療事故)[3]の反省から,入院患者に名前を書いたリストバンドをつけたり,識別用のバーコードで照合したりといった対策が導入されました.さらに,患者本人に名前をいってもらうことや,採血管に貼られたラベルの名前を患者といっしょに確認するなどの対策がとられるようになりました.

ところが患者の取り違えは,いまだにヒヤリ・ハット報告として多数提出されています.おそらく,取り違えた当事者は「患者に名前をいってもらう」というルールは知っていたと考えられます.しかし,そのルールが守られなかったのは,顔を知っていたとか,一度識別したので再び確認するのは面倒だから,といった安易な理由で省略されたと考えられます.

しかし,「安全確保のためには決められたことを愚直に実行する」という側面が必須なのです.「患者に名前をいってもらう」という簡単なルールを実行していれば,患者の取り違えを防ぐことができたであろう事例はほかにもたくさんあります.いろいろな偶然が重なったとしても,「患者に名前をいってもらう」というルールを守るだけでリスクは大きく低減するのです(コラム参照).すなわち,「ルールを守る者はルールに(エラーへの誘発から)守られる」のです.

コラム

よく似た患者の名前は珍しくない

筆者が知る実例である(患者名は仮名).ある病棟のナースステーションの準備室に採血管が複数本準備してあった.研修医はその一本に「山本○○」とラベルが貼ってあるものをみつけた.研修医は自分の担当の「山本哲夫」氏のものだと思い,山本哲夫氏から採血し検査に出した.ところが採血管は「山本哲也」氏のものであり,当該研修医の担当の患者ではなかった.なお,山本哲夫氏と山本哲也氏は親子であった.

　たとえこのようにまれな状況があったとしても，基本のルールを守っていればエラーを起こすことはないのである（同姓で年齢の近い患者が同一病室にいたケースは p.154 参照）．患者自身に氏名を言ってもらうことは，非常に大切なリスクマネジメントである．

b. 職業的正直

　知らないこと，自分の技術力を超えることを間違えずに実行することは不可能です．

　ある新人看護師が医師からの処置の指示を受けました．ところが，その新人看護師はその処置をこれまで実際にやったことがありませんでした．先輩看護師が手際よく実施しているのをみたことはあるので，そのときの状況を思い出しながら準備しました．しかし，看護師は自信がなかったので，そばにいた同僚看護師にきいたところ「それでいいんじゃない」という答えでした．

　ところが指示を出した医師が確認に行ったところ，間違った方法で準備されているのを発見しました．あとで調査してみると，きかれた同僚看護師も正しい処置の方法を知らなかったのです．

　医療の現場では，自分の知らないことを自己判断で行うことは危険であり，許されることではありません．自分のもっている技術力を超えたことを行うとリスクが高くなります．自分の能力やその限界を把握し，知らないときは正直に「わかりません」といいましょう．これを職業的正直とよびます．

c. 「何かおかしい」と思ったら，とりあえずストップ

　前述の患者取り違え手術事故では，「何かおかしい」と思った医師がいました．医師は手術の前の金曜日に患者と会い，翌週月曜日に行われる手術について事前の説明をしていました．

　手術当日，目の前の患者の髪の毛が短いのに気づきました．また，肺動脈圧そのほかの血圧が高くないことについて「何かおかしい」と思いました．しかし，髪の毛が短いのは土日の間に院内の理髪店で髪を短くしたのだろうと解釈し，血圧が下がったのは麻酔薬の影響で末梢血管が広がったためだろうと推測して，患者が取り違えられていることに気づかずに手術が行われてしまいました．

　人は自分のもっている情報と目の前の情報に違いがあると不安になります．そこで，その不安低減のためにこじつけて解釈をするのです．

　「何かおかしい」と思ったとき，たぶんこうだろうと安易にこじつけて解釈するのは危険です．「何かおかしい」と思ったときはエラーを起こす瀬戸際に立っていると考え，まずは行動をストップして，確認のための情報を得るようにします．

d. 納得できるまで食い下がる

　筆者の知る実例です．あるベテラン看護師は，研修医の指示に疑問をもちました．そこで指示を出した研修医に指示内容に疑問があることを伝えました．すると研修医は「そうするように指導医にいわれた」と答えました．それでも納得できなかった看護師は指導医に連絡して内容を確認しました．すると，指導医の本来の指示が研修医に正しく伝わっていないことがわかりました．

患者の安全を守る最後の砦は看護師です．医師の指示や薬剤に疑問をもったときは，その疑問の内容を指示を出した医師に問い合わせましょう．もし，医師からの回答に納得できない場合は，あきらめずにもう1度問い合わせてみます．これを**2回チャレンジルール**（two challenge rule）といいます[4]．

e. 切り捨てる

近年，医療の現場は慢性的な人手不足で，医療者は時間的にも十分な余裕がありません．そこで，仕事に優先順位をつけることも大切です．

たとえば，患者の快適性に清拭は重要ですが，そのために医師の指示書をきちんと確認しなかったということは許されません．清拭を省略しても患者の命が脅かされることはほとんどありませんが，医師の指示確認をおろそかにしたため，指示と異なる処置をしたとしたら結果は重大です．

どうしても時間が限られている場合は清拭はやらない，という「切り捨て」の判断もときには大切です．ただし，このような仕事の重要性の違いは経験でしか学べないことも多いので，経験の浅い看護師は自己判断することなく，先輩の看護師などに確認するようにします．

5 ● 行動の段階での対策

実際に行動に移すときもエラーに誘発されないように考えておかねばなりません．

a. 使ったら元に戻す

使った物は元に戻すことを徹底しましょう．あとで使うからとか，明日同じように使うからといった理由で，出しっぱなしにしておくことはよくありません．一般に人は，誰かが出しっぱなしにしておくと，さらにそこに物を置く傾向があります．このような悪循環を起こさないために，使った物は元の場所に戻して，いつも作業環境を整理整頓しておきましょう．

医療の現場にも**5S**がお勧めです．5Sとは，製造業・サービス業などの職場環境の維持改善で用いられる業務管理の活動です．5項目の名称をローマ字で表すとすべて頭文字がSになるため「5S」といわれています．

①整理（seiri）とは，いらないものを捨てること．②整頓（seiton）とは，決められた物を決められた場所に置き，いつでも取り出せる状態にしておくこと．③清掃（seisou）とは，常に掃除をして，職場を清潔に保つこと．④清潔（seiketsu）とは，整理・整頓・清掃を維持すること．そして，⑤躾（shitsuke）とは，決められたルール・手順を正しく守る習慣をつけることです．

近年，この「5S」活動は多くの病院に取り入れられるようになりました．「5S」を実施すると，これまでの雑多な作業環境が見違えるようにきれいになり，作業がしやすくなるため，エラーの低減と効率の向上に役立ちます[5]．

b. 復唱

医療の現場には音声によるコミュニケーションが非常に多くあります．音声による情報伝達はバーバル・コミュニケーション（verbal communication）とよびます．バーバル・コミュニケーションを確実にするために必要な技術はツーウェイ・コミュニケーション

（two way communication）です.

　ツーウェイ・コミュニケーションとは，送り手が情報を相手に伝えます．受け手はこれを復唱（read back）しなければなりません．このとき，送り手は自分の送った言葉と受け手が復唱した言葉が一致していることを確認（hear back）しなければなりません．この確認までが送り手の責任なのです．もし，受け手が復唱しなかったら，復唱を受け手に要求するくらいの積極性がないとコミュニケーションエラーの低減は困難です．もし，時間的余裕があれば，受け手に対し「復唱間違いなし」と送り手がさらに伝えれば（スリーウェイ・コミュニケーション：three way communication），受け手も安心することができます．ちなみにチーム医療のトレーニング手法の1つであるチームSTEPPSではチェックバック（check back）といいます（p.19 参照）.

> **看護師A**：山本真理さんの点滴を終了してください.
> **看護師B**：山本真理さんの点滴を終了します.
> **看護師A**：復唱間違いありません.

c. 指差呼称

　産業の現場で広く行われている，行動を伴う対策に「指差呼称」があります[*8]．これは，もともと鉄道の機関手と助手の間で行われていた喚呼応答に指をさすという行動がいっしょになったものです．この鉄道の喚呼応答から発展した指差呼称が製造業や建築業などの産業界に広まっていきました．これは中央労働災害防止協会がKYTと指差呼称をいっしょにしたゼロ災運動を普及させたためです[6].

　1人で行う確認方法としてはいろいろな形があります．たとえば，もともとは2人で確認していたものを1人で行うため，「○○待てか？　よいか？」と自分自身への疑問形で明確な言葉を発し，それに自分が判断して答えるという確認方法や，単に「○○確認，よし」とチェックだけのもの，あるいは「××圧力，○○Ｐａ」と具体的状態を読み上げ，その値を理解して判断したのち「よし」と答えるもの，さらに，「バルブA，閉」と呼称し，バルブの開操作の疑似操作を行ったあと「バルブA，開」と操作し，その後「よし」と呼称するものなど，現場の環境に応じてさまざまな方式が開発されています.

　実験によるデータは，指差呼称を行うとエラーが少なくなるという結果を示しています[7]．このような指差呼称を医療の現場にも積極的に導入すべきです.

[*8]「しさこしょう」「ゆびさしこしょう」のどちらの読み方もある．ほかにも同じ意味で，指差喚呼（しさかんこ/ゆびさしかんこ），指差称呼（しさしょうこ/ゆびさししょうこ），指差唱呼（しさしょうこ/ゆびさししょうこ）などがある．鉄道やバスなどの交通関係，化学工場や発電所などの製造業，あるいは同じ業種でも事業所や部門によって名称や読み方が異なっている.

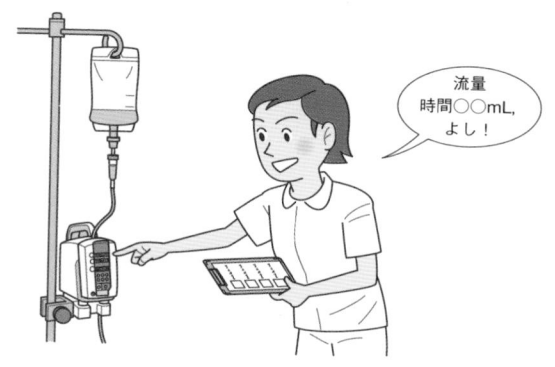

d. メモをとる（記憶に頼らない）

　人は時間とともに記憶が失われていきます．記憶の実験によると3日もすると人の記憶は20％も残っていないと報告されています．

　医療の現場では記憶に頼る仕事がたくさんあります．まず，記憶に頼ることは危険であるという理解が必要です．

　しかし，医療の現場では患者が急変したり，医師から急ぎの指示が出されたりして，今の仕事を中断しなければならない場合がたくさんあります．これは仕事上やむをえないことです．このようなとき，あとでやろうと記憶にとどめるだけでは忘れてしまう可能性が非常に高いです．

> **短期記憶**
> 電話をかけるとき，メモの番号を一時的に記憶し，電話をかけ終わるとすぐに忘れてしまうような記憶．
>
> **長期記憶**
> 自宅の電話番号のように長期に覚えておくことのできる記憶．

　そこで，どうしても仕事を中断しなければならない場合は，記憶ではなく記録（メモ）することです．あるいは，あとで思い出す手がかりとなる「中断作業あり」というリマインダー（記憶を導く印やメモ）を用意しておくとよいでしょう．

e. 相手に依存しない

　ダブルチェックをしたにもかかわらず間違ってしまったという事例が多数発生しています．ダブルチェックを有効に機能させるためには，チェックする者がお互いに自立していなければなりません[*9]．

　たとえば，100回に1回エラーをする可能性のある人がそれぞれチェックをすると，理論上は $1/100 \times 1/100 = 1/10,000$ という非常に小さな数字となります[*10]．「先にチェックを

[*9] チェックには①リスト照合型，と②妥当性チェック型がある．薬剤部から届いた薬をチェックする場合，薬剤名の書かれたリストと薬剤を照合するのは文字が読める人であればできる（リスト照合型）．しかし，患者の状態を考慮して，薬剤の種類や量が問題ないかをチェックする妥当性チェックは，判断できるレベルの知識がある人でなければやってはならない．

[*10] チェックする人数とエラーの関係を調べた実験では，1人よりも2人のほうがエラーの数は減ったが，3人，4人と増えると逆にエラーの割合が増えたという結果が得られている[8]．

したのが先輩だから自分は適当でもいい」という考えは許されません．自分がチェックをするときは自分の責任で100％実行することが求められます．

　世の中には完全な人はいません．信頼できる先輩もまた人です．おかれた環境や疲労によって集中力が低下している場合もあると考えられます．先に誰が行ったか，は関係なく，決められたことを自分の責任において確実に実行することが重要です．

コラム

ダブルチェック

　ダブルチェックは正しく実行されればヒューマンエラーを大幅に減少させることができる．輸血や手術時の左右確認など，とくに重要な場面に導入することをお勧めする．しかし，ダブルチェックにも問題がないわけではない．

　まず，手間（作業工程）と実施者が増える．たとえば，薬剤のミキシングにダブルチェックを導入すれば，ミキシング作業の信頼性は向上するが，実施のために，もう一人に来てもらわなければならなくなる．つまり，作業工程が増えると同時に人が必要になるのである．

　また，正しく実行しないと，逆にエラー発生の可能性が高くなる．お互いに相手がしっかり見てくれるだろうという期待感や依存性が，自分のチェックを甘くしてしまう可能性を高める．このことが双方に発生すると，一人でやる時よりも信頼性が低くなる．

　さらに，ダブルチェックのために呼ばれた人は，自分の作業を中断しなければならなくなる．中断作業はエラーが発生しやすくなる．また，よばれた人が到着するまでに時間がかかることも考えておく必要があるだろう．

　このように，ダブルチェックだけに着目すればエラー発生の可能性は低くなるのであるが，他のエラー発生の可能性を高くすることがあるのを理解して導入することが重要である．

f. 疑問の内容を具体的に質問せよ

　看護師は医師の指示した薬剤の量に疑問をもちました．そこで「○○患者さんへの薬はこれでいいのでしょうか？」と指示を出した医師に問い合わせました．すると，医師は「それでいい」と答えました．ところが，あとで薬剤の量に間違いがあることがわかりました．

　疑問をもったときは具体的な内容を問い合わせます．薬剤の量が多いと思ったら「薬剤はこの量でいいのでしょうか？」，種類が違っていたら「△△患者さんには降圧薬の□□が処方されていますが，降圧薬の□□でいいのでしょうか？」と具体的にききます．

C. 医療の専門家としての自覚をもつ

　以上，個人が医療の現場でできることを紹介しました．重要なことは，冒頭で紹介したように，まず，医療の現場はリスクが高いという現実を理解することです．そして，自分の能力の把握，さらにどんなに優秀な人も正しい情報がなければ正しい判断や行動はできないことを理解することです．

　医療の現場は，エラーの観点から見ると非常に問題が多いです．エラーを起こさないためには，愚直にやらなければならない部分が必ずあります．どのような場面においても，医療の専門家としての自覚をもち，やるべきことをきちんと実行していくことが重要です．

学習課題

　1．病院実習に先立ち，インターネットでどのようなヒヤリ・ハット事例が起こっているかを調べてみましょう
　2．このヒヤリ・ハット事例に対して，自分ができることは何かを考えてみましょう

▌引用文献▌

1) ノーマン D：誰のためのデザイン？―認知科学者のデザイン原論（野島久男訳），4-16 頁，新曜社，1990
2) 杉山良子：ナースのための危険予知トレーニングテキスト，メディカ出版，2010
3) 横浜市立大学医学部附属病院の医療事故に関する事故調査委員会：報告書（平成 11 年 3 月），1999〔http://www.yokohama-cu.ac.jp/kaikaku/bk2/bk21.html〕（最終確認：2023 年 12 月 10 日）
4) 医療安全推進者ネットワーク：TeamSTEPPS　チームのパフォーマンスを高めるコミュニケーションの向上，2009〔http://www.medsafe.net/contents/recent/141teamstepps.html〕（最終確認：2023 年 1 月 23 日）
5) 高原昭男，竹田綜合病院，磐田市立総合病院：ミス・事故をなくす医療現場の 5S―ものの 5S から業務の 5S まで，JIPM ソリューション，2011
6) 中央労働災害防止協会：ゼロ災運動・KY（危険予知）〔https://www.jisha.or.jp/zerosai/〕（最終確認：2014 年 1 月 23 日）
7) 芳賀　繁，赤塚　肇，白戸宏明：「指差呼称」のエラー防止効果の室内実験よる検証，産業・組織心理学研究 9 (2)：107-114，1996
8) 田中健次：安全対策の落とし穴．患者安全推進ジャーナル 32：17-32，2013

2 多職種連携およびチームによる医療安全への取り組み

この節で学ぶこと

1. 医療事故の原因の多くはチームとしての課題であることを理解する
2. 多職種との連携や協働は生来もっている能力ではなく，学ばなければ実践できないことを理解する
3. エビデンスに基づいたチームトレーニングが真の連携を推進することを理解する

A. 連携不足による事故事例——なぜ医療安全に連携が必要か

1● 日本での事例

　2008 年 10 月，脳出血を起こして緊急搬送先を探していた東京都内の妊婦が 7 つの医療機関に受け入れられず，出産後に死亡した事例がありました[1]．最初に受け入れを要請された A 病院が受け入れられず，その後，妊婦はほかの 7 つの医療機関で受け入れ困難とされたあと，再び A 病院に要請があり，A 病院は妊婦を受け入れました．

　A 病院は初めに受け入れを困難とした理由について，妊婦のかかりつけ医から患者には吐き気があるとの連絡があり，もし感染症ならば受け入れ体制が整っていなかった，連絡を受けた当初は脳出血を疑う説明はなかった，としています．同じく受け入れを断った B 病院も感染症を疑い，個室がなかったので断ったと説明しています．

　しかし，受け入れを要請した妊婦のかかりつけ医は病院側には激しい頭痛があることを伝えていたと，感染症ではなく，脳疾患の可能性を示唆したと反論しました．

　はじめから患者に頭痛があることを A 病院に伝えていたかどうかは新聞報道からだけではわかりませんが，感染症を疑われたために患者は受け入れを断られたという事実に変わりありません．もしもかかりつけ医が自分自身の患者評価（脳疾患の疑い）を明確に伝えていたならば，病院側も感染症が疑われるかの再確認ができたならば，より早く患者の受け入れ先が見つかったかもしれません．

　コミュニケーション不足は医療機関のなかで起きている多くの医療事故の原因となっていますが，組織を超えた連携のなかで起きたこの事例もその 1 つと考えられます．救急患者の受け入れ先を増やすだけでなく，こうしたコミュニケーションの課題にも取り組んでいかないかぎり，さまざまな連携が求められる地域包括ケアシステムを推進するなかで，今後も同様の事例が起こる可能性があります．

2● 米国での事例

　スー・シェリダンさんの息子のキャル君は 1995 年 3 月 23 日に米国の大病院で健康な男

児として生まれました．生後間もないキャル君の黄疸がひどくなるので，スーさんは医療者に心配であることを何度も訴えましたが，「初めての出産で心配のしすぎ」といわれ，とりあってもらえませんでした．その後，ようやく入院して血液検査を受けた結果，ビリルビン高値がわかりましたが，光線療法のみで大丈夫とのことでした．しかしながら症状は悪化し，のちに典型的な重症の核黄疸と診断され，今でも全身が不自由な生活を余儀なくされています．その後の調査で，研修医がカルテにキャル君の血液型を誤って記入しており，親子の血液型不適合であることが見逃されていたことがわかりました．

また，スーさんの夫であるパットさんは，1999年に頸部の脊髄腫瘍が見つかり，米国一といわれた脳外科医のいる病院で手術を受けました．術中の病理診断で「非定型的紡錘細胞腫瘍」と連絡があり，執刀医は良性と判断しましたが，実は病理医は悪性を疑っていました．術後21日目に病理から出された最終報告書には「滑膜細胞肉腫」と記載されていましたが，執刀医には届かず，6ヵ月間放置されました．

パットさんの脊髄腫瘍はその後痛みを伴って再発し，7回の手術と9ヵ月に及ぶ化学療法，数回の放射線療法の末，亡くなりました．

スーさんは医療者に「ミスは一人の責任ではありませんが……もしもシステムによる真の安全文化が実践されていたら……」「私たち家族の医療システムへの信頼は裏切られました」「（医療に携わる人たちは）どんな障害があっても決してあきらめずに患者安全に取り組んでください」と訴えています．

スー・シェリダンさんは，多職種の連携またはチーム医療に関して，少なくとも次の2つのメッセージを伝えようとしています．

①医療に携わる人たちが「チーム医療」という際に，患者・家族はそのチームに入っていますか．スーさんは，患者・家族もチームのメンバーとして，医療人のパートナーとして，できることがあるといっています．

②スーさんの夫は，米国一といわれた脳外科医による手術を受けました．チームのなかに優れた技術をもった医師が1人いても，チームとして機能しなければ，そして，連携がうまくいかなければ，救えるはずの患者も救えないのです．

日本と米国では医療システムは異なりますが，同様の事故（画像診断報告書・病理診断報告書などの確認漏れ）が日本でも繰り返し起きており，「報告書管理体制加算」が2022年度から開始されました．

B. 連携すべき多職種——保健医療福祉分野で働く職種

患者の治療やケアのために，多くの職種が連携して協働する必要があります．たとえば，病院にはどんな職種の方々が働いていると思いますか．筆者が実施してきた，病院で働く全職員を対象にした「患者安全文化（患者さんの安全を優先する文化）」の調査票には，回答者の属性をたずねる問いに30以上の職種の選択肢が必要です（表Ⅲ-2-1）．さらに大きな病院になるとそれだけでは網羅できない職種もあります．近年，救急救命士も病院で働き始めています．

病院では，こうした多くの職種がさまざまなチームに所属しながら，患者の治療やケア

表Ⅲ-2-1　病院で働く職種

1. 医師	8. 保健師	15. 視能訓練士	22. 歯科衛生士	29. リネン係
2. 歯科医師	9. 理学療法士	16. 衛生検査技師	23. 歯科技工士	30. 清掃員
3. 看護師	10. 作業療法士	17. 介護福祉士	24. 社会福祉士	31. 守衛
4. 看護補助職員	11. 臨床検査技師	18. 言語聴覚士	25. 柔道整復師	32. 売店員
5. 研修医	12. 診療放射線技師	19. 臨床工学技士	26. 精神保健福祉士	33. 運転手
6. 薬剤師	13. 診療Ｘ線技師	20. 義肢装具士	27. 事務職員	34. その他
7. 助産師	14. 栄養士・管理栄養士	21. 医療社会事業従事者	28. 調理師	（記入欄）

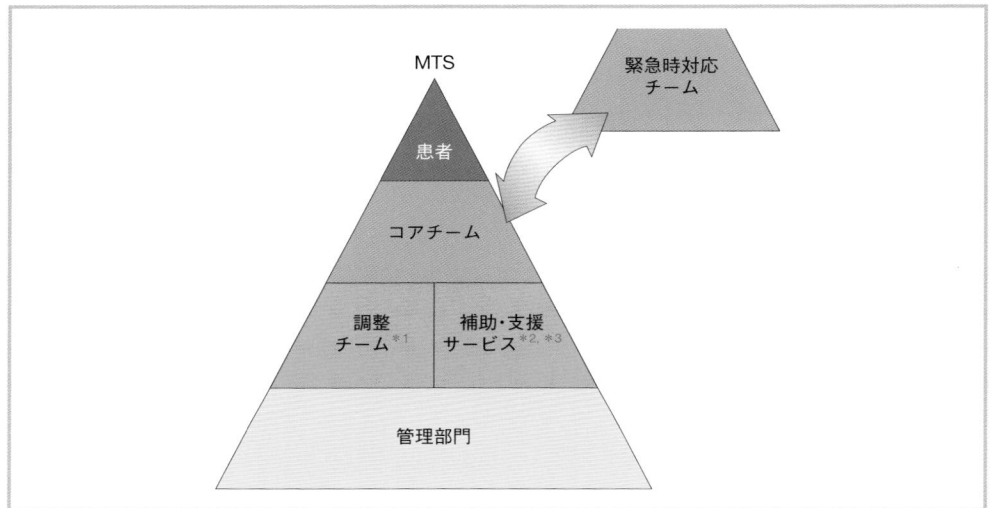

図Ⅲ-2-1　**患者ケアのための複数のチーム体制**（multi-team system：MTS）
*¹ 調 整 チ ー ム：業務環境をマネジメントし，コアチームを支援する.
　　　　　　　　（例：病棟の医長，師長，事務クラーク）
*² 補助サービス：特定の課題に限定した医療ケアを患者に提供する.
　　　　　　　　（例：放射線部門，病理部門，薬局）
*³ 支援サービス：最適な医療提供のために間接的な業務を行う.
　　　　　　　　（例：清掃部門）

に直接的（コアチーム），または間接的にかかわっています（**図Ⅲ-2-1**）．また，近年では医師の働き方改革（2024年4月より実施）にともない，医師以外の職種の役割が拡大されつつあり，今まで以上によりよい協働が求められています．そして患者が退院すれば，患者の住む地域におけるさらに多くの職種が患者のケアや介護にかかわります．保健医療福祉分野で働いていくうえでは，これらの多職種との協働が不可欠です.

C.　連携と医療安全

　　医療事故の原因の多くは，連携の問題，チームワークの課題であるといわれています.
　　たとえば，日本医療機能評価機構・医療事故防止事業部による医療事故情報収集等事業の2021年度年報によると，2021年1月から12月に報告された14,296件の事故の発生要因

表Ⅲ-2-2　チームとしての課題があると思われる医療事故の例

- 体位変換時の気管・気管切開チューブの偶発的な抜去
- 画像診断報告書の確認不足
- 抜歯部位の取り違え
- 手術時のガーゼの残存
- 酸素残量の確認不足
- MRI検査室への磁性体（金属製品など）の持ち込み
- 胸腔ドレーン挿入時の左右の取り違え
- 薬剤の中止の遅れによる手術・検査の延期
- 病理診断報告書の確認忘れ

［日本医療機能評価機構：図表Ⅰ-6　医療安全情報の再発・類似事例の報告件数（件数上位）．医療事故情報収集等事業2021年　年報〔https://www.med-safe.jp/pdf/year_report_2021.pdf〕（最終確認：2022年12月11日）より引用］

（複数回答）として1割以上の事故で報告された要因は「確認を怠った」（12.9％），「観察を怠った」（10.3％），「判断を誤った」（10.4％）の3つであり，チームとして確認・観察・判断を適切に実施するしくみが求められています．ほかにも「連携ができていなかった」（6.3％），「患者への説明が不十分であった（怠った）」（4.5％），「勤務状況が繁忙だった」（3.7％），「教育・訓練に問題があった」（6.3％）などが報告されています[2]．

　そして，医療機能評価機構から繰り返し発信されている「医療安全情報」には，チームとしての課題があると思われる事例が多く含まれています（表Ⅲ-2-2）[3]．さらに，国内においては，病院と診療所，病院と病院，病院と介護施設等との連携なども推進されていますが，すでに紹介した事例のように，その連携において患者の情報などが適切に共有されなかったことが原因で医療事故が起きた事例もあります．

　米国では，JCAHO（米国医療機能評価機構，現在のJoint Commission）によると，1995～2005年の間に報告された3,548件の事故の根本原因のほとんどが，コミュニケーションをはじめとするチームワークの課題であることが指摘されています（図Ⅲ-2-2）．そして，米国退役軍人省の患者安全センターに報告された有害事象においても，その70～80％の事例において，コミュニケーションが主な寄与因子の1つとしてあげられています．

　米国科学アカデミーから2015年に出された報告書『医療における診断を改善する（Improving Diagnosis in Health Care）』には，「診断の改善に必要なことは，全医療者の間でのチームワークと良いコミュニケーションである」「患者とその家族は診断するチームの必須メンバーである」と発信されています[4]．

D. チームトレーニング——連携して医療安全を推進するために

1● チームトレーニングの提案

　米国科学アカデミーの米国医学院（Institute of Medicine：IOM）から1999年に出された医療安全調査報告書『人は誰でも間違える（To Err Is Human）』では，CRM（crew resource management）の概念を応用した多職種によるチームトレーニングの必要性がすでに言及されています[5]．

　CRM訓練は航空業界では必須の訓練とされ，パイロットなどが情報も含めた利用可能

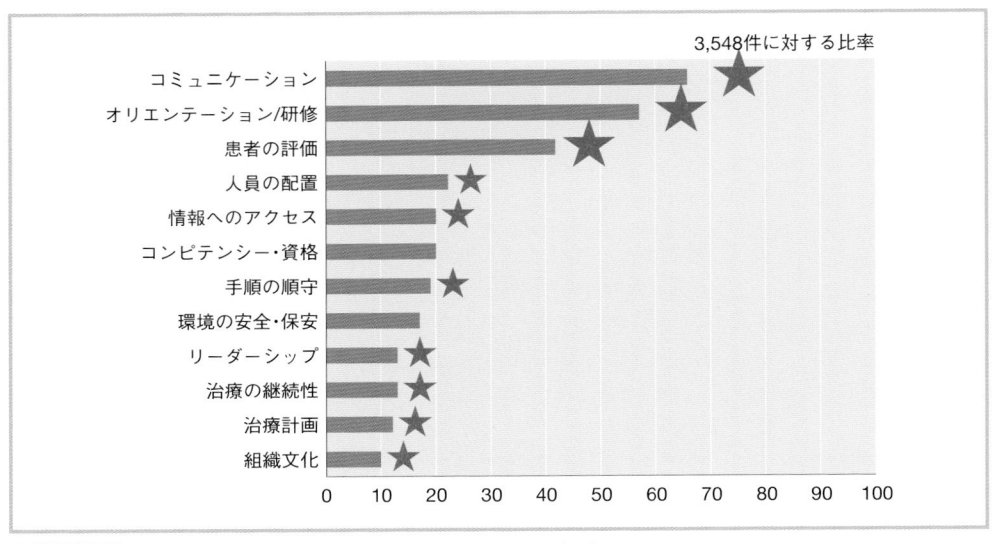

図Ⅲ-2-2　JCAHO に報告された警鐘事例における根本原因
※医療現場において患者に死亡や重度の障害を引き起こした不測の出来事.
1995～2005 年に報告された事例.
★：チームワークの課題

なすべてのリソースを有効に活用し，十分なコミュニケーションをとりながら安全な運行を実現するためのチームマネジメント訓練プログラムです．

　米国では米国国防総省（Department of Defense：DOD）の研究助成によって 1995 年ごろからチーム医療の研究が進められ，2005 年に米国医療研究品質局（Agency for Healthcare Research & Quality：AHRQ）の協力のもと，チームワーク・システム "チーム STEPPS（チームステップス，Team Strategies and Tools to Enhance Performance and Patient Safety）" が開発されました[6,7]．

　これは先の CRM や軍隊などにおけるチームワークの研究をはじめとした高信頼性組織（high-reliability organization：HROs）の 25 年あまりにわたるチームやチーム・パフォーマンスのエビデンスに基づいて，医療現場のために開発されたチームトレーニング・プログラムで，米国連邦政府の国の事業として 10 年以上にわたって全国普及が進められていました．現在は，普及の事務局を担っていた米国病院協会が継続して，その普及推進に努めています．2023 年には，患者中心のケアや維持・継続性が強調されたバージョン 3.0 も発表されました．

　AHRQ の初代所長であったアイゼンバーグ（Eisenberg J）医師は「患者安全はチームスポーツである」と述べています．2011 年に発表された『WHO 患者安全カリキュラムガイド（多職種版）』（本書Ⅱ章の解説はこのガイドに基づく）には，医療安全を推進するために学習すべき項目の 1 つとして「効果的なチームプレイヤーであること」が取り上げられており，具体的な内容の多くは「チーム STEPPS」（エビデンスに基づいたチームトレーニング）から紹介されています[8]．

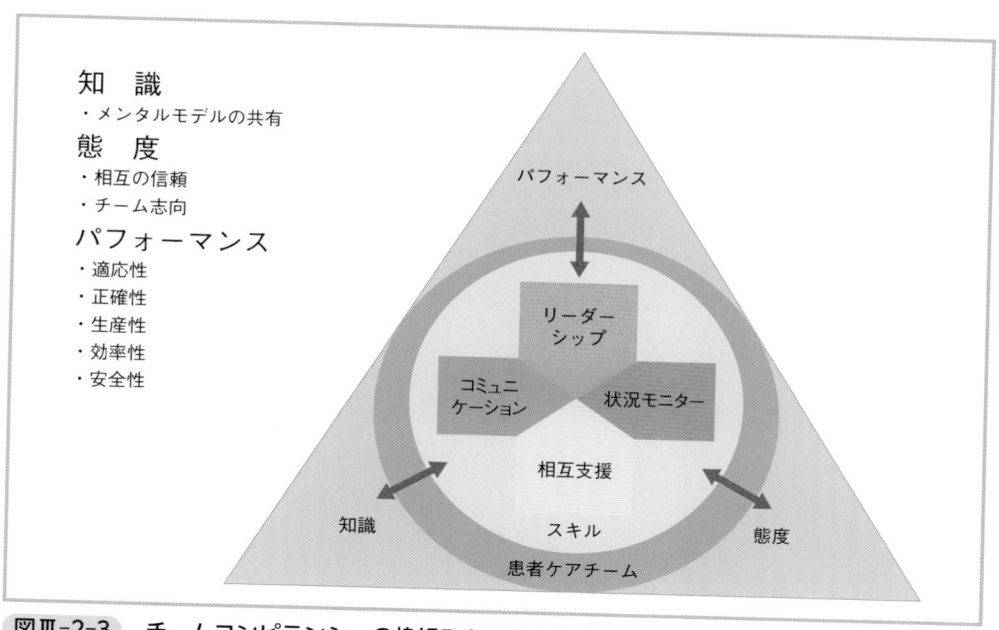

図Ⅲ-2-3　チームコンピテンシーの枠組みとアウトカム

2 ● 連携と協働のために必要な実践能力

　"チーム STEPPS" では，チーム医療の実践に必要な基本原理として，チーム体制と4つのチーム・コンピテンシー（実践能力）として，「コミュニケーション」「リーダーシップ」「状況モニター」「相互支援」をあげています（**図Ⅲ-2-3**，円の中）．これらのコンピテンシーは個々に独立したものでなく，相互に強く関連し合っています．医療チームのメンバーがこれら4つのコンピテンシーを実践することで，「知識」「態度」「パフォーマンス」の3つの側面（**図Ⅲ-2-3**，三角形のかど）からアウトカムが得られます．すなわち，「知識」として患者ケアにかかわる共通理解が得られ（メンタルモデルの共有），「態度」として相互の信頼とチーム志向が生まれ，最終的に，適応性・正確性・生産性・効率性・安全性の面から，チームの「パフォーマンス」が向上します．

　このモデルは，個々の組織を超えた連携にも活用できます．チームに求められる4つのコンピテンシーに期待される行動とスキル，ツールと戦略を**表Ⅲ-2-3**[9]に示します．

E. チーム志向への学びと実践

　多職種連携を推進する「チーム医療」は医療現場において長年使われてきた言葉ですが，連携やチームとしての協働の仕方については，これまで体系的に学ぶ機会はありませんでした．チームとしての協働のスキルは生来，皆がもっているものではありません．したがって，学ばなければ実践できません．

　医療事故を防ぐには，連携とチーム医療を実践するためのチームトレーニングが必要です．そして，個人中心の学びからチーム志向の学びが求められています．

表Ⅲ-2-3　**チーム STEPPS における 4 つのコンピテンシー**

チームワーク コンピテンシー	行動とスキル	ツールと戦略
コミュニケーション： 手段に関係なく，チームメンバー間で情報を効果的に交換する能力	・定型化されたコミュニケーション技術により，重要な情報を明確かつ正確に伝える ・伝えられた情報が理解されていることを，追加確認と承認を通して確かめる	・SBAR（エスバー）[*1] ・コールアウト（声出し確認） ・チェックバック（再確認） ・ハンドオフ（引き継ぎ） ・I PASS the BATON（「バトンを手渡します」）[*2]
リーダーシップ： 指示や調整，作業の割り当て，チームメンバーの動機づけ，資源のやりくりを行い，チームのパフォーマンスが最適・最大になるように促進する能力	・チームメンバーの役割を明確にする ・チームの活動が理解され，情報の変化を共有し，チームメンバーが必要な資源を有することを確実にする ・チームの問題解決を促進する	・リソースマネジメント ・権限の委譲 ・ブリーフ（打合わせ） ・ハドル（途中協議・相談） ・デブリーフ（ふりかえり）[*3]
状況モニター： チームの置かれている状況・環境に対して共通の理解を発展させ，適切な戦略を用いてチームメンバーのパフォーマンスを正しくモニターし，共通のメンタルモデルを維持する能力	・状況のさまざまな要素を積極的に目を向けて評価を行う ・チームメンバーの行動を相互モニターし，たがいのニーズを推測する ・早めにフィードバックを行い，チームメンバーが自分自身で修正することができる ・セーフティーネットを構築する ・たがいを気にかける	・状況認識 ・相互モニター ・STEP（ステップ）[*4] ・I'M SAFE チェックリスト[*5]
相互支援： 正確な認識によって，ほかのチームメンバーの責任と業務量に関する正しい認識を通じて，たがいのニーズを予想し，支援する能力	・活用できるチームメンバーに責任を委譲することより作業配分の不具合を修正する ・建設的および評価的なフィードバックを受けたり，与えたりする ・対立を解決する ・患者擁護や主張を行う	・作業支援 ・フィードバック ・患者擁護（アドボカシー）と主張（アサーション） ・2 回チャレンジルール[*6] ・「心・不・全」[*7]/CUS（カス） ・DESC（デスク）スクリプト[*8] ・協働

[*1] SBAR（エスバー）：患者の状態などに関して，即座の注意換起と対応が必要である重要な情報を効果的に伝達する方法．①Situation（状況；患者に何が起こっているか？），②Background（背景；臨床的背景と状況は何か？），③Assessment（評価；何が問題だと思うか？），④Recommendation and Request（提案と依頼；それを解決するには何をすればよいか？）の 4 項目を簡潔に伝える．4 項目についてのメモを事前に用意すると，実践しやすい．③と④を伝えるには勇気がいるかもしれない．誤っている場合には批判するのではなく，指導・学習する機会とすることがきわめて重要である．

[*2] "I PASS the BATON"（バトンを手渡します）：患者のケアの引き継ぎ（ハンドオフ）の際に，情報交換を向上させるための方法の一つ．「I；Introduction」（自身の紹介など），「P；Patient」（患者の名前，場所など），「A；Assessment」（評価；現在の主訴，バイタルサインなど），「S；Situation」（状況；急変時の対応方針，現在の状況・環境など），「S；SAFETY Concern」（安全性の関心事；重大な検査結果，アレルギー，注意すべきことなど），「B；Background」（背景；既往歴，家族歴など），「A；Actions」（対応；既に取られた対応，何が今後必要か．論理的根拠も提供），「T；Timing」（タイミング；緊急性のレベル，対応の優先順位など），「O；Ownership」（責任の所在；患者・家族への対応を含む），「N；Next」（予測；予想される変化，緊急時対応計画の有無など）．

[*3] デブリーフ（振り返り）：チームとして業務開始時のブリーフ（打合せ）に加えて，業務が終了する際にデブリーフ（ふりかえり）をする．また業務の途中で，患者の急変や緊急入院など予定していなかった課題が発生した際には関係者を一堂に集めて協議し（「ハドル」と呼ぶ），状況認識の共有・業務の再配分等を実施する．

[*4] STEP（ステップ）：状況をモニターする際に必要な 4 つの要素．Status of the Patient（患者の状況），Team members（チームメンバー），Environment（施設・設備・管理等に関する環境），Progress toward Goal（目標に向けての進捗）．

[*5] I'M SAFE チェックリスト：他のチームメンバーの行動を気にかける（相互モニター）と同時に，個々のメンバーの責任として以下の項目について自己管理も必要である．Illness（病気），Medication（薬），Stress（ストレス），Alcohol and Drugs（お酒と薬物），Fatigue（疲労），Eating and Elimination（食事と排泄）．

[*6] 2 回チャレンジルール：何かを相手に伝える際に，最初に無視された場合，確実に聞こえるように，少なくとも 2 回は，関心事をはっきりと声に出して述べる．相手のチームメンバーも認識しなければならない．もしも，まだ結果が容認できない場合には，より強力な行動をとり，管理者や指揮命令系統を活用する．チームメンバーが重大な違反を感じたり，また発見したりしたときは「業務を中断する」ことをすべてのメンバーができるようにする．

[*7] 心・不・全（しんぷぜん）：患者の安全などに関わる事項を，以下のような具体的な表現を使って相手に伝える：「**心**配です」，「**不**安です」，「**安**全の問題です．中断して検討して下さい」．

[*8] DESC（デスク）スクリプト：チームメンバー間の対立を解決するための建設的な対応の一つで，「I メッセージ（私は……と思う）」を活用し，次の項目を相手に伝える．Describe（具体的なデータを提供し，問題となっている状況や行動を説明する），Express（その状況に対する懸念を表明する），Suggest（代案を提案し，同意を求める），Consequences（意見の一致を目指して，チームで決めた目標を基に，結論を述べる）．

[国立保健医療科学院 医療・福祉サービス研究部（訳・編）：ポケットガイド　チーム STEPPS 2.0＋：エビデンスに基づいたチーム医療 2.0，第17.0 版，2023 を参考に作成]

エビデンスに基づいたチームトレーニングであるチームSTEPPSが最終的に目指すのは，患者安全文化（患者の安全を最優先する）の醸成です．しかし，チームSTEPPSの成果としては医療事故の減少だけでなく，職員満足度の向上，看護職の離職率の低下，超過勤務時間の減少なども報告されています．また，チームSTEPPSを導入して，実際の人数は変わっていないのにもかかわらず，その数年後には「人手不足」と感じる割合が激減したといわれています．よりよいチーム医療が実践されたとき，それは患者にとって安全な組織であるだけでなく，そこで働くすべてのスタッフにとっても安心して働ける心理的安全性が担保された職場となるのです．

学習課題

1．日常生活や実習の場において，チームとしての視点で，その協働のあり方を観察してみましょう
2．意識して連携を推進するツールを使ってみましょう

▌引用文献▌

1) 厚生労働省：東京都における妊婦死亡事実と対応について〔https://www.mhlw.go.jp/shingi/2008/11/dl/s1105-12b.pdf〕（最終確認：2023年12月25日）
2) 日本医療機能評価機構：参加登録医療機関からの報告（報告月に基づいた集計），YA-41-C　発生要因．医療事故情報収集・分析・提供事業，2021年1月—12月（2021年年報分）〔https://www.med-safe.jp/contents/report/html/nennzi/2021/TTL253_YA-41-C.html〕（最終確認：2023年12月25日）
3) 日本医療機能評価機構：図表I-6　医療安全情報の再発・類似事例の報告件数（件数上位）．医療事故情報収集等事業　2021年　年報〔https://www.med-safe.jp/pdf/year_report_2021.pdf〕（最終確認：2023年12月25日）
4) Committee on Diagnostic Error in Health Care；Board on Health Care Services；Institute of Medicine；The National Academies of Sciences, Engineering, and Medicine：Improving Diagnosis in Health Care（Balogh EP, Miller BT, Ball JR, eds），National Academies Press, 2015 Dec 29. PMID：26803862.
5) Institute of Medicine（US）Committee on Quality of Health Care in America：To Err is Human：Building a Safer Health System（Kohn LT, Corrigan JM, Donaldson MS, eds），National Academies Press；2000. PMID：25077248.
6) AHRQ：TeamSTEPPS Home〔https://www.ahrq.gov/teamstepps/index.html〕（最終確認：2023年12月25日）
7) US Department of Defense：Patient Safety Program—TeamSTEPPS〔https://health.mil/Military-Health-Topics/Access-Cost-Quality-and-Safety/Quality-And-Safety-of-Healthcare/Patient-Safety/Patient-Safety-Products-And-Services/TeamSTEPPS〕（最終確認：2023年12月25日）
8) World Health Organization：WHO　Patient safety curriculum guide：Multi-professional Edition〔https://www.who.int/publications/i/item/9789241501958〕（最終確認：2023年12月25日）
9) 国立保健医療科学院 医療・福祉サービス研究部訳・編：ポケットガイド　チームSTEPPS 2.0＋：エビデンスに基づいたチーム医療2.0，第17.0版，2023

3 チームのなかの医療安全 ①呼吸療法サポートチーム(RST)

この節で学ぶこと

1. 呼吸療法における多職種との連携で安全に行える方法を理解する
2. それぞれの職種が職域を超えた知識を習得する

　　呼吸療法サポートチーム（respiratory support team：RST）は，医師，歯科医師，看護師，理学療法士，臨床工学技士，歯科衛生士などの多職種がチームになり呼吸療法全般に関して，院内を横断的に監視，助言，教育，メンテナンスなどを行い，スタッフのスキルアップ，呼吸療法の管理の向上に努め，安全な呼吸療法を行うためのチームです[1]．

A. 酸素投与しながらの搬送

事例② 搬送中の酸素ボンベの残量不足

　　急性呼吸不全を呈している患者が救急車にて救急外来に搬送された．救急外来到着時，経皮的動脈血酸素飽和度（SpO$_2$）は86％で，医師により酸素マスクを使用して酸素15 L/分を投与した．

　　酸素投与後，経皮的動脈血酸素飽和度（SpO$_2$）は98％まで上昇して，患者の呼吸苦も軽減したので，胸部X線，CTを撮影するために酸素マスクのチューブをストレッチャーに積んである酸素ボンベに差し替え，酸素が出ていることを確認してX線検査室に向かった．

　　X線検査室で単純撮影を終え，CT検査室に移動したところ，患者が急に呼吸苦を訴え，経皮的動脈血酸素飽和度（SpO$_2$）は86％まで低下していた．酸素マスクから酸素が出ていないことに気づき，調べてみると酸素ボンベの圧力計は0（ゼロ）になっていたため，看護師は急いで壁面の配管口にチューブを差し替えた．

　　この事例を受け，RSTを中心として事故防止対策を立案した．

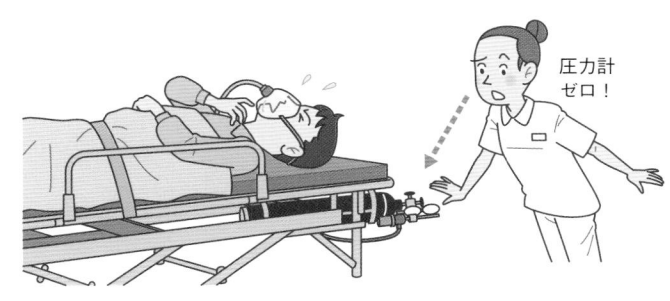

圧力計
ゼロ！

▶ **事例の背景**

　患者は急性呼吸不全で低酸素状態であったため，医療スタッフは非常に慌てていた．医師は，原因探索のため患者を早く CT 検査室に連れて行きたかった．また，看護師も医師が急ぐことにより気が焦っていた．そのため，酸素ボンベの圧力計（残量）の確認を怠ってしまった．

何が起きたのか

　酸素投与がされている患者を検査室や病棟へ搬送するときには酸素ボンベからの投与に切り替えます（p.71，コラム参照）．酸素ボンベには決められた量の酸素が入っているため，患者に投与する酸素量により，ボンベの使用できる時間が異なります．とくに高流量で投与を行っている場合は必ず酸素ボンベの残量を圧力計で確認します．酸素ボンベの残量がどのくらいかを確認したうえで搬送しないと，搬送途中に酸素の残量がなくなり，患者が危険な状態に陥る可能性があります．

事例から学ぶこと

　搬送用に使用される酸素ボンベは基本的に 500 L のボンベ（車いすやストレッチャーに積んであるボンベ）が使用されることが多く，本事例の看護師は，この 500 L のボンベは 15 L/分の高流量で酸素を投与すると 30 分程度で酸素がなくなってしまうことを知りませんでした．

　とくに，10 L/分以上の酸素投与を行っている場合は思っている以上に酸素残量の減りが早く，思いがけない時間でなくなってしまいます．そこで，酸素ボンベの残量計算の方法を知っておく必要があります．また，酸素ボンベはボンベのなかに充填されている酸素量すべてが使用できるわけではありません．おおよそボンベのなかに充填されている酸素量の 80％が使用できると考えてください．これは，残りの 20％はなんらかの原因で酸素ボンベから出てこないかもしれないと仮定しているためです．

　そこで，酸素ボンベの残量計算で算出された酸素量の 8 割（安全係数＝0.8）が安全に使用できる割合になりますから，算出された酸素ボンベの残量に安全係数の 0.8 を乗じた量が安全に使用できる酸素量となります．酸素ボンベの残量の計算方法は以下のようになります．

圧力計が MPa の場合

酸素ボンベの残量（L）＝ボンベ容量（V）×圧力計の指示値（MPa）×10* ×0.8

　　ボンベ容量（**図Ⅲ-3-1**）……ボンベの上部に刻印されている数字

　　圧力計の指示値（**図Ⅲ-3-2**）……ボンベに付属している圧力計

　　安全係数……必ずボンベから出せる量を確保するための係数＝0.8

＊10：kgf/cm² へのおおよその換算値．ちなみに 1 MPa≒10.2 kgf/cm².

圧力計が kgf/cm² の場合

酸素ボンベの残量（L）＝ボンベ容量（V）×圧力計の指示値（kgf/cm²）×0.8

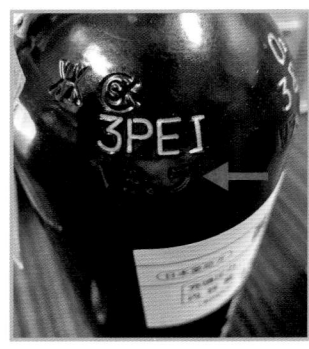

図Ⅲ-3-1
ボンベの上部に刻印されているボンベ容量
Ｖという表示の後に容量を示す数字が刻印されている（矢印）．

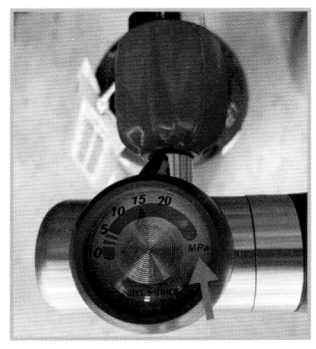

図Ⅲ-3-2
酸素流量計についている圧力計
表示されている単位がkgf/cm²とMPaがある（写真圧力計の単位はMPa）．

表Ⅲ-3-1　酸素投与時間早見表（酸素500Lボンベ用，単位：MPa用）

残量圧力 / 使用流量		15 MPa	14 MPa	13 MPa	12 MPa	11 MPa	10 MPa	9 MPa	8 MPa	7 MPa	6 MPa	5 MPa	4 MPa	3 MPa	2 MPa	1 MPa
1 L	分	408	380	353	326	299	272	244	217	190	163	136	108	81	54	27
	時間	6	6	5	5	5	4	4	3	3	2	2	1	1		
2 L	分	204	196	182	168	154	140	126	112	98	84	70	56	42	28	14
	時間	3	3	3	2	2	2	2	1	1	1	1				
3 L	分	136	130	121	112	102	93	84	74	65	56	46	37	28	18	9
	時間	2	2	2	1	1	1	1	1	1						
4 L	分	102	98	91	84	77	70	63	56	49	42	35	28	21	14	7
	時間	1	1	1	1	1	1	1								
5 L	分	81	78	72	67	61	56	50	44	39	33	28	22	16	11	5
	時間	1	1	1	1	1										
6 L	分	68	65	60	56	51	46	42	37	32	28	23	18	14	9	4
	時間	1	1	1												
7 L	分	58	56	52	48	44	40	36	32	28	24	20	16	12	8	4
	時間															
8 L	分	51	49	45	42	38	35	31	28	24	21	17	14	10	7	3
	時間															
9 L	分	45	43	40	37	34	31	28	24	21	18	15	12	9	6	3
	時間															
10 L	分	40	39	36	33	30	28	25	22	19	16	14	11	8	5	2
	時間															

1）上記数値は，ボンベ内容積（V）を3.4Lとし，充瓶ボンベ510Lに対して80％（安全率）を乗算した数値である．また，小数点以下の数値は切り捨てて表示している．
2）赤字で表示してある部分は，投与時間が1時間未満であることを表している．
（注意）この早見表は目安である．流量計の故障等により酸素が漏洩している場合は投与時間は大幅に減少する．

チームでつくる医療安全

　患者搬送の際には前述した計算を行うことが必要ですが，患者搬送の際には多くの場合，スタッフは焦っています．焦っているときに計算を行うと計算ミスを起こす可能性があります．そこで，投与する酸素量と圧力から投与できる時間を事前に計算して，表にするなどして酸素ボンベにつけておくことにより，素早く搬送できる時間を知ることができます[2]．RSTではこのような事象が発生した場合には，原因を追究して対策を講じます．今回はボンベを使用するスタッフへ早見表（**表Ⅲ-3-1**）の配布や患者搬送時の注意点（声かけなどのコミュニケーション，ボンベ残圧の確認，流量確認など）を目立つように印刷してラミネートをかけてボンベにかける対策をしました．また，院内の医療安全推進委員会やRSTリンクナース会などで事案と対策を報告して院内周知をはかりました．

ⓒⓞⓛⓤⓜ

配管識別色とボンベの色

　医療用ガスにかかわる医療事故は意外に多く発生している．患者の搬送時に，ボンベのバルブの開け忘れや流量計の設定忘れ，油脂の存在による発火など，思わぬ事故が発生する．ボンベのバルブの開け忘れによる患者搬送時のインシデントレポートは多く提出されている．そこで，RSTでバルブが付属していない酸素ボンベ（**左写真**）に切り替えたことで，バルブ開け忘れのインシデントレポートが出なくなった事例を経験した．

　また，医療用ガスの院内壁面の配管口の識別色と医療用ガスボンベの識別色（**右写真**）が異なっているため（**表**），ボンベ交換時に種類を間違えてしまう可能性がある．交換間違いを起こさないためにも，医療用ガスの種類とボンベの識別色は覚えておかなければならない．

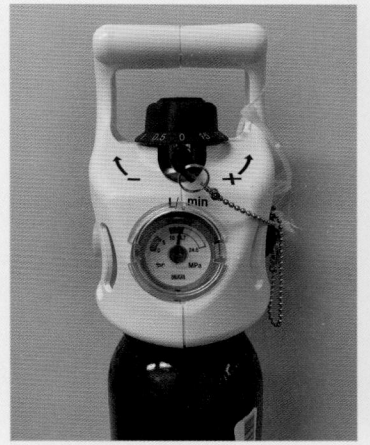

酸素で～る
［写真提供　日本エア・リキード］

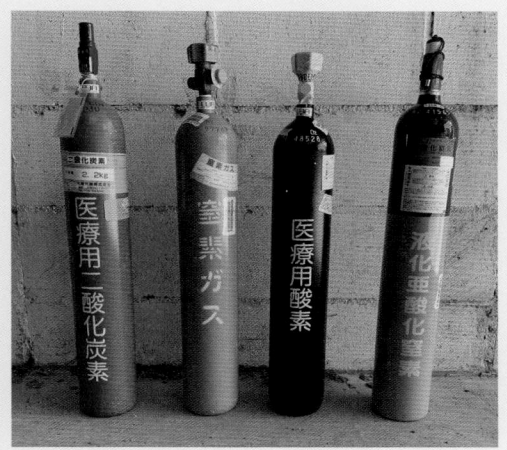

医療用ガスボンベ
高圧ガス保安法によってボンベの色は決められている．

医療用ガスの配管色とボンベの色

配管色	酸素	笑気	窒素	炭酸ガス	空気	滅菌ガス（色別なし）
ボンベ塗色	O_2	N_2O	N_2	CO_2	Air	C_2H_4O (20%) + CO_2
特徴	無色無臭	無色芳香臭	無色無臭	無色無臭	無色無臭	エーテル臭
性質	支燃性	支燃性	不燃性	不燃性	支燃性	可燃性 毒性
比重	1.11	1.53	0.97	1.52	1.0	1.52
用途	吸入治療 麻酔 人工呼吸 高気圧酸素	麻酔 鎮痛	手術器械駆動用 冷凍手術用 液体窒素	腹腔鏡下手術	人工呼吸 高気圧酸素 手術器械駆動用	手術機器等の滅菌

B.　人工気道のカフ圧管理

事例③ カフ圧計を用いずカフに空気注入

　RST は病棟にて人工呼吸器を装着されている患者を回診している．回診の内容は，人工呼吸器の設定状態，管理状態，病状のアセスメント，理学療法の状態などのチェックである．

　ある病棟に回診へ行ったときのこと，RST メンバーの看護師が気管切開カニューレのカフ圧のチェックを行おうとして，同行していた病棟の看護師に「カフ圧計は？」とたずねると「カフにはシリンジで 10 mL 入れています」との回答であった．その後，RST が院内でのカフ圧の管理状況を調査した結果，多くのスタッフがカフ圧計でのカフ圧管理を知らなかった．

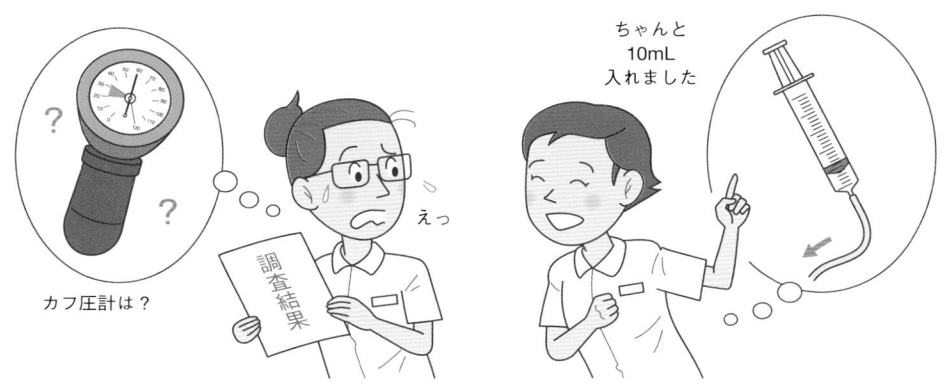

▶ **事例の背景**

　人工呼吸器を装着する場合，人工気道（気管内挿管チューブ，気管切開カニューレ）が必要となる．人工気道は気管内に留置されるが，人工呼吸器が肺のなかにガスを送る場合，人工気道と気管の間に隙間ができてリーク（もれ）が発生する．リークが発生すると，人工呼吸器は必要な量の空気を肺のなかに入れることができなくなる．そこで，成人の場合はリークをなくすため，人工気道にあるカフといわれる風船のなかに空気を入れて膨らませ，人工気道と気管の隙間を埋めてリークをなくす方法がとられている（**図Ⅲ-3-3**）．

　しかし，今回の事例では多くのスタッフにカフ圧の管理方法が理解されていなかった．

何が起きたのか

　人工呼吸管理を行ううえで人工気道のカフはリークをなくすためのものです．本来，カフに入れる空気の量は気管にかかる圧が適正圧になるように入れなければいけません．しかし，本事例の看護師は「カフが膨らんでリークがなければいい」と考えて，シリンジでリークしないと思われる空気の量を適当に入れていました．

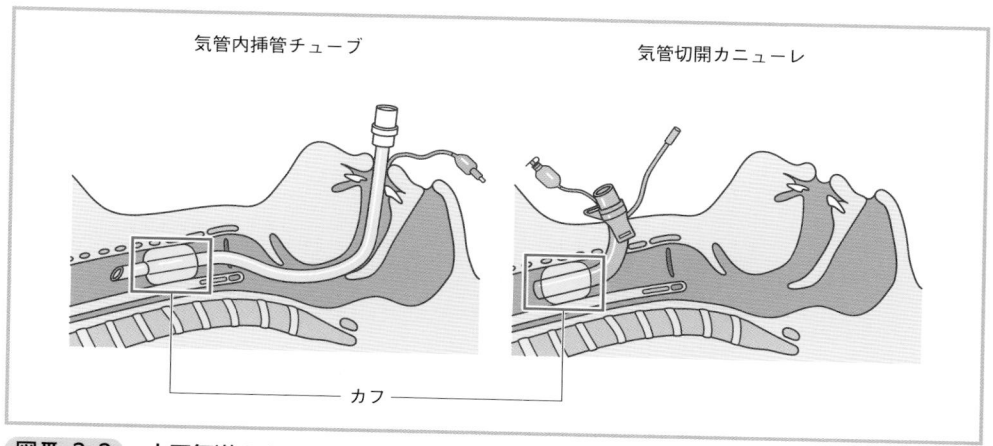

図Ⅲ-3-3 人工気道のカフ
カフが膨らんで人工気道と気管の隙間をふさぎ，空気のもれがないようにする.

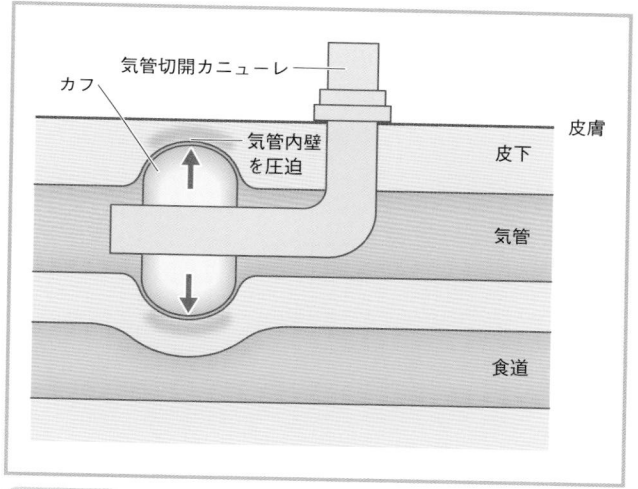

図Ⅲ-3-4 カフの過膨張
カフが必要以上に膨らむと気管内壁を圧迫しすぎて潰瘍を形成してしまう.

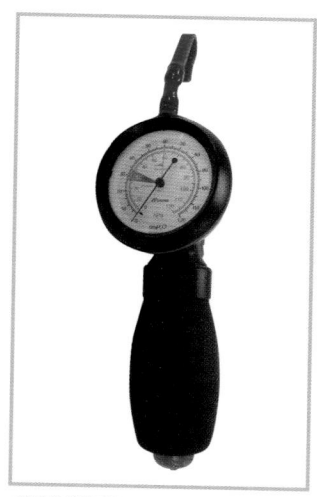

図Ⅲ-3-5 人工気道のカフを管理するためのカフ圧計

事例から学ぶこと

　人工気道のカフを膨らます空気量はカフ圧計を用いて管理します．カフ圧計を使用しないで管理を行うと，カフが必要以上に膨らみ，気管の内壁を圧迫して血流が止まってしまい，気管内に潰瘍を形成してしまう可能性があります（**図Ⅲ-3-4**）．

　カフ圧の管理はカフ圧計（**図Ⅲ-3-5**）を使用して，適正圧での管理を行う必要があります．カフの適正圧は，カフと気管の隙間からリークがない最低の圧力で，30 cmH$_2$O 以下の圧力で管理すると，気管の上皮にある血管の血流を止めないで管理できます．

チームでつくる医療安全

　今回の事例から，RST が院内スタッフのカフ圧管理について調査した結果，カフ圧計の数が不足していたことと，カフ圧管理を知らないスタッフが多くいることがわかりました．そこで，RST にて院内の人工呼吸器 1 台に対して 1 個のカフ圧計を付属することを決め，購入しました．また，カフ圧管理の方法を RST 主催の人工呼吸器勉強会に盛り込み，回診時に現場でカフ圧の測定方法や管理方法を指導しました．

　院内の呼吸療法にかかわる器材（接続チューブ，気管内挿管チューブ，気管切開カニューレなど）を調査して，できるかぎり種類を少なくすることによりスタッフのエラーを減らすことができるので，RST が調査を行い，可能なかぎり器材の種類を整理する必要があります．

C. 人工呼吸器装着時の緊急事態

　近年，医療現場では専門の知識をもった職種が集まり，患者への治療やケアを行うチーム医療が普及しています．チーム医療を行っている施設はコミュニケーション能力が高いとの報告[3]もあります．職種間の情報共有が可能になれば，伝達ミスなどが減少するとともに職域を超えた知識の習得ができ，質の高い医療提供につながります．

事例④　気管切開カニューレの自己抜去

　慢性閉塞性肺疾患（COPD）の患者が急性増悪のため気管挿管を行い，ICU で人工呼吸管理となった．抗菌薬などの治療を行ったが，人工呼吸管理が 1 週間以上になり気管切開術を実施．その後，鎮静薬を減量して人工呼吸器の離脱を試みたが，二酸化炭素の低下が悪く，人工呼吸器の離脱は失敗した．

　その後，ICU が満床となったため，患者に了解を得て，一般病棟の呼吸器病棟へ転棟となった．一般病棟に移ったことで患者は精神面で不安定になっていたが，意思疎通もできていたので鎮静，抑制は行われなかった．

　次の日，患者の部屋で人工呼吸器のアラームが鳴って看護師が訪床すると，気管切開カニューレが抜けていた．人工呼吸器のアラームは低圧が原因で鳴り，患者に装着した生体情報モニターの酸素飽和度が低下していた．看護師はすぐに用手蘇生器（バッグバルブマスク）を使用して患者の口から換気を行ったが，酸素飽和度は上昇しなかった．

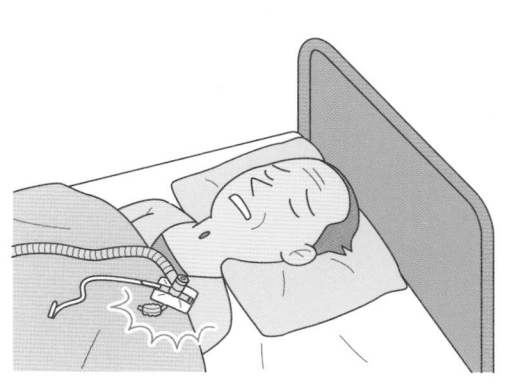
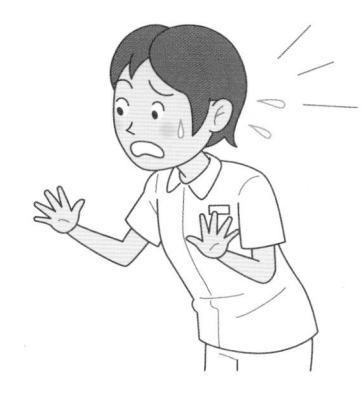

▶ 事例の背景

　本事例は，人工呼吸器の離脱ができないまま，ICUから一般病棟に移って人工呼吸管理が行われていた．転棟により患者の精神状態は不安定になったが，鎮静，抑制は行われなかった．さらに，気管切開カニューレが抜けて酸素飽和度が低下していた．すぐに用手蘇生を口から行ったが気管切開術が施行されていたため，換気ができなかった．

何が起きたのか

　転棟により患者は不穏状態になってしまい，自分の体についていた人工呼吸器の回路を引っぱって，その反動で気管切開カニューレが抜けてしまいました．人工気道が抜けてしまったため，看護師が用手蘇生器で換気を行いましたが，気管切開口から送気が抜けてしまい，換気ができませんでした．

事例から学ぶこと

　一般病棟で人工呼吸管理を行う場合は，患者の状態把握をしっかり行う必要があります．とくに不穏状態で放置しておくことにより自己抜去につながります．不穏がある場合は医師に報告して鎮静をかけてもらい，病棟の環境に患者がなれて不穏状態が解消するまでは，慎重に対処します．

　また，患者が自己抜去をしてしまった場合，冷静に用手蘇生器を使用して患者の換気を継続します．気管内挿管チューブが抜けてしまった場合は口にマスクを装着して気道を確保し，換気を行えばよいのですが，本事例では気管切開カニューレが抜けてしまったため，口からの用手蘇生では気管切開口から送気が抜けてしまい換気ができませんでした．

　そこで，気管切開患者のカニューレが抜けてしまった場合，気管切開口をガーゼなどで押さえて口にマスクを装着すれば，用手蘇生器で換気ができます．ただし，注意が必要なのは，食道気道分離術を行っている患者は気道が手術によりふさがれているので，気管切開口に小児用のマスクを装着して換気をしなければいけません．そのため，患者が入院時に食道気道分離術を行っているか，確認しておく必要があります．

チームでつくる医療安全

　人工呼吸管理を行っていると，いろいろとトラブルが発生します．人工呼吸管理を行う看護師は，そのトラブルの原因を追究して対処しなければいけません．そのトラブル対処法の習得にあたっては，RSTが教育を行います．以前は座学の勉強会で看護師に教育を行っていましたが，知識のみの教育では実際に発生したトラブルの対応ができないことに気づき，人工呼吸器のトラブルシミュレーショントレーニングを筆者が構築しました．

　このシミュレーショントレーニングは看護師・臨床工学技士・理学療法士・医師が協力して講師となり，訓練用人形に人工呼吸器を装着してトラブルを発生させ，受講生にそのトラブルを発見させて，対処させる教育です．この教育により「知っている」から「できる」の教育を行えるようになりました．

学習課題

1．医療用ガス，ボンベについて調べてみましょう
2．酸素ボンベの取り扱い方法を調べてみましょう
3．人工気道（気管内挿管チューブ，気管切開カニューレ）について調べてみましょう
4．カフ圧の管理方法を調べてみましょう
5．人工呼吸器のトラブル発生時の対応について話し合ってみましょう
6．人工呼吸器装着患者の緊急対応について調べてみましょう

引用文献

1）春田良雄，市橋孝章，小山昌利ほか：「人工呼吸器安全使用のための指針　第2版」とRSTは呼吸療法の安全にいかに寄与するか？　人工呼吸 29（1）：31-37，2012

4 チームのなかの医療安全 ②栄養サポートチーム (NST)

この節で学ぶこと

1. 栄養サポートチームについて理解する
2. 栄養サポートチームはどのような役割があるか，また院内でのチームの活動を理解する
3. 栄養サポートチームに関するヒヤリ・ハット事例を通して，チームでかかわる安全管理を理解する

A. 栄養サポートチーム

1●定　義

　栄養サポート（nutrition support）とは，患者の状態や疾病の治療を効果的に実施するために，患者の栄養状態を評価し，適正に栄養管理に導くことをいいます．

　栄養サポートチーム（nutrition support team：NST）とは患者の栄養に関するサポートを医師・歯科医師・看護師・管理栄養士・調理師・薬剤師・臨床検査技師・診療放射線技師・理学療法士・歯科衛生士などの多職種で実践する専門集団（チーム）のことです．

2●背　景

　人は口からおいしいものを味わいながら食べ，食欲を満たし，栄養として体に摂り入れてエネルギーに変換することが，生きるうえで重要かつ尊厳ある営みの1つです．高齢や疾病により十分な栄養を口から摂り入れることができなくなると，生きる意欲もなくなり，病気の治療も効果を示さず，ひいては低栄養からさまざまな合併症や褥瘡の発生，低活動状態になってしまいます．

　NSTは，栄養状態に課題がある患者に適正に栄養サポートを実施し，合併症や褥瘡を予防することを目指して，各専門職種がそれぞれの専門知識を持ち寄った集団活動を基本としています．欧米では，中心静脈栄養法（total parenteral nutrition：TPN）を中心として発展してきましたが，日本では経口・経腸栄養，栄養療法を包括した活動を実践的に行い，2001年日本静脈経腸栄養学会（現 日本臨床栄養代謝学会）によりNSTプロジェクトが発足，全国の病院に広がりました．

　2010年度にはNSTの活動の成果が認められ，2010年診療報酬改定では「栄養サポートチーム加算」が新設されました．これは急性期の時期にしっかりと質の高い栄養サポートを行うことで，患者の栄養障害を予防し，治療や入院期間の短縮が可能になったことが評価されたからです．

　　さらに，2012 年の診療報酬改定では，栄養管理実施加算については入院基本料に含まれ，すべての入院患者に，必ず入院時に栄養リスクを評価・アセスメントを実施することで，早期から患者の栄養状態の管理と治療が並行して考えられるようになりました．これにより，急性期の病院から慢性期，そして退院し在宅にいたるまで，患者に継続した栄養サポートを多職種でかかわれるしくみができました．

3● 意　義

　　NST の意義は以下の 5 点です．

> ①入院時に全患者の栄養スクリーニングを実施し，個々に応じた適正な栄養を提供する
> ②患者に最適な栄養管理法（中心静脈栄養法・経腸栄養法など）を選択する
> ③早期の栄養障害の発見と栄養管理法による合併症や感染症を予防する
> ④栄養に関する総合的なリスクを回避し，安全な栄養サポートの実施を監査する
> ⑤病院スタッフ・地域の栄養サポートチームと共に住民の栄養に関する知識・技術の向上と教育啓発活動を展開する

4● NST の組織

a. 組　織

　　NST は，院内の組織横断的な集団として位置づけられています．施設によっては院長や副院長の直属の医療チームとして独立し，責任と業務を委譲されています．

b. 協働と連携

　　NST は職種の壁を越えた専門職種が定期的に集まり，栄養管理に関する患者のカンファレンス・院内の患者巡回を行って，患者に個別的な対応を行っています．

　　また，ほかの医療チームの活動，たとえば，①褥瘡ケアチーム，②摂食・嚥下障害支援チーム，③感染対策チーム，④呼吸療法チーム，⑤緩和ケアチームなどとコラボレーションして，患者の栄養状態だけにとどまらず，生活や QOL の向上に向けての活動と協働をしています．

c. NST の活動

（1）栄養の評価（初回スクリーニング）

　　入院時すべての患者に対して「栄養状態の査定」を実施します．対象患者が多いことから，病棟では主に看護師が実施します．おもな評価項目は，患者の「身長・体重・BMI，標準体重，体重減少の有無，上腕筋囲，アルブミン値」などの項目をチェックし，1 つでも問題がある場合は NST が継続的に介入します．

（2）栄養アセスメント（2 次スクリーニング）

　　「初回スクリーニング」により，栄養状態の良否を客観的に判断します．ここでは，看護師が患者の日常生活や嗜好などについて主観的な情報を提供し，管理栄養士・薬剤師・臨床検査技師がデータを中心に客観的に検討することで，より患者に適正な NST の介入が可能となります．

コラム

低栄養状態（PEM）

　タンパク質やエネルギーの低栄養状態をペム（protein-energy malnutrition：PEM）という．低タンパク質状態の指標である血清アルブミン値 3.5 g/dL 以下の人は，日常生活のさまざまな動作が低下し，やがて寝たきりの状態を招くことになる．また，感染症や合併症も誘発しやすくなり，死亡率も高くなっている．PEM により，高齢者施設や病院では滞在日数が延長し，医療品使用量や医療費が増大するなど，本人や家族はもちろんのこと，社会にも大きな負担となっている．

（3）栄養管理プログラム（nutrition administration）

　NST が介入することで，単に患者の病名や疾病・症状で一律に栄養管理方法を決めるのではなく，チーム構成員のそれぞれの専門的な知識と患者の検査データから，1 人ひとりの患者の状態・状況に応じて，経口栄養・経腸栄養・経静脈栄養などの栄養補給方法を決定します．管理栄養士や薬剤師は栄養学的な見地から栄養成分や栄養補給量の確保をし，看護師は主に食事量の観察や合併症の予防を担当します．また，患者の栄養教育などをチームと病棟スタッフ全員でカンファレンスを実施し，総合的な見地から，患者と家族の思いや摂取状況を観察し，確実な栄養管理が可能となるように決定します．

　実施後はチームでケアプランの再評価を行います．これは単に患者に対しての評価で終わるのではなく，患者・家族を含めたチームでの栄養サポートの実践評価でもあります．プランは常に入院から在宅療法までを見据えた継続的な提案が重要です．

B.　経鼻栄養法における安全な実施

事例⑤　経鼻栄養チューブ先端の肺への迷入

　患者 A は 20XX 年 5 月○日に脳出血（左被殻出血）のため緊急入院した．意識レベルはⅢ-100（刺激しても覚醒しないが払いのけるしぐさがある），仮性球麻痺が認められ嚥下困難，禁食・経静脈末梢点滴からの栄養補給を開始した．そして患者に経鼻胃管（排液用）が挿入された．その後入院 8 日目，患者 A は不穏状態が続き経鼻胃管を自己抜去した．同日，主治医は経静脈末梢点滴から経腸栄養に変更，経鼻胃管から経鼻栄養チューブに入れ替え，経腸成分栄養剤（ラコール®）の指示を出した．

　入院 11 日目の早朝に患者 A は経鼻栄養チューブを自己抜去したため，看護師から当直医に連絡，当直医より指示を受け，研修医が経鼻栄養チューブを挿入した．

　X 線撮影後，経腸成分栄養剤再開の指示にて看護師は注入を開始した．開始後，看護師は患者の呼吸の促迫と経皮的動脈血酸素飽和度（Spo$_2$）が 80％台の低下を認め，看護師は栄養剤の注入を中止した．再度 X 線撮影の結果，経鼻栄養チューブの先端位置が肺に迷入されていた（図Ⅲ-4-1）．　　　　　　　　（K 病院 NST 活動記録より）

▶ 事例の背景

①NST の介入により経静脈末梢点滴から経鼻栄養チューブに変更，栄養剤の種類や用量について検討されていた．

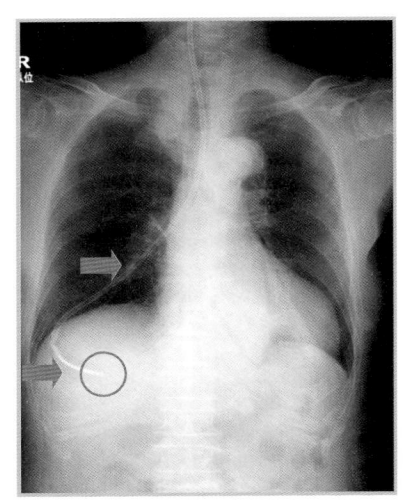

図Ⅲ-4-1　経鼻栄養チューブの先端位置が肺に迷入された

②院内の経鼻栄養チューブの挿入後の確認や注入時の確認など安全に関するルールはなかった.

③NST 情報によると, 経鼻栄養チューブの挿入後の X 線撮影によるチューブの先端確認はされていなかった. しかし, 誰が確認するという院内のルールもなかった.

事例から学ぶこと

　本事例は, 経鼻栄養チューブの挿入時および栄養剤注入前の確認のルールがなかったため発生しました. NST では週に 1 回全職種が集まるので, すぐに本事例を検証できました. その結果, 経鼻栄養チューブの挿入時の確認と注入前の確認手順・マニュアル案を作成し, 医療安全管理委員会に提案することができました. 事故発生から 3 ヵ月でマニュアルが完成し, 6 ヵ月後には病院内で確認手順を統一することができました. 以下にマニュアルの一部を抜粋します.

①経鼻栄養チューブの挿入位置については安全性・逆流防止の観点から十二指腸まで到達させることを推奨する.

②先端確認法として, もっとも確実な X 線撮影による位置確認をチームで行う.

③毎回の注入直前に, ⅰ) **ま**ーキング位置の確認, ⅱ) 耳（**み**み）を使って気泡音を確認, ⅲ) **む**せがなく, 胃内容液が吸引できる, ⅳ) 目（**め**）で口腔内のチューブがトグロを巻いていないことを見る, ⅴ) サチュレーションモニターで SpO_2 が 95%以上である, を確認する（「ま・み・む・め・も」の 5 点）.

チームでつくる医療安全

　NST のように多職種で活動する場合は, 医療安全管理室のメンバーとの協働の機会に患者の安全を守る工夫やアイデアが出やすくなります. NST は栄養管理だけにとどまることなく, 経鼻栄養チューブの挿入確認・口腔ケアの実施・注入直前の確認など, どの職種が

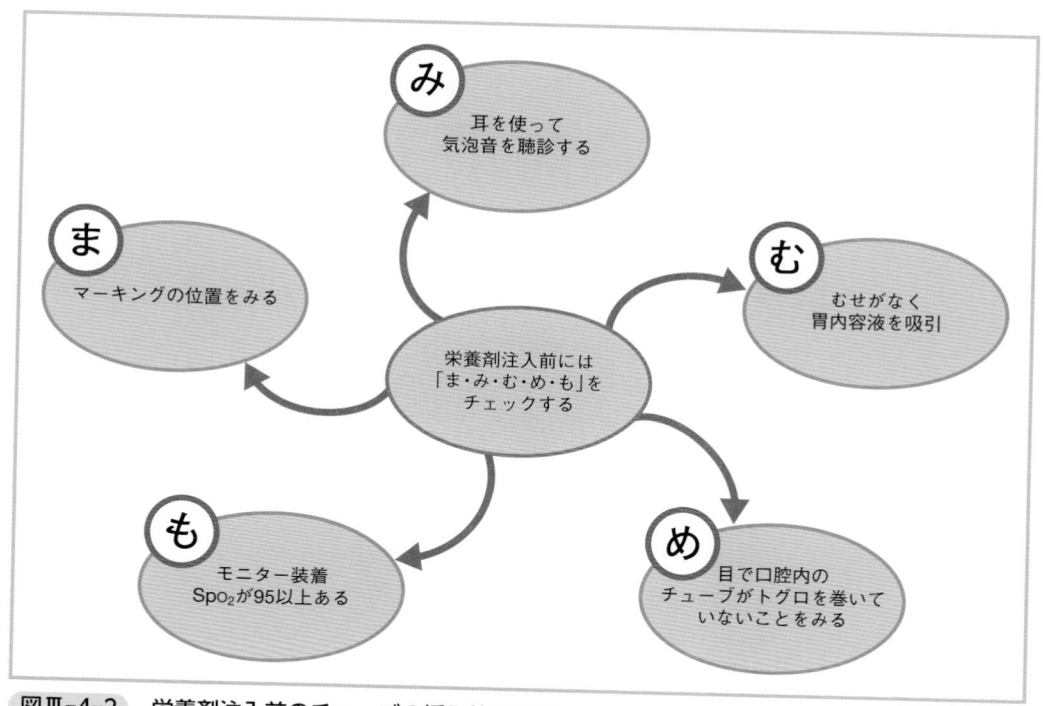

図Ⅲ-4-2　栄養剤注入前のチューブの挿入位置確認

専門性の高い知識をもっているか，適切な結果が得られるかをよく知っています．安全な状態を継続させるためにはルールやマニュアルを作成するとともにそれが確実に実施されていることを定期的に評価することが大切です．以下が確認のルールです．

①医師は，初回の経鼻栄養チューブの挿入時にはX線撮影を依頼する．
②診療放射線技師は経鼻栄養チューブの先端が十二指腸に届いていることを確認する．
③医師・看護師・診療放射線技師はX線撮影後の挿入確認のカンファレンスを開く．
④看護師は栄養剤注入前の口腔ケアと観察を実施する．
⑤看護師は栄養剤注入前のチューブの挿入確認の際は**図Ⅲ-4-2**に従い，五感を使って「ま・み・む・め・も」を確認する．

学習課題

1．NSTにおける看護師が果たす役割について考えてみましょう
2．NST内の専門職や，ほかのチームとの協働とその効果について話し合ってみましょう
3．病院・介護施設・在宅管理でのNSTの活動と連携について話し合ってみましょう

‖引用文献‖
1）　山元惠子，嶋森好子（監修）：写真でわかる看護現場で行う医療安全行動アドバンス（Web動画付）．147頁，インターメディカ，2022

5 チームのなかの医療安全 ③感染対策チーム（ICT）

この節で学ぶこと

1．施設における感染対策チームの役割を理解する
2．医療従事者における職業感染対策の重要性を理解する

　　感染対策チーム（infection control team：ICT）には，発生した感染をコントロールする役割があります．ICT は病院（内）感染の実働部隊として，迅速かつ機動的に活動することを目的とし，医師・看護師・薬剤師・臨床検査技師・事務員らで構成されています．感染対策の実務のほか，感染対策上の評価・指導，介入，職員の教育，サーベイランス，職員健康管理，マニュアルの作成や感染対策にかかわる予算作成なども行っています．そして，ICT では以下の事例のようなアウトブレイクが発生しないように，予防対策に十分な時間を費やします．

A. アウトブレイク

> **事例⑥** ノロウイルス感染症の院内感染
>
> 　W 病棟では 12 月中の 1 週間に入院患者と看護師の合わせて 7 名が下痢と嘔吐を発症した．この時点で病棟師長から ICT に連絡があり調査を開始した．この時期は市中でもノロウイルス感染症が流行し，今回の事例はノロウイルス感染症と仮定して症状がある患者は接触感染予防策で対応するように指導した．すぐさま微生物検査室に連絡して下痢患者の便を検査したところ，発症者全員がノロウイルス陽性であった．
>
> 　翌日，病院執行部が集られて感染対策委員会が開催され，ノロウイルス感染症が流行していることを全職員に注意喚起すると同時に当該病棟への新規患者の入院を制限した．感染対策の強化を行い，発生から約 2 週間後に収束した．

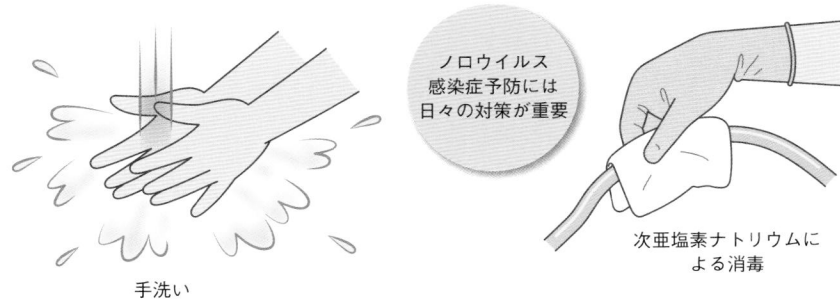

ノロウイルス感染症予防には日々の対策が重要

手洗い　　　　　　　　　　　　　　　次亜塩素ナトリウムによる消毒

▶ 事例の背景

　毎年冬になるとノロウイルス感染症が市中で流行する．この認識があまいと下痢や嘔吐の患者が入院しても感染対策がおろそかになり，容易に施設内で水平感染[*1]する．今回の事例は毎日1名から2名の発症であったためノロウイルス感染症の流行とまでの認識はなかった．また，病棟スタッフは受け持ち患者の詳細な情報を把握しているが，病棟の看護師長はそれらを総括し，情報を集約することが必要だった．

事例 ➐ インフルエンザの院内感染

　「E病棟に入院している2名の患者からインフルエンザが陽性である」と検査部からICTに連絡が入った．ICTは患者の状況を確認するためにE病棟に行った．患者はそれぞれ異なった多床室（たしょうしつ）に入院していたので，個室に移動して感染予防策を開始した．

　インフルエンザ患者との同室者はインフルエンザワクチンが未接種であったため，インフルエンザに感染している可能性があると判断して抗インフルエンザウイルス薬のオセルタミビル（タミフル®）の予防投与を開始した．しかし，その翌日に予防投与を行っていた患者がインフルエンザを発症した．さらに，同病棟の医師と看護師の複数名もインフルエンザを発症した．

　ただちに感染対策委員会を開催し，感染の拡大予防とマンパワーが低下しているE病棟への新規患者の入院を中止した．その後一定期間，新たな患者や職員からの発症はなく，収束した．

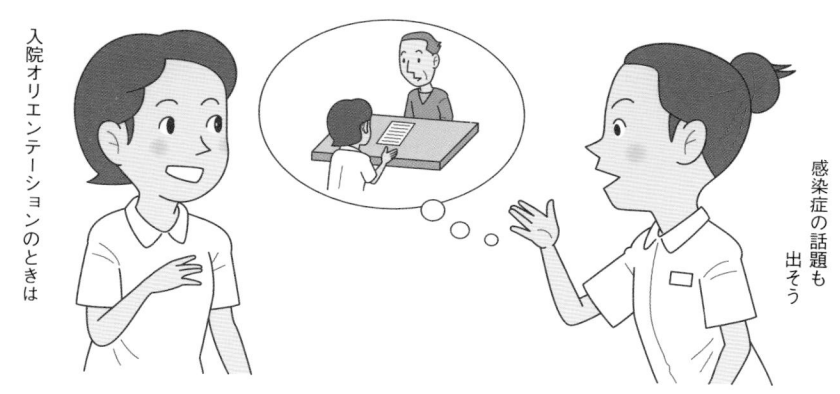

入院オリエンテーションのときは

感染症の話題も出そう

▶ 事例の背景

　最初に発症した2名の患者は入院の翌日に発熱しインフルエンザと診断されているため，入院前に感染した可能性が高い．患者に問診したところ，入院の数日前に家族がインフルエンザに罹患（りかん）していたことが判明した．入院時の問診で家族内のインフルエンザ罹患状況のチェックが漏れていた．医療従事者は市中での感染状況を十分に認識していなかった可能性がある．

[*1] 感染様式の1つで，接触や飛沫などによって個から個へ感染することをいう．

何が起きたのか

　事例は流行性ウイルス感染症によるアウトブレイクです．アウトブレイク（outbreak）は「一定の期間に通常予測されるよりも多くの事象が発生すること」と定義され，アウトブレイク対応は究極のリスクマネジメントといえます．

　事例6の発端者は患者の付き添い者と考えられ，付き添い者から患者に感染し，その患者をケアした医療者が媒介となって，ほかの患者に感染が拡大していった可能性があります．とくに患者の吐物や下痢便を処理するときには手袋とマスク，袖つきガウンを必ず着用しますが，不適切な脱着や不十分な手洗いでノロウイルス感染症は容易に水平感染します．

　今回の事例では，1人目の発症から4日間で6名の患者に嘔吐や下痢などの消化器症状を認めました．アウトブレイクは約2週間で終息しましたが，ノロウイルス感染症が拡大した原因は，たとえば以下のように複数考えられます．①後述のような標準予防策（スタンダードプリコーション）と接触予防策の感染対策が不確実であったこと，②ノロウイルス感染症が市中で流行していることを意識していなかったこと，③下痢や嘔吐などがある患者・職員の健康チェックを実施していなかったこと，など．このようなアウトブレイクは，医療事故が発生する場合と同様に複数の要因が重なります．

　事例7は，最初に発症した患者の家族がその数日前にインフルエンザに罹患していました．したがって，発症した2名の患者はそれぞれ異なった家族内感染であることが判明しました．入院時に家族の罹患情報を把握していれば，潜伏期を考慮して適切な感染対策がとられていた可能性があります．

　インフルエンザ感染症を拡大させないためには，水際対策[*2]に加えて感染症の早期発見と初期対応が大切になります．

事例から学ぶこと

　感染対策は感染予防に理解のある人だけが実践すればよいというものではありません．患者のケアをはじめ医療にかかわるすべての人に，正しく実践することが求められます．

　たとえば，感染予防の基本である手指衛生を99人が正しく実践しても，1人が誤った行動をすれば感染対策を行っていることにはなりません．そのためにも，全職員に向けた教育が重要になります．大規模施設の場合は，職種の核となるメンバー（医療チームと病棟をつなぐ役割をもつリンクドクター，リンクナースなど）に教育を行い，各職場内の周知を行ったり，e-ラーニングを活用してどこででも学べるような工夫を行ったりしています．さらに，職種の壁を超えた教育を行い，全員が正しい知識と実践ができるような取り組みも行います．

　感染対策の基本は標準予防策の実践です．標準予防策はすべての患者の血液や体液などは感染性があるという考え方で，それらを取り扱うときは手袋を着用するなど適切な防御の実施や，手指衛生の実践が求められています．標準予防策を感染症の結果が判明してい

[*2] インフルエンザなどの流行性感染症を施設内に持ち込むのを防ぐ対策のこと．

ないすべての患者に対して実践することにより，医療従事者が病原体の運び屋にならないようにします．また，自分自身が病原体に感染しないためにも実践しなければなりません．標準予防策の実践に加えて感染性胃腸炎やインフルエンザが市中で流行している時期は，下痢や嘔吐症状，発熱患者を水際でくい止められるように，症状の観察や問診を慎重に行います．これを症状サーベイランスとよびます．

チームでつくる医療安全

2012 年の診療報酬改定では，感染対策に対する経験と適切な教育を受けた医師・看護師・薬剤師・臨床検査技師の 4 職種が正しく配置されることにより保険点数が考慮され，体制を整えた病院にはその報酬が入るようになっています．2018 年の改定では抗菌薬適正使用支援チームが組織され，前述の 4 職種が正しく配置されていることが求められています．さらに 2022 年の改定では新興感染症などに対応できる医療体制の構築に向けた評価として，外来や地域の医療機関とのさらなる連携が求められるようになりました．

一方で，アウトブレイクのリスクはどこの施設も抱えています．アウトブレイクは患者の被害に加え経済的な損失や風評被害，場合によっては医療者のマンパワー不足などを引き起こします．

アウトブレイクを察知したら，ICT は現場の感染予防策を確認し，適切な対策を指導します．微生物検査室は陽性結果を臨床に報告するだけではなく，同時に ICT に報告するようにします．また，インフルエンザの予防投薬や服薬指導などをスムーズに提供するためにも，薬剤部との連携が必要になってきます．それぞれの職種が専門性を発揮することにより，チーム医療としての成果が得られます．

B. 職業感染

事例⑧ 注射針の誤刺①

患者は B 型肝炎の治療のため入院した．既往に糖尿病があり，インスリンの自己注射をしていたが，今回の入院では自分で注射することができないため看護師が実施している．

担当看護師は患者にインスリンを注射した．看護師はインスリン注射のあとに注射針を取りはずす器具を忘れたことに気づき，しかたなく注射針に針キャップをしてナースステーションに持ち帰ることにした．しかし，注射針に針キャップを装着する際に注射針で自身の指を誤刺した．急いでリーダーに報告後，流水でよく洗い，消毒した．

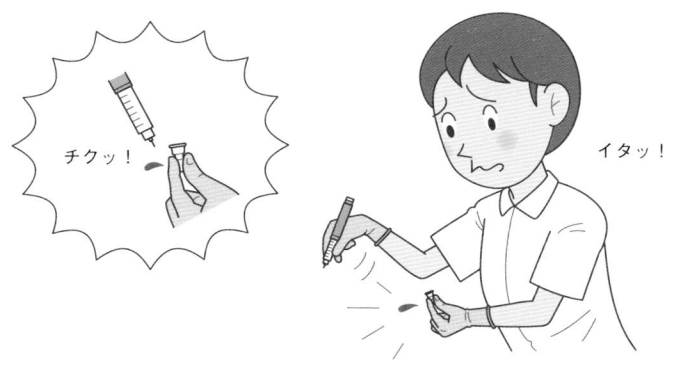

▶ **事例の背景**

　患者は入院するまではインスリンの自己注射を行っていたが，入院後は自己注射が困難となり看護師が実施している．看護師は食前業務と重なり，急いで注射をするためインスリン注射器だけを持参して患者のところに向かった．注射後，針キャップを装着しようとして誤刺した．

　看護師はインスリン注射器を準備した際，針処理容器や針の取り外し器具を持参することを忘れていた．

事例 ❾　注射針の誤刺②

　患者は 1 日 2 回，抗菌薬の点滴静脈注射（以下，点滴）を行っている．看護師は抗菌薬の投与が終了したので点滴を抜針しようとした．点滴の針は安全機能付き翼状針で，手順に従って針を抜けば，針は完全にハブのなかに収納されるため針の露出はないはずであった．

　看護師は患者から点滴の針を抜き，刺入部の止血を確認した．その後，点滴ルートを捨てるために点滴を手にしたところ，チクっと針が刺さったような痛みを指先に感じた．手袋を外して指先を見るとわずかに出血しており，点滴の針が露出していた．

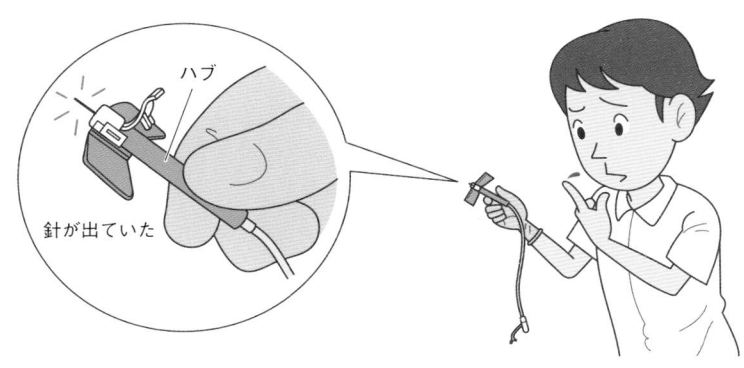

▶ **事例の背景**

　看護師は点滴が終了し，針を抜く作業をする際には安全機能を確実に作動させることを

理解していたが，同室者から声をかけられたため，同時に対応をしながら操作をしていたことで不十分な作動になった可能性がある．また，ルート類はトレイやビニール袋に入れて持ち運ぶことも理解していたが，急いで片付けようとして点滴ルートを手で持ったところ，誤刺した．

何が起きたのか

事例8は，患者に使用した針に再度キャップを装着したことで誤刺した事例です．事例9は，安全装置の不完全な作動により誤刺した事例です．

本来，インスリンなどを注射する場合は患者や家族が行うものですが，なんらかの理由で患者自身が注射できない場合には，医療者が実施します．注射は注射針をセットしたペン型注入器のほかに，携帯用針処理容器や注射針をはずす器具を持参するなど各施設のルールに従って実施することが大切です．今回の事故は，携帯用針処理容器や注射針をはずす器具の持参忘れから注射針にリキャップしたことで受傷しました．

リキャップとは，針の使用時に一度はずした針のキャップを，使用後の針に再度かぶせることです．リキャップにはおもに3つのリスクがあり，①リキャップ時に的がはずれて手指を損傷する，②リキャップ時に針がキャップを突き抜けて手指などを損傷する，③リキャップ後にキャップがはずれて手指などを損傷するなどです．今回の事例は，①のリキャップ時に的がはずれて指を損傷した事例です．

事例8と9に共通するのが，**安全防護機構付き器材**（以下，安全器材）の使用です．安全器材とは，医療従事者を針刺しの危険から守るための医療材料や器材です．米国では2000年11月に針刺し予防安全法が成立し，これにより安全器材の使用が病院経営者に義務づけられました．日本でも導入が進められています．今回の事例では，針を取りはずす器具や携帯用針処理容器，安全機能付き翼状針がこれに該当します．とくに針を取りはずす器具は施設によっては未採用の可能性があります．その際は，各施設のルールに従って対応することが求められます．

安全器材の一部を**図Ⅲ-5-1**に示しました．初めて使用する器材は必ず使用方法を熟知する必要があります．

事例9の安全機能付き翼状針は，不十分な作動では針が再露出します．それを防ぐためにも正しい手技に合わせて，針の確実な収納を目と耳で確認するなど，五感をフル活用します．また，抜針した輸液ルートや針は感染性廃棄物として処理します．輸液ルート内の血液が漏れて環境や手を汚染する可能性があるため，トレイや袋などに入れて持ち運ぶ必要があります．

事例から学ぶこと

職業感染制御研究会のエピネット報告[1]によれば，針刺し切創の原因器材は，使用済み注射針，縫合針，翼状針，自己注射針（事例8）の順に多いです．また，発生場所別では手術部での事故がもっとも多く，次いで病室やナースステーションがこれに続きます．病室で針刺し切創が多い原因の1つには，針処理容器や針を取り外す器具の不携帯があります．とくに針処理容器の不携帯は注射後の針をその場で廃棄することができないため，や

●安全装置作動前後の翼状針（N 社）の針の状態

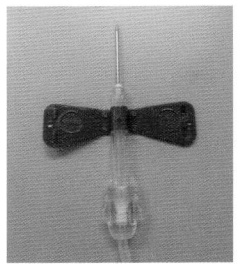 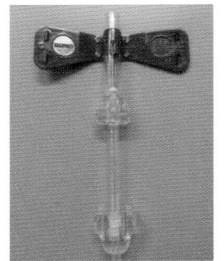

〈安全装置作動前〉　　　　　　　　　　　　　　　　　　　　〈安全装置作動後〉

●注射針をはずす器具：リムーバーⅡ（N 社）

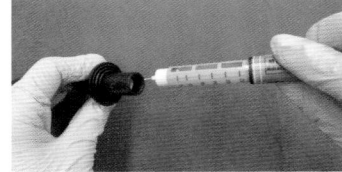 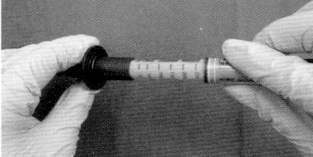 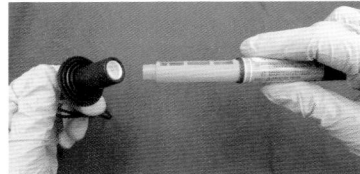

〈装着前〉　　　　　　　　　　　　　〈装着後〉　　　　　　　　　　　〈針の取り外し〉

●携帯用針処理容器と微量採血用穿刺器具

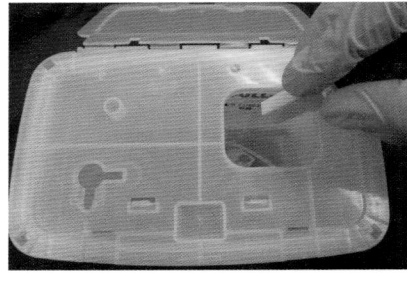 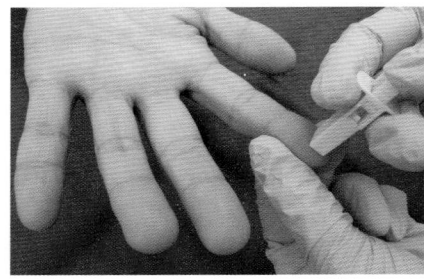

図Ⅲ-5-1　各種安全器材の一部

むをえずリキャップなどの行為をしてしまいます．ベッドサイドで注射を実施する場合
は，注射器材のほか携帯用針処理容器や手袋などを持参することが大切です．

　さらに，安全器材の過信は禁物です．安全器材は正しく使用すれば針刺し曝露から医療
従事者を救ってくれますが，誤った方法での使用や不十分な使用は針刺しを増加させま
す．先の報告からも安全器材による針刺しは年々増加し，2020 年には 20％を超えていま
す．したがって，安全器材を使用する場合はそれぞれの機能を十分に理解すると同時に，
初めて取り扱う器材は十分に説明を聞き，トレーニングすることが必要です．

　病院感染は患者だけではなく，医療従事者や学生など施設内を出入りするすべての人を
対象にします．そのなかでもとくに医療従事者（研修生や学生を含みます）が職業上感染
するリスクが高いものを職業感染とよびます．これには血液媒介病原体や結核，流行性ウ
イルス感染症などが含まれます．

表Ⅲ-5-1　1回の針刺し事故による感染確率

病原体	感染確率
HBV	30%
HCV	3%
HIV	0.30%

[Gerberding JL：Management of occupational exposures to blood-borne viruses. NEJM **332**（7）：444-451, 1995 より引用]

　そこで，医療従事者が血液媒介病原体からの感染を予防するためにB型肝炎の抗体を獲得することがエビデンスで強く推奨されています．**B型肝炎ウイルス**（hepatitis B virus：HBV）は血液媒介感染をする病原体としてもっとも感染力が強いことが知られています．おもな血液媒介病原体における1回の針刺し事故による感染確率を**表Ⅲ-5-1**に示しました．これによると，事例8の医療者がB型肝炎の抗体を未獲得の場合，B型肝炎陽性の患者に使用した針を誤刺した場合の感染確率は約30%です．

　HBVは血液が付着した環境表面から，わずかな傷を介して感染する可能性があります．したがって，患者や血液に触れる可能性があるすべての医療従事者がワクチン接種の対象者になります．B型肝炎のほかにワクチン接種が推奨されているのは，麻疹・風疹・流行性耳下腺炎・水痘です．これらは**ワクチンによる予防疾患**（vaccine-preventable diseases）とよばれ，ワクチンを接種することにより発症を予防することができます．B型肝炎同様，医療従事者には必須のワクチンです．臨地実習の前などにはこれらの抗体を獲得しておくことが推奨されます．

チームでつくる医療安全

　針刺し切創対策は，注射針や翼状針，縫合針，微量採血用穿刺器具などさまざまな器材で発生することを理解します．そして，どのような場面で発生しているのかを情報として把握していることが重要です．ICTでは，これらの内容を職員全体教育で周知しています．

　また，安全器材を正しく使用する際にはトレーニングが大切です．各施設が使用している器材を用いて初任者教育や中途採用者教育を実施することが大切です．さらに，全職員がワクチン接種できるような検討もICTは行っています．

学習課題

1．標準予防策の実践にはどのようなものがあるか調べてみましょう
2．いろいろな看護場面における手指衛生のタイミングについて話し合ってみましょう

■ 引用文献 ■
　1）職業感染制御研究会：エピネット日本版サーベイランス公開データ（2016-2020）〔http://jrgoicp.umin.ac.jp/index_jes_reports.html〕（最終確認：2022年11月24日）

6 チームのなかの医療安全 ④ラピッドレスポンスチーム(RRT)

この節で学ぶこと

1. 「予期せぬ死亡」を理解する
2. ラピッドレスポンスチームとラピッドレスポンスチームを取り巻くラピッドレスポンスシステムを理解する
3. ラピッドレスポンスシステムにおける看護師の役割を理解する
4. ラピッドレスポンスチームと医療安全の関係を理解する

A. 患者に起こった不測の事態に対応するチーム

　病院は,患者を診察し,検査を行い,診断し,治療(医療行為)が行われる場所であり,医師・看護師をはじめ多くの医療者がいる場所です.それゆえに,患者はもちろん,付き添いや面会で病院に来る人であっても,「自分の身に何かあっても,ここ(病院)は安全な場所」と認識しているはずであり,実際もそうでなくてはなりません.

　しかし,その一方で多くの検査や治療において,副作用・合併症などのいわゆる「リスク」が存在することは不可避です.そして,それらは無症候に経過するものもあれば,場合によっては,生命に重篤な影響を与え,最悪の場合,死亡にいたるケースもあります.すなわち,病院は副作用・合併症により,病態を悪化させることや,新たに重篤な病態が生じる「危険」を持ち合わせていると考えることができます.

　病院にいる人の体になんらかの急激な異常が起こった場合(たとえば,突然倒れたりしたら),医療者は最善の対処に努めますが,このような事態の評価と治療を専門とする,救急・集中治療の医療者が対処することが患者の安全をより確実なものとします.

　また,不測の事態に対応した医療者が本来の役割をこなせなくなることも,医療安全上の危険な要素の1つとなりえます.このような背景から,病院にいる人に不測の事態が起こった際には,専門のチームが出動し対処するシステムが発達してきています.

　このようなシステムの1つに"コードブルーに対応するシステム"があげられます.コードブルーは病院の敷地内において"脈拍なし""呼吸なし""意識なし"のいずれかの状態,すなわち心肺停止が疑わしい状態で宣告されるコード(暗号)です.コードブルーが放送により宣言されると,急行できる医師全員が参集し蘇生を行うのが一般的でした.現在では,コードブルーチーム(code blue team)あるいはカーディアックアレストチーム(cardiac arrest team)とよばれる蘇生を専門とするチームが急行するシステムが構築されている病院も多くなっています.コードブルーは院内における不測の事態に対応するうえで不可欠ですが,重篤な状態(心肺停止)であることが多く,医療安全上は後手の対策である

といわざるをえません[1].
　一方，本節で紹介するラピッドレスポンスチーム（rapid response team：RRT）は，患者が心肺停止など重篤な状態になる「前に」病棟から相談し，診察を要請します．患者が急激な変化の結果，重篤な状態に陥ることや，予期せぬ死亡を防ぐための対処をするチームです．

B.　予期せぬ死亡とは？

　予期せぬ死亡とは，患者に起こった“重大な不測の事態による死亡”と解釈してください．
　たとえば，患者の病態が終末期であり，治療による維持・改善が困難となれば，ベストサポーティブケア（best supportive care）[*1] とよばれる患者に最善のケアを提供し，心肺停止にいたっても，ディーエヌエーアール（do not attempt resuscitation：DNAR）[*2] とよばれる事前指示[2]により，心肺蘇生を行わない治療方針が立つことが一般的です．
　しかし，病態が終末期ではなく，治療継続中である患者がなんらかの原因で心肺停止になることがあります．医療安全の見地における予期せぬ死亡とは，このとき，あらかじめ医学的に心肺停止になる可能性が強く指摘されていない状態（コラム参照）で死亡した場合，とりわけ患者および患者家族にその可能性について十分な説明がなかった場合をそのようによびます．また，心肺停止になった時間が明確でない場合も予期せぬ死亡となります．
　予期せぬ死亡は，医療者，患者家族，そして患者自身にとってその多くが無念であろう死であり，RRT 最大の目的は，患者の予期せぬ死亡をなくすことにあります．

コラム
予期せぬ死亡の定義

　日本法医学会「異状死ガイドライン」においては，診療行為に関連した予期せぬ死亡，およびその疑いがあるものを，以下のようにしている[3].
　注射・麻酔・手術・検査・分娩などあらゆる診療行為中，または診療行為の比較的直後における予期せぬ死亡/診療行為自体が関与している可能性のある死亡/診療行為中または比較的直後の急死で，死因が不明の場合/診療行為の過誤や過失の有無を問わない．
　しかしながら，予期せぬ死亡の定義についてはさまざまな議論がなされているのが，わが国の現状である．

[*1] ベストサポーティブケア：治療による維持・改善が困難，すなわち状態が終末期で，時間の長短はあっても，死亡する見通しが明白なときに行われる苦痛の緩和や QOL の向上に主眼をおいたケア.
[*2] DNAR：「DNR とは尊厳死の概念に相通じるもので，癌の末期，老衰，救命の可能性がない患者などで，本人または家族の希望で心肺蘇生法（CPR）を行わないこと」，「これに基づいて医師が指示する場合を DNR 指示（do not resuscitation order）という」との定義が示されている．（中略）なお AHA Guideline 2000 では，DNR が蘇生する可能性が高いのに蘇生治療は施行しないとの印象をもたれやすいとの考えから“attempt”を加え，蘇生に成功することがそう多くないなかで蘇生のための処置を試みない用語として DNAR（do not attempt resuscitation）が使用されている（日本救急医学会の医学用語解説集による）[2].

表Ⅲ-6-1　RRS の 4 つの構成要素

構成要素	スタッフ	役　割
①要請（afferent component）	病棟看護師をはじめとする全職員	RRT の要請
②出動・対処 （efferent component）	RRT スタッフ	起動に反応し対処する
③分析・評価 （process improvement component）	院内救急・集中治療・医療安全の専門家，診療情報管理士など	データ収集，フィードバック，改善策の提示，スーパーバイズ
④システム維持・管理 （administrative structure）	医療安全管理室のスタッフ，病院幹部	システムの維持，スタッフの教育，資源の提供

C. ラピッドレスポンスシステムの 4 つの構成要素

　RRT はラピッドレスポンスシステム（rapid response system：RRS）という医療安全のためのシステムの一部であり，RRT とそれ以外の医療者は単に，"要請する人たち" と "要請され介入する人たち" の関係だけではありません．RRS を構成するすべての要素が成立しないと，医療安全を成し遂げるものとはなりません．RRS とは，**表Ⅲ-6-1** の 4 要素に基づいたシステムのことです．

　この RRS には，病棟のスタッフ，RRT のスタッフ，データを管理するスタッフ，医療安全管理室（p.103）などの中央組織が関与します[1,4]．つまり，RRS には病院にいる医療者・事務職，ひいては，関連業者・売店職員・患者・家族など，病院に出入りするすべての人がかかわっているといっても過言ではありません．

D. RRTの要請方法と要請基準——いつRRTを呼べばよいのか？

　RRT は RRT のスタッフに直接かつ確実に伝わる手段（たとえば，PHS やポケットベル，緊急放送センターなどから特定の番号にコールする）を介して要請されます．要請を受けた RRT は，要請から 15 分以内に初動し到着することが，RRS により出動するチームの国際的なコンセンサス（合意）とされています[4]．したがって，RRT が現場に急行する（走って向かう）ことは一般的ではありません．前述のコードブルーは現場へ急行することが原則です．ここに，RRT とコードブルーの大きな違いがあります[5]．これは，RRT は可能なかぎり "走らなければならないほど時間がない状態" になる前に要請することが望ましいことを意味しています．

　RRT の要請基準の例を**図Ⅲ-6-1** に示します．要請基準は施設により若干の違いがありますが，患者が待つことなく医療処置を要する可能性のあるサインが示されています．要請基準項目のほとんどが数値で示される客観的指標で構成されていますが，「患者に対して何か心配なとき」といった，主観的に患者が危険であると察知した場合にも要請できるような項目があることが原則です[6]．

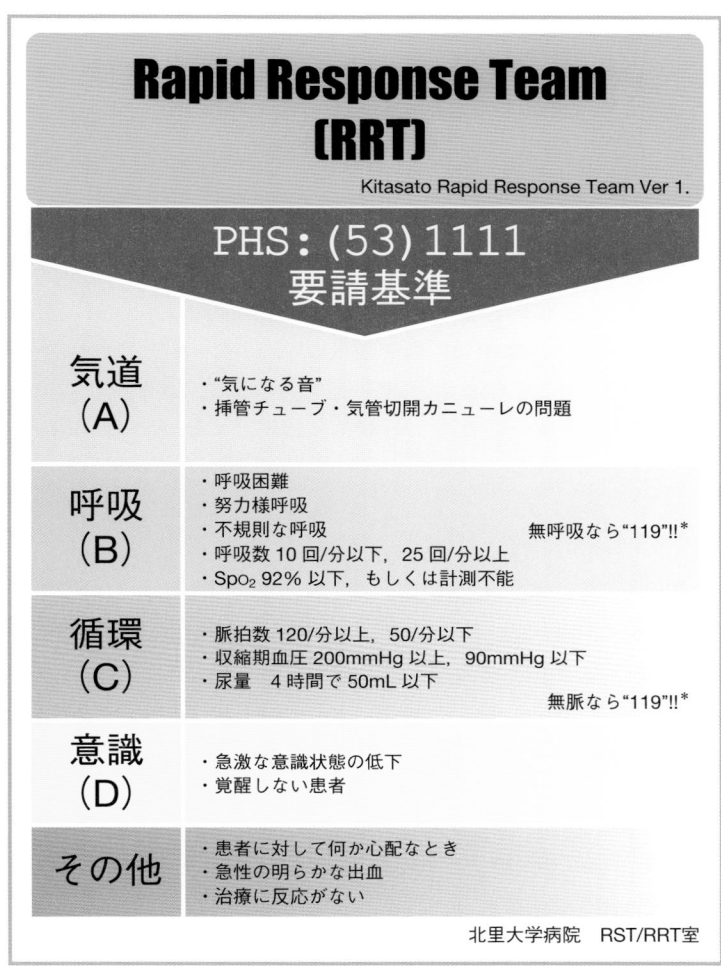

Rapid Response Team (RRT)

Kitasato Rapid Response Team Ver 1.

PHS：(53) 1111
要請基準

気道 (A)	・"気になる音" ・挿管チューブ・気管切開カニューレの問題
呼吸 (B)	・呼吸困難 ・努力様呼吸 ・不規則な呼吸　　　　　　　　無呼吸なら"119"!!* ・呼吸数 10 回/分以下，25 回/分以上 ・SpO₂ 92% 以下，もしくは計測不能
循環 (C)	・脈拍数 120/分以上，50/分以下 ・収縮期血圧 200mmHg 以上，90mmHg 以下 ・尿量　4 時間で 50mL 以下 　　　　　　　　　　　　　無脈なら"119"!!*
意識 (D)	・急激な意識状態の低下 ・覚醒しない患者
その他	・患者に対して何か心配なとき ・急性の明らかな出血 ・治療に反応がない

北里大学病院　RST/RRT室

図Ⅲ-6-1　**RRT 要請基準の例**
*コードブルー（p.90）のこと.

　「RRT はいつ要請すればよいのか？」という問いに対しては，「可逆的なうちに」「予期せぬ状態になる前に」「心肺停止になる前に」と答えることができます．しかし，患者にかかわるすべての人が "患者に危険が及んでいる" と感じたならば，いつでも RRT を要請すべきです．医療者，とくに病棟看護師のセンスが問われる局面ともいえるでしょう．その躊躇のない早めの要請が患者の予後を改善させる可能性につながります．

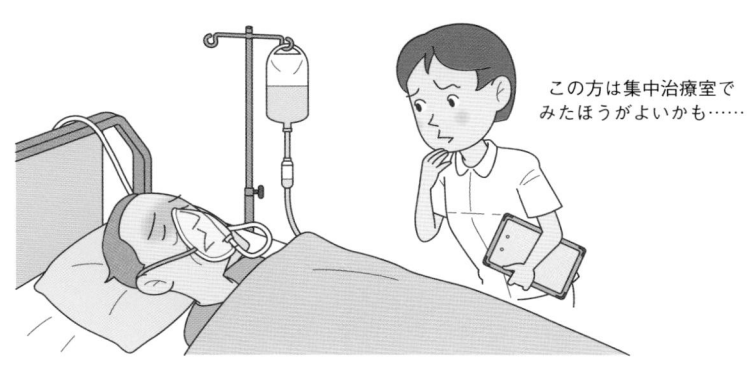

この方は集中治療室でみたほうがよいかも……

　なお，2005 年に報告された，"MERIT study" とよばれる，RRS に関する大規模な研究においては RRS の効果は示されませんでした．しかし，これは本来 RRT を要請するべき状態にあった患者のうち 3 割程度しか実際に要請されていなかったことを原因の 1 つとしています[7]．RRS の概念からも RRT を "よんでもよい" のではなく "よばなくてはならない" にしていかなければなりません．

E. RRT が要請されてからの流れ

　RRT の要請から，RRT 介入終了後の処理までの流れを**図Ⅲ-6-2** に示します．

　患者に要請基準に示すような変化が起こった場合，RRT を要請します．要請を受けたRRT が現場へ出動し，しかるべき対処法をとります．一般的には要請する側にも，RRTにも看護師がいることが多く，双方の看護師のコミュニケーションは患者の治療方針と安全のために非常に重要ですから，RRT は介入時に病棟の看護師や医師をないがしろにして診療を進めることはありません．

　一方，病棟のスタッフも "RRT を要請したら仕事が終わり" ではありません．自分なりの患者の評価，患者の状態で疑っていること，不安に思うことを RRT に伝えることが大切です．患者の普段の状態を RRT と情報共有をしないことには，よい診療につながりません．

　RRT は患者の状態が安定し，治療方針が決定すると，病棟の看護師とともに，"患者に何が起こったか？" "患者にどんな介入を行ったか？" "患者はこれからどうなっていくのか？" を確認しながら状況を振り返ります．現場を離れることができる状態になれば要請記録を記入します．理想的な RRS においては要請の 1 例ごとの記録を見ながら医療安全管理室とともに振り返ることが必要です．"その要請の背景にあるインシデントはなかった

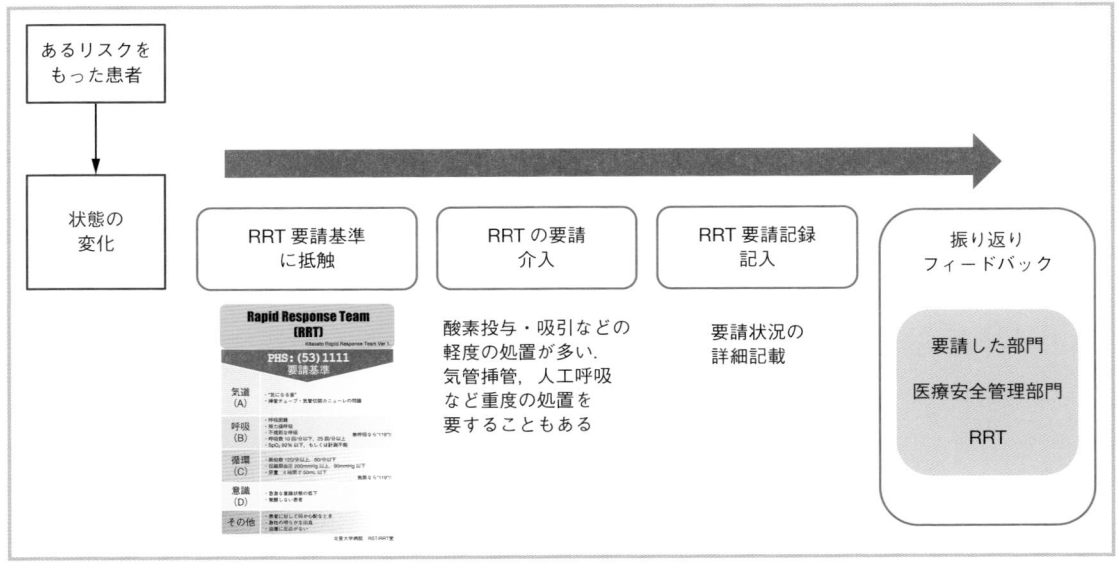

図Ⅲ-6-2　RRS の流れ

か？”“医療機器，医薬品運用上の問題はなかったか？”など，病院をより安全にするために有効なディスカッションとなります．その結果，RRS の構成要素④（p.92，**表Ⅲ-6-1**）にあげたシステム維持・管理にかかわる要素に携わる医療者が，病院として新たに対策が必要なことを知り，設備，機器の改善や補充，教育の援助，講演会の開催などのサポートにより，具体的対策を行います．

F. RRS のなかの看護師

　RRS における看護師は，❶患者とその病態の急激な変化をとらえる役割と，❷急変に対応する集中治療によって患者を元の生活に戻す役割があります．

　上記の❶は RRS の構成要素①に該当する病棟看護師であり，RRS のなかでもっとも重要な要素の 1 つです．なぜならば，病棟看護師が異常に気づき RRT を要請しなければ，患者の安全のための RRS は機能しないからです．もちろん，構成要素①に該当するのは病棟看護師だけではありませんが，多職種のなかで患者のそばにいる確率がもっとも高いのは病棟看護師ですから，構成要素①において病棟看護師に委ねられる使命は大きいのです．

　RRS の構成要素①に該当するスタッフの RRT 要請までのステップを**図Ⅲ-6-3**に示します．このなかには以下の 3 つのポイントがあります．この 3 つが成立しないかぎり RRS はシステムとして機能しません．

1．そこにある所見を異常と気づくかどうか
2．助けをよぼうと決意するかどうか
3．RRT をよぼうと決定するかどうか

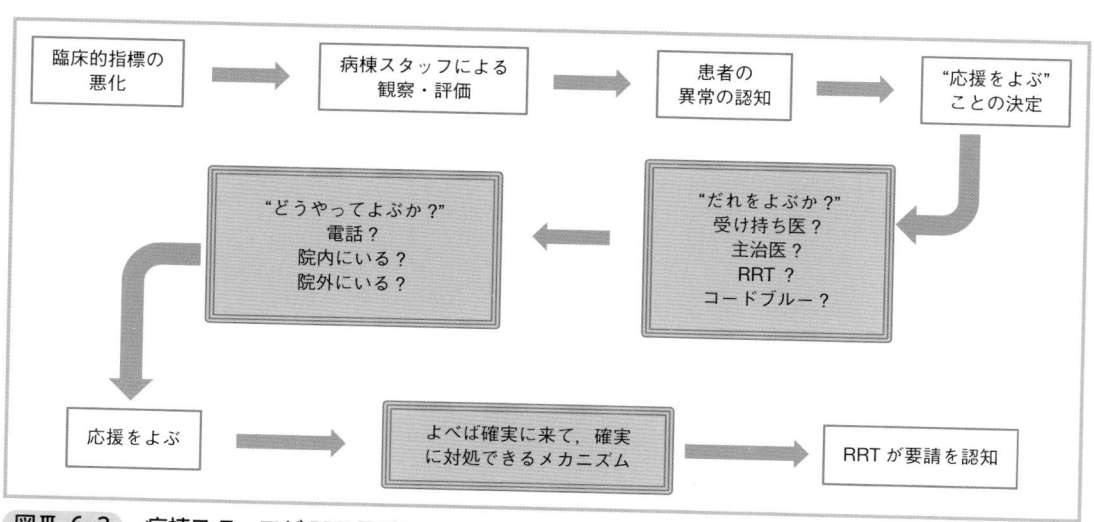

図Ⅲ-6-3　病棟スタッフが RRT 要請にいたるまでのステップ

［DeVita MA, Rao AD：RRS's General Principles. Textbook of Rapid Response Systems,（DeVita MA, Hillman K, Bellomo R eds.），pp.333-339, Springer, 2011 を参考に作成］

表Ⅲ-6-2　RRT が現場で行う検査・処置内容

・酸素投与	・NPPV
・吸引	・挿管
・ネブライザー	・CPR
・バッグマスク換気	・除細動
・エアウェイ	・カルディオバージョン
・血液ガス分析	・輸液
・胸部 X 線検査	・輸血
	・ECG（EKG）

　そして，前記❷は RRT スタッフです．患者に重大な悪化があれば専門的な集中治療を行う必要があります．その場合，要請時の初期対応から集中治療室，集中治療室から一般病棟へ場所が変わるだけでなく，病状に合わせて対応するスタッフも変わります．RRT はその際に橋渡し役となり，垣根のない，効果的な治療の継続を援助する役割を潜在的にもっていなければなりません．これによって新たなインシデントを防ぎ，医療安全へとつながります．

G.　RRT スタッフに求められる能力

　前述のように，コードブルーは現場へ急行します．傷病者は心肺停止を想定しており，より質の高い救命処置を秒単位でより早く施行することに意味があるからです．
　一方，RRT は心拍数や呼吸数など，数値の変化する客観的な生理学的指標，あるいは主観的評価に基づき要請されます．心肺停止に対応する場合，アルゴリズムに則り救命処置を行い，自己心拍の再開を目指すことが明確ですが，RRT に要請される傷病者は "どのような状態であるか？" に加え，"何を目指して介入すればよいか？" は現場で診療を進めてみなければわかりません（表Ⅲ-6-2）．基本的には，悪化した生理学的変化の改善，すなわちバイタルサインの安定を目指しますが，DNAR であっても要請されることがあります．この場合，蘇生という手段なしに問題（要請理由）を解決することができるのかを考えなくてはなりません．つまり，RRT には広範囲な医学的知識，および技術が求められます．もっとも近似している領域は集中治療の領域であり，最低限，基礎的な集中治療の知識・技術が必要です[8]．
　なお，現場に到着して診療を開始したときに心肺停止となる可能性もあるため，当然，一次救命処置[9]（basic life support：BLS）[*3]，二次救命処置（advanced cardiovascular life support：ACLS）[*4] の習得も必須です．さらに RRT には現場における対応能力だけでなく，病院の職員や病棟スタッフの教育をしていく能力も求められます．要請事例の振り返りやシミュレーショントレーニングを介して，患者の異常にいち早く気づけるようになる

[*3]BLS：心停止やそれに準ずる状態の患者に対応する基本的な処置．具体的には，"患者の反応の有無をチェック""緊急対応システムへの通報""脈拍のチェック""胸骨圧迫""除細動"からなる，自己心拍再開を目標としたアプローチである[9]．近年ではこれを簡略化したものの一般市民への普及も進んでいる．
[*4]ACLS：医療従事者が行う BLS より高度な救命処置．具体的には BLS に加え，気道・呼吸・循環の高度な評価・不整脈心電図の評価・脳卒中の評価等に加え，薬剤の使用を含めた早期治療の開始である．

ためのスキルや，医療安全に対する心構えを率先して教育していく必要があります．RRTとして行動するだけでなく，病院全体の意識を高めていくことにより，安全な病院にしていかなければならないのです[10,11]．

H. RRT スタッフの医療行為とノンテクニカルスキル

　多職種で構成される RRT においては，蘇生，集中治療の基礎的な知識・手技の習得に加え，ノンテクニカルスキル（non-technical skill）によってチームの実力をあげることができます．看護技術などをテクニカルスキルといい，それを支えるコミュニケーションなどの社会性における技能をノンテクニカルスキルといいます．ノンテクニカルスキルの例を表Ⅲ-6-3 にあげます．

　RRT のスタッフは蘇生・集中治療に関する知識・技術を習得している必要がありますが，すべてを RRT のスタッフが行う必要はありません．また，医師が同時に出動していない場合に "医師が行わなければならない医行為" が必要になる場合があります（コラム参照）．このようなとき，RRT を要請した病棟のスタッフや主治医と見解を話し合い，納得できる対処を行うことが重要です．たとえば，RRT が実際の行為を行わなくても，集中治療の専門家としての意見が反映されれば，その要請は効果があったことになります．このような，実際に手を介する必要のない治療によい影響を及ぼす技術を総じて，ノンテクニカルスキルといい，RRT はノンテクニカルスキルを用いる達人である必要があります．

コラム
RRT の医師不在の出動状況
　北里大学病院 RRT においては，2014 年 5 月〜2021 年 5 月の RRT 要請 4,784 件のうち 1,306 件は医師が同時出勤している．そのほか 637 件が医師の遅延出勤，1,181 件は医師以外（看護師，理学療法士）のスタッフの出動であった．

表Ⅲ-6-3　ノンテクニカルスキルの例

	施行者の例	実施例
チーム編成	RRT リーダー	RRT が到着した際に介入の必要性を判断したあとに，「どんな役割が必要か？」「どの役割を誰に与えるか？」ということをリーダーが考える．
コミュニケーション	一般病棟看護師	患者の重篤な状態や，このまま一般病棟で診ることの問題や不安を相手の患者に対する理解に合わせてコミュニケートする．結果として，ICU や現状よりハイケアに対応できるユニットへステップアップできるようにふるまう．
説　得		医師が同行できなかった RRT 出動の際に，医師以外の職種では対処できない医行為*が必要な際，あるいは，医師に判断を委ねたうえで施行することが望ましい処置を，診療科医師を説得し，患者へ施行する．

*施設により違いがある．

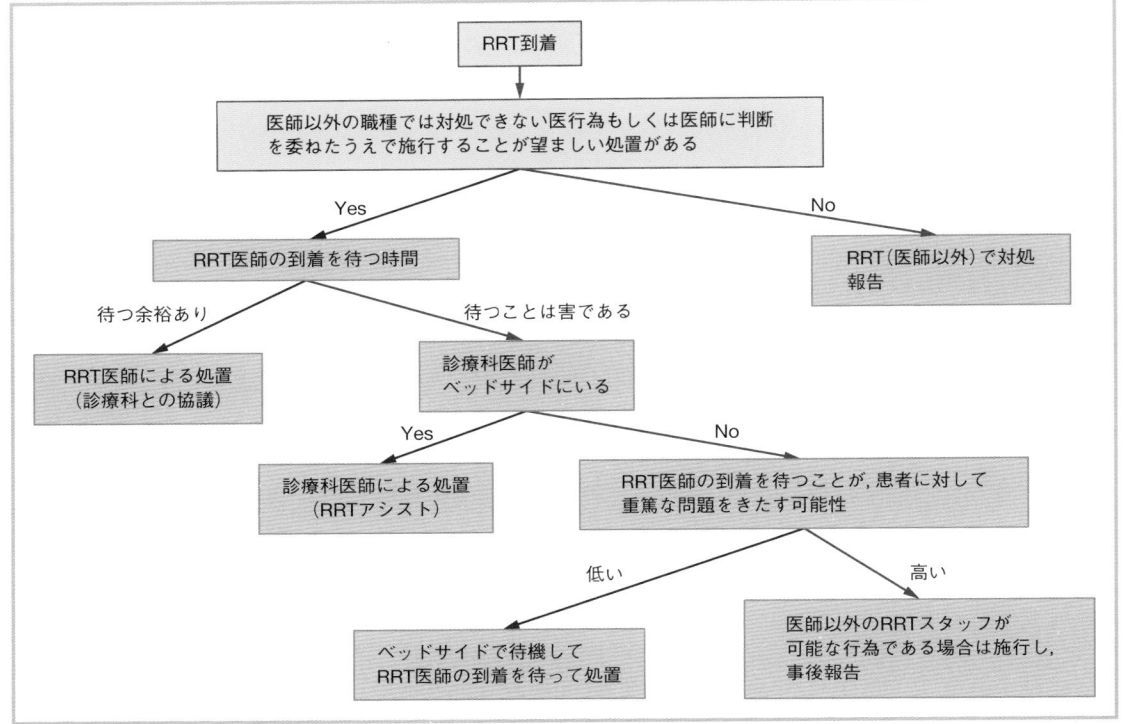

図Ⅲ-6-4　RRT 出動時のノンテクニカルスキルと医行為（北里大学病院の例）

　図Ⅲ-6-4はRRTが非医師のみで出動したときに医師の判断が必要な場合の流れを表した一例です．このフローが成立するためには多くのノンテクニカルスキルを要します．すべての場面において，今，対処すべきことを保留する時間的猶予があるかどうかを評価しなければなりません．同時に医師の到着を待たずして，非医師 RRT スタッフの裁量のみで行ったほうがよいかを常に天秤にかけなくてはなりません．医師を待つことも，非医師の判断で行うかを決定することもどちらも利点と欠点があり，大きな責任のある判断が求められます．

I.　RRS と医療安全

　RRS は予期せぬ死亡をなくすための医療安全のシステムであり，医療安全管理室との協力が重要です．RRS が入院患者の病院死亡率と心停止発生率を減少させることを証明した研究も発表されました[12]．ただし，RRT も万能なわけではありません．RRT が出動しても患者に不幸な結末が訪れることもあります．しかし，RRT に要請をすることで，少なくとも患者を診療する目が増えることになります．患者にかかわるすべてのスタッフへの注意喚起となり，訪室する回数が増え，状態変化に敏感になります．

　RRT は原則として，患者の疾病の根本治療に介入することはありません．RRT が目指すのはバイタルサインの安定です．それにより"時間"がもたらされます．つまり，バイ

タルサインが安定しているうちに，診療科と患者家族は積極的な治療を行うかどうかを決定する時間ができるのです．仮に，積極的な治療は行わないこととなり患者が死亡したとしても，それはあらかじめ説明のされた"予期した死亡"になるのです．患者の終末期において，今後の治療方針について再確認をする機会や，患者と患者家族のための時間をつくることも RRT の役割といえます．

J．RRT と RRS に期待されること

RRT を要請することは，バイタルサインの安定や集中治療の必要性を評価することにつながります．加えて，診療科や病棟が単独で抱える問題が，医療安全の専門的視野を加味した病院全体で抱えている問題になるといっても過言ではありません．これは，多くの専門職がいちばんよい方法を話し合い，治療方針を決定したことと同義であり，患者の求める"信頼できる医療"そのものです．こうした背景から，RRS は潜在的に医療過誤や訴訟に伴う保険，負債などを抑えることにつながると考えられています[13]．

RRS が導入されると，患者の状態増悪時には主診療科以外のチームが介入することになります．これは既存のわが国の医療に照らし合わせると異質な医療システムであり，要請するスタッフ，介入するスタッフ，患者の主診療科のスタッフとも最初は戸惑うことがあります．しかし，RRS の重要な要素である，"異常に早く気づくこと"と"予期せぬ死亡はなくさなければならないこと"がしっかり周知されれば，導入から時間が経つにつれて需要は増えるものです．

わが国において RRS の導入されている施設は急速に増えつつあり，多くの病院に定着したシステムになることが想定されます．この黎明期に正しい RRS の概念で運営されることが重要です．RRS の普及により，患者の安全がより早く確保され，予期せぬ死亡がなくなることが求められています．

学習課題

1．RRS がうまく機能するためにできることを考え，話し合ってみましょう
2．RRT を要請する利点を考え，話し合ってみましょう

引用文献

1) 児玉貴光，藤谷茂樹：RRS とは何か？ RRS 院内救急対応システム（児玉貴光，藤谷茂樹監），5-12 頁，メディカル・サイエンス・インターナショナル，2012
2) 日本救急医学会：医学用語解説集〔http://www.jaam.jp/dictionary/dictionary/word/0308.html〕（最終確認：2023 年 12 月 10 日）
3) 日本法医学会：異状死ガイドライン，1994〔http://www.jslm.jp/public/guidelines.html#guidelines〕（2014 年 10 月 1 日確認）
4) Devita MA, Bellomo R, Hillman K, et al：Findings of the First Consensus Conference on Medical Emergency Teams. Critical Care Medicine **34**：2463-2478, 2006
5) 今井 寛，小池朋孝：Code blue と rapid response system（RRS）の違い．救急医学 **35**（9）：991-995, 2011
6) Jones D, Devita MA, Bellomo R：Rapid Response Teams. New England Journal of Medicine **365**：139-146, 2011
7) MERIT study investigators：Introduction of the medical emergency team（MET）system：a cluster—randomised controlled trial. Lancet **365**：2091-2097, 2005

8) 児玉貴光：院内急変対応チーム．FCCS プロバイダーマニュアル（安宅一晃，藤谷茂樹監訳），付録 1-1—付録 1-9．メディカル・サイエンス・インターナショナル，2009

9) American Heart Association：ACLS プロバイダーマニュアル　AHA ガイドライン 2010 準拠，1-16 頁，シナジー，2012

10) Bell M, Konrad D：RRSs in Teaching Hospitals. Textbook of Rapid Response Systems（DeVita MA, Hillman K, Bellomo R eds), pp.333-339, Springer, 2011

11) Welch JR, Smith GB：RRS Education for Ward Staff. Textbook of Rapid Response Systems（DeVita MA, Hillman K, Bellomo R eds), pp.381-397, Springer, 2011

12) Maharaj R, Raffaele I, Wendon J：Rapid response systems：a systematic review and meta-analysis. Crit Care **19**（1）：254, 2015

13) Edelson D, Bellomo R：The Cost and Savings. Textbook of Rapid Response Systems（DeVita MA, Hillman K, Bellomo R eds), pp.13-18, Springer, 2011

7 医療機関における医療安全への取り組み

この節で学ぶこと

1. 医療機関における医療安全体制を理解する
2. 医療安全のマニュアルや施設内報告制度を理解する
3. 重大事故発生時における組織的対応を説明できる

A. 医療機関としての目標設定

　診療の内容や，施設の規模にかかわらず，すべての医療機関に医療安全の取り組みが求められています．医療行為には患者にとって一定のリスクがあり，医療機関にはできるだけそのリスクを減らすための努力をする責任があるからです．多くの医療機関では，組織の理念や行動規範として「安全な医療の提供」を謳っています（**表Ⅲ-7-1**）.

　組織の理念とは，その組織が目指すもっとも重要な目標のことです．医療安全は医療機関にとって，最重要課題となります．

B. 医療安全管理に携わる人員の配置

　ほとんどの医療機関は，施設内に医療安全を担当する人員を配置しています（**図Ⅲ-7-1**）.医療安全に関する指揮命令系統をはっきりさせ，組織的に医療安全や事故防止対策に取り組むためです．これらの整備が進んだのは 2002 年以降のことであり，20 年以上の歴史があります．

1● 医療安全管理責任者，感染管理責任者，医薬品安全管理責任者，医療機器安全管理責任者の任命

　病院には医療安全管理，感染管理，医薬品安全管理，医療機器安全管理の責任者が任命されていることが多いです[1]．これらは“医療安全の 4 本柱”とよばれることもあります．

　この 4 本柱を中心に医療安全対策が進められます．なかでも，医療安全管理の責任者は

表Ⅲ-7-1　組織の理念に医療安全が盛り込まれている例

・私たちは病む人の苦痛を和らげる最善の医療を安全に提供します（武蔵野赤十字病院）
・安全かつ最高水準の医療を提供します（名古屋大学病院）
・地域医療機関と密接に連携しつつ，安全に十分配慮した先端的医療を提供する（和歌山労災病院）

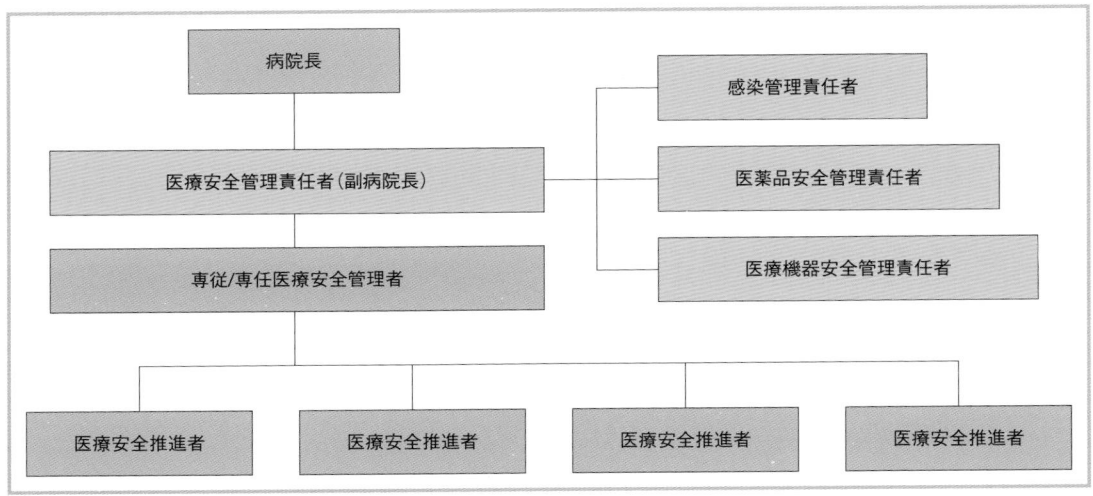

図Ⅲ-7-1　医療安全のための人員配置の例

組織全体の医療安全の総責任者となることが多く，施設長や副施設長など，組織の運営に関与している人が務めます．

2 ● 専従/専任医療安全管理者の任命

医療安全管理の責任者の下に，医療安全に携わる実務者として専従/専任医療安全管理者（general risk manager：GRM）を配置している施設が増えています．専従/専任医療安全管理者は，施設によってはゼネラルセーフティマネジャー，リスクマネジャーなどとよばれることがあります．

専従/専任医療安全管理者は医療安全管理の責任者から権限を与えられており，院内の医療安全活動において中心的な役割を担います．たとえば，専従/専任医療安全管理者は医療事故発生時に患者のカルテを閲覧したり，診療データを保全したりする権利を与えられており，多くの部門を連結して，患者のリスクを減らすための活動をします．当初は看護師が任命されているケースが多かったですが，とくに職種の規定はなく，最近では医師や薬剤師，技士など多職種が任命されるようになりました．

3 ● 各部門の医療安全推進者の任命

総合病院などでは，各部門に医療安全を担当する人（医療安全推進者）を配置していることが多いです．

医療安全推進者はそれぞれの部門で医療安全を推進する役割を担っており，専従/専任医療安全管理者を支えながら，部門内での日々のインシデントの抽出や分析，対策の周知，教育などを担当しています．

C. 医療安全管理のための組織体制の整備

1 ● 医療安全推進のための委員会設置

　医療機関には，医療安全推進のための委員会を設置し，定期的に会議を開催することが求められています．この委員会は医療安全委員会，患者安全推進委員会などとよばれ，医療安全管理責任者と各部門の責任者ら（診療部長，看護部長，薬剤部長，事務部長など）が集まり，医療安全に関する話し合いや重要事例の審議をします．

2 ● 医療安全管理部門の設置

　多くの医療機関では医療安全管理部門（患者安全推進部，医療安全管理室など）を設置しています．この部門は医療安全管理の責任者が部長となり，専従/専任医療安全管理者，そのほかの兼務者，事務職などで構成されています．

　医療安全管理部門は，職員から報告されるインシデント報告の整理や分析，事例調査，再発防止策の立案，マニュアル作成，職員研修会の企画・運営・改善のための取り組みなどを行い，その施設の医療安全活動の推進拠点となります．いわば医療安全のコントロールタワーのような存在で，多くの医療機関にとって，なくてはならないチームとなっています．

3 ● 各部門の医療安全推進者を招集した会議の設置

　医療安全管理責任者は定期的に全部門の医療安全推進者を集め，医療安全に関する重要な方針やニュース等を伝達，共有するための会議を開催しています．医療安全推進者は会議で共有したことを自分の部署に持ち帰り，部署内のスタッフに伝達します．

D. 医療安全管理に関する指針，マニュアル類の整備

　医療機関には，医療安全管理の指針や，標準化された業務工程を記した医療安全マニュアルを作成し，全部署に配備することが求められています（表Ⅲ-7-2）．職員は必ずこれらのマニュアルにそって業務を行わなければなりません．

　マニュアルには重大事故発生時の対応，インシデント報告手順，基本安全確認行動の手順など，重要な事柄がたくさん記載されています．ポケットに入るサイズの携帯版（図Ⅲ-7-2）を配布したり，電子カルテ端末での閲覧機能を整備している施設もあります（p.21参照）．

表Ⅲ-7-2　医療安全管理マニュアルなどに含まれる項目の例

・重大事故発生時の対応手順	・転倒転落予防手順
・インシデント報告手順	・手術安全管理手順
・患者誤認防止手順	・患者急変時の対応手順
・指示出し指示受け手順	・周術期の肺塞栓予防手順
・誤薬防止手順	・医療機器管理手順　　　　など

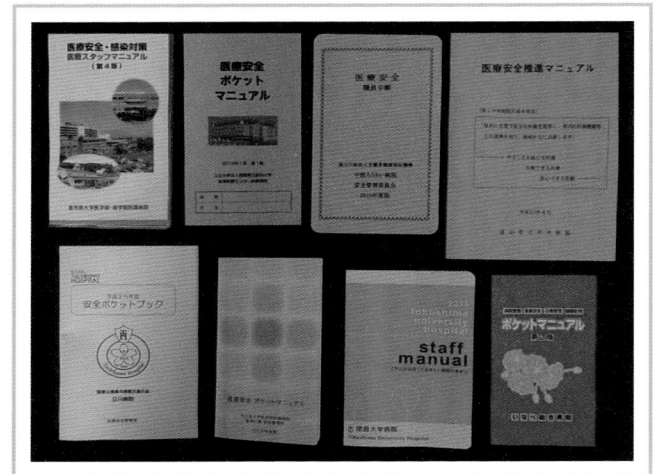

図Ⅲ-7-2　院内携帯版マニュアル（例）

　　スタッフは入職時に，必ずマニュアルの中身を確認する必要があります．また，マニュアルは定期的に見直され，改訂されるため，スタッフはそのつど内容を確認しなくてはなりません．

E. 医療安全に関する施設内報告制度（インシデント報告制度）の整備

　　医療安全を推進するには，施設内にどのようなリスクがあるかを知ることがスタートになります．多くの医療機関で，施設内報告システムが構築されており，スタッフであれば誰でも気がついたことを医療安全管理部門に報告することができるようになっています．

　　報告システムには，日常ヒヤリとしたり，ハッとしたニアミス事例を報告するヒヤリ・ハット報告システムや，重大事故などを報告する緊急報告システムなどがあります．『WHO患者安全カリキュラムガイド多職種版（2011）』ではこれらを「インシデント報告制度」として紹介しています．

　　もし，業務によって患者に有害なことが起きた，あるいは起こるかもしれない，といったインシデントが報告されたなら，施設内や施設間で急ぎ治療連携を行い，患者に対してベストの治療を行う必要があります．また，インシデント報告で明らかとなった業務プロセスの問題点を拾い上げ，多くの部署にフィードバックし，再発防止につなげる必要があります．

　　スタッフ1人だけでは限界がありますが，多くのスタッフがモニターとなって，たくさんの情報を集め，分析することで患者を組織的に守っていくのがインシデント報告の強みです．インシデント報告制度を活性化すれば，患者にとってもスタッフにとってもよい状況が生まれてきます．

　　報告は患者安全のための重要な業務であり，医療機関で働く人の責務といえます．ス

タッフは職種に限らず，積極的な報告を心がけ，習慣とする必要があります．

> **コラム**
>
> ### わかりやすいインシデント報告を書こう！
>
> 　起こった出来事を，ひたすら日記のように書いたインシデント報告に出くわすことがあるが，それを読むほうは状況の把握に時間がかかり，苦労する．一方で，読みやすいインシデント報告には，「本来すべきだったこと」と「実際に起こったこと」がわかりやすく記載されている．
>
> 　たとえば，与薬の間違いを報告するときに，
> 「朝，検温し，朝食の準備をしていた．その前にダブルチェックをし，与薬をした．その後シーツ交換をし，昼食の準備をしているとき，10時に内服の指示が出ていることに気づいた」
> ではなく，
> 「本来10時に与薬する指示だったが，朝食前の8時に与薬してしまった」
> と書かれていれば，理解しやすく，「では，それはなぜ？」という原因分析にもつなげやすい．長いレポートがよいレポートではない．短く，確実に要点を伝える練習をしよう．また，このように出来事を整理して文章にし，繰り返し報告することで，その人の仕事のスキルが向上することも知られている．

F. 重大事故発生時の組織的対応

　重大事故発生時には，患者の生命および健康を最優先に考え，組織全体で行動することが原則となります．そのため，多くの医療機関では，重大事故発生時の，緊急連絡体制や患者への説明のあり方などについて指針を作成しています．また，事例によっては，警察や第三者調査機関，保健所や行政機関など，公的機関への連絡が必要になることもあります．

1● 治療連携と患者への説明

　重大な医療事故が発生した場合には，患者の被害を最小とするための治療連携が必要になります．また，把握できた事実を過不足なく患者側に伝える必要があります（オープンディスクロージャー）．わかっていない点はわかっていないと伝え，わかり次第説明すること，院内の医療安全管理部門にも報告していることなどを伝えます．隠したり，ごまかすような言動は厳に慎まなくてはなりません．

　治療連携やオープンディスクロージャーにあたっては，医療安全部門と現場のスタッフが十分連携しながら進めることが重要です．以下では死亡事案を例に解説します．

2● 医療事故死かどうかの判断

　患者が死亡した場合，その死亡が法律上の「医療事故死」に該当するかどうか，緊急で判断を行います．法律上の「医療事故死」とは，その死が医療に起因したか（医療起因性），②その死が予期できるものか（予期性）によって判断され，その決定は施設長が行います．

　医療事故死，あるいはその可能性が否定できないならば，医療機関は外部の専門家に支援を求めながら，医療事故調査（p.116参照）を行うことになります．中立的な立場の専門

表Ⅲ-7-3　外部事故調査委員会の構成メンバー例

①医学の専門知識を有する人（ほかの医療機関の医師，看護師，医療関係職種，特定分野の専門家や地域医療機関の代表者）
②医療安全の専門家
③医療分野以外の安全対策・ヒューマンファクターについての専門家・研究者
④法律や倫理の専門家・研究者
⑤そのほか，必要と認める者

家による客観的な事故調査は，組織の透明性を確保するうえで有用です（**表Ⅲ-7-3**）.

3 ● 事故調査報告書の作成と患者・職員への説明

　事故を調査・分析した結果は報告書としてまとめられます．調査報告書には事実経緯，死因，発生原因，検証結果，再発防止策などが盛り込まれます．報告書の作成には一定の期間が必要ですが，できるだけすみやかに患者や家族に説明することが求められます．

　事故調査結果の説明は，原則として医療機関が行います．標準から逸脱した医療行為が行われた事実が明らかとなれば，医療機関側が遺族側に謝罪をし，賠償の責任が生じることもあります．一方，やむをえない経過であったことがわかれば，そのことを丁寧に説明します．

　また，報告書に記載された改善勧告や再発防止策などは，全部署の職員へ伝達されます．もし自分たちの業務に不十分な点があるのであれば，ただちにそれを改善し，同じことが二度と起こらないように，体制を強化する必要があります．

4 ● 事故当事者への対応

　医療事故の多くは個人の悪質な行為によるものではなく，組織内の業務フローの欠陥により結果として発生してしまうものです．しかし，事故の当事者らは，多くの場合，自責の念や自信喪失，不安，恐怖などさまざまな思いで混乱してしまいます．これらの感情は，業務への集中を低下させ，第2，第3の事故を招くリスクを高めてしまう可能性があります．

　したがって，管理者は事故の当事者らに配慮し，場合によってはしばらくの間，現場から離す配置をするといった対応も必要になります．その後も事故の当事者らが職場内で孤立しないよう注意を払う必要があります．

　また，当該部門は，医療事故への対応と日常業務が重なり，ストレスが増すことになります．過重業務により，さらなる医療事故を招くことにならないよう他部署から人員を補充したり，業務量を調整するなど，組織的な支援を行う必要があります．

G.　職員の教育・研修体制の整備

　医療機関では全スタッフを対象に，年2回程度の医療安全に関する研修会を開催することが義務づけられています．研修会は医療安全に関する方針を全職員で再確認するとともに，標準化された対策を共有し，施設における安全文化をさらに醸成するために実施され

るものです．スタッフは必ず医療安全の研修会を受講する必要があり，出席状況は厳格に管理されます．

　また，急性期の医療機関などでは，全員が同じ時間帯に研修に参加することがむずかしいため，ビデオ上映会，e-ラーニング，Web システム等による自己学習の機会などを提供する施設も増えてきました．

H.　適切な労働環境と労務管理

　職員の安全と健康に配慮した労働環境や労働条件を整えることは，結果的には患者の安全につながります．たとえば，安全性の高い医療材料や医療機器を活用し，医療事故を防止する環境を整えることは重要です．

　また，夜勤・交代制勤務や長時間労働による睡眠リズムの乱れや疲労状態が，注意力，判断力，作業効率の低下をもたらすといった知見が蓄積されています[2]．

　労働環境と医療安全が密接な関係にあることについて十分に理解し，組織をあげた適切な労務管理と労働環境づくりが望まれます．

コラム

夜勤交代制勤務における医療安全上の課題

　サーカディアンリズムに反して夜間に働くことは，それだけで医療事故などを起こすリスクが高まる．睡眠パターンの変調や十分な休息が取れない状態が長期間続けば，疲労が蓄積し注意力や判断力が低下し，リスクはさらに高まる．このようなリスクを低減し，患者および看護職自身の安全を守れる環境を構築することが必要である．

［日本看護協会：看護職の夜勤・交代制勤務に関するガイドライン，17頁，2012より引用］

学習課題

1．病院の理念のなかに，医療安全について触れられている例を探してみましょう
2．医療安全管理者とは何をする人か，説明してみましょう
3．重大事故発生時の指針を調べ，どのような対応をすべきか話し合ってみましょう

■引用文献■
1）厚生労働省：医療法改正の概要（平成18年6月交付，平成19年4月施行），2006
〔http://www.mhlw.go.jp/shingi/2007/11/dl/s1105-2b.pdf〕（最終確認：2014年10月1日）
2）白鳥さつき：看護業務上の危険と防止策．看護の総合と実践（2）医療安全（松下由美子，杉山良子，小林美雪編），207-208頁，メディカ出版，2013

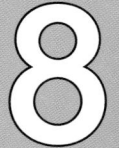

地域における医療安全への取り組み

この節で学ぶこと

1．病診連携のプロセスを理解する
2．患者情報の共有のしかたを理解する

A．病院と診療所の連携と患者の診療情報の共有

これまで1つの医療機関で救急医療からリハビリテーション，療養などすべてを担っていた病院完結型医療から，地域の医療機関がもつ機能をお互いに生かしながら，地域全体で患者の治療から療養までを行ういわゆる地域完結型医療へと進んできました．また，地域をとりまく医療体制も地域包括ケアを中心に在宅医療・介護サービスの充実へと進んでいます．

患者の診療情報を地域の医療機関をはじめ，在宅・介護施設の多職種間で共有し合うことは，継続医療を行ううえで重要となります．一方，情報通信技術（information and communication technology：ICT）による連携機能の多様化（地域連携パスなど）が進むことで扱う情報量が増え，運用方法も複雑になるため，伝達ミスやチェック漏れといったリスクも伴います．

最終的に診療情報を扱うのは人であり，患者の診療情報をどのように扱うかが医療の安全性を高めるうえで重要になってきます．

ここでは，病院と診療所（かかりつけ医）の連携モデルの事例を提示します．なお，病診連携の機能・役割については，**図Ⅲ-8-1**を参照してください．

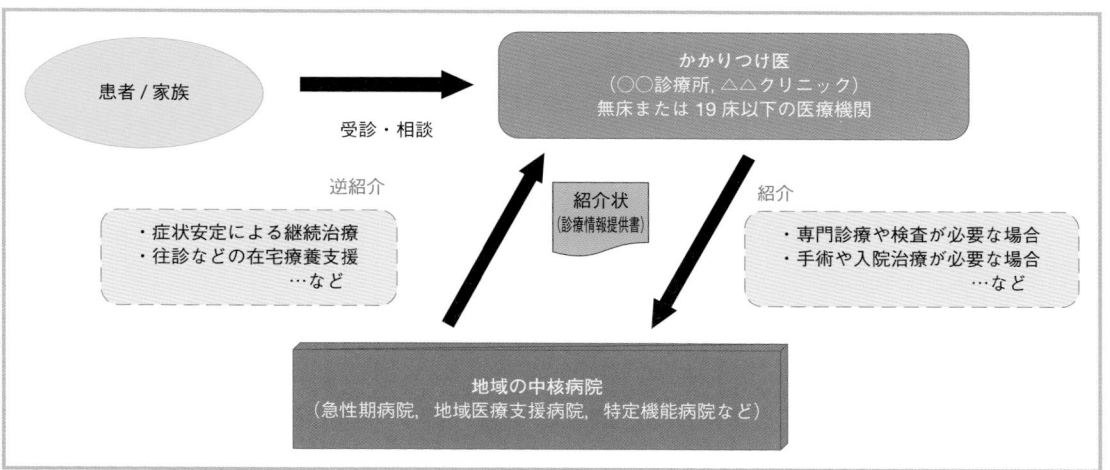

図Ⅲ-8-1　病診連携の概念図
・かかりつけ医（診療所）：日ごろ，患者本人や家族の病状にあった初期診療（プライマリ・ケア）や在宅療養などの医療相談，家族ぐるみの健康管理を行う．また，入院治療や精密検査などが必要となった場合に適切な病院を紹介する．
・急性期病院：一般病院で急性期の積極的な治療を行う病院．
・地域医療支援病院：地域の医療機関を支援するにふさわしい構造・設備や救急医療，地域の医療従事者研修など行う病院．
・特定機能病院：高度な医療を提供．高度な医療に関する研究，開発，評価および研修を行う病院（主に大学病院）．

事例⑩　造影剤アレルギー反応の発生

　S氏は，1ヵ月前から右膝痛が出現した．あぐらやしゃがみ込みなど深屈曲できない状態となったため，かかりつけ医を受診した．X線検査で右膝軟骨の腫瘤が疑われ，さらに詳しい検査のため，S氏が1年前に受診したことのあるA病院を紹介された．A病院の整形外科ではMRI造影検査が施行された．S氏はMRI造影検査のあと，全身に発疹を伴うアレルギー症状が出現した．すぐに処置され，症状は軽快した．

　その後，手術によって腫瘤は摘出された．術後はリハビリテーション訓練を行うため，A病院から紹介元のかかりつけ医に逆紹介された．

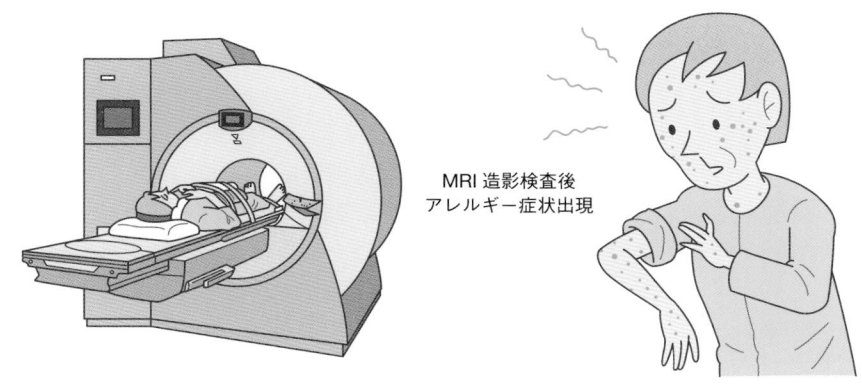

MRI造影検査後
アレルギー症状出現

▶ **事例の背景**

　S氏のかかりつけ医からの紹介状には，「アレルギー（＋）」と備考欄に記載がされていた．S氏は1年前にA病院の脳神経外科でMRI造影検査を行ったことがあり，そのときも軽度のかゆみを伴うアレルギーが出現していた．しかし，電子カルテのアレルギー既往歴情報には記載がされていなかった．看護記録には検査後のアレルギー症状の記載はあったものの，整形外科での受診は初めてで，アレルギー既往歴情報に記載がなかったことと，S氏からの口頭による確認が得られたため「アレルギーなし」と判断され，S氏にMRI造影検査が行われてしまった．

　ちなみにA病院では患者にアレルギーがある場合，電子カルテのアレルギー既往歴欄に記載することがルール化されていたが，「誰が」「いつ（どのタイミング）」「どのような内容を」「どのような確認方法で」記載するのかがあいまいになっており，気づいた担当者がそのつど書き込んでいた．

B. 病院間での患者情報のつなぎ方

　事例のような事故を防ぐためには他人任せにせず，それぞれの役割のなかで専門職としての判断と責任を明確にしておくことが大切です．

　ここで押さえておきたいのは，情報とは単に「伝える」「受け取る」ということだけでなく，"常に正しい判断ができるように"という言葉が前提にあることを主眼において考えてみましょう．

　まずは造影剤を使用した検査では，患者のアレルギー情報がなぜ必要かを理解したうえで，いくつかの具体的対策を以下に示します．

①紹介状フォームの工夫として，病院間で患者を紹介し合うために重要な情報は備考欄ではなく，気づきやすい箇所にアレルギーの専用枠を設けて標準化することで確認時の精度が高まる．
②電子カルテのアレルギー既往歴欄にある情報だけを鵜呑みにせず，人による目視チェックや問診と患者の同意，アレルギー既往歴の有効期間などのルールを明確化しておく．
③運用マニュアルは単に業務を進めるだけの記載では不十分である．不確実（曖昧）な情報があれば，止めてフィードバックするといった，やらない手順を具体的に明記しておくことが重要である．
④運用手順もつくって終わりではなく，医療環境の変化に伴って連携方法（疾患別地域連携パスなど）を常に最新化していかなければならない．地域全体として患者情報が途切れないように，この手順を行う目的を担当者間で共有しながら，相互理解につながるコミュニケーションの場づくりが質の向上につながることになる．
⑤問題解決のプロセスを踏む過程で欠かせないのは「真の原因」を突き止めることである．真の原因にたどり着くまでに「なぜなぜ」を繰り返すようにする（5 whys）．

　参考までに厚生労働省の「医療情報システムの安全管理に関するガイドライン第5.2版本編」（令和4年3月）の目次「5. 情報の相互運用性と標準化について」には，地域連携等における医療機関等間の情報の共有，蓄積，解析，再構築，返信，再伝達等といった場面においても，相互運用性の考え方は重要である[1]と示されています．

学習課題

1. 診療所と地域の中核病院との連携方法について確認し合ってみましょう．また，病診連携以外に地域全体ではどんな連携がされているか調べてみましょう
2. 多職種・多機関で連携するときに，どうすれば確認ミスや伝達もれといったリスクを回避できるか話し合ってみましょう

▌引用文献▌

1) 　厚生労働省：「医療情報システムの安全管理に関するガイドライン第5.2版 本編」（令和4年3月）〔https://www.mhlw.go.jp/content/10808000/000936160.pdf〕（最終確認：2022年10月22日）

コラム

「後工程はお客さま」の精神

　皆さんは他人との共同作業で「ここまでやってほしかった」「ひとこと伝えてほしかった」と思った経験はないだろうか．

　筆者が地域医療連携室に所属していた当時，今でも心の支えになっている忘れられないことがある．それは，病棟の看護師や医療ソーシャルワーカーと一緒に連携しながら患者の望む転院ができたあと，家族からサンキューレターをもらったことである．今でも仕事で行き詰まったときには，そのサンキューレターを眺めて元気をもらっている．

　いつも悲しい医療事故の話をきくたびに考えさせられることが多い．医療の現場では，さまざまな状況で多職種が共助して対処しなければならない．どんな状況でも次の担当者が安全に，安心できる環境づくりと自身の工程に責任をもつという意味が，「後工程はお客様」の言葉に込められている．

　「後工程」とは，仕事を進めていくなかで，自ら行った業務を次の担当者に引き継いでいく過程のことである．また，「お客様」を“患者”や“家族”に置き換えるとイメージしやすくなると思う．

　皆さんも，ひとたび社会に出れば組織の一員として，さまざまな場面に対応していかなければならなくなる．そのとき，この言葉の意味を思い出してほしいと筆者は願っている．

　自ら率先して確認することは大切だが，それ以上に次の担当者が困らないように対応することはもっと大切である．1人ひとりが相手の立場に立って“思いやり”と“気づき”をもって“行動”することで，患者や家族，病院にかかわる方々の“笑顔”につながっていくのではないだろうか．

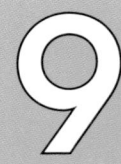

9 全国的な医療安全への取り組み

この節で学ぶこと

1. 医療事故やヒヤリ・ハット事例の全国的な報告制度の意義を理解する
2. 医療事故情報収集等事業，医療事故調査制度の仕組みや特徴を理解する

A. 医療安全の政策に関する経緯・背景

　日本においては，1999年に重大な医療事故が続けて発生したことをきっかけとして，医療安全の全国的な取り組みが始まりました（**表Ⅲ-9-1**）．2002年に医療安全推進総合対策が策定され，その後，医療法施行規則の改正により医療機関には医療安全管理体制が求められ，医療安全に関する指針の策定，医療安全管理のための委員会の開催，職員研修の実施，院内の事故報告等が行われるようになりました．さらに，全国的な報告制度によって医療事故の防止につなげる仕組みとして，2004年から医療事故情報収集等事業，2015年から医療事故調査制度が始まっています．

B. 医療事故情報収集等事業

1● 医療事故情報収集等事業とは

　医療事故情報収集等事業は，医療事故の発生予防・再発防止を目的として，医療の安全や質の向上のための第三者機関である公益財団法人日本医療機能評価機構が運営しています（**図Ⅲ-9-1**）[1]．医療機関から報告された医療事故情報やヒヤリ・ハット事例を分析して提供することにより，広く医療機関が医療安全対策に有用な情報を共有するとともに，国民に対して情報を公開することを通じて，医療安全対策の一層の推進を図っています．

　本事業は，医療事故の発生予防・再発防止のための事業であるため，報告された情報は匿名化して取り扱っています．報告しやすい環境で多くの事例を収集し，分析して，さまざまな情報を提供しています．

2● 事業の意義

　本事業には多くの医療機関から医療事故情報やヒヤリ・ハット事例の報告があるため，それぞれの施設では経験したことのない事例や，数年に一度しか起こらない事例であっても，共有することができます．他施設で発生した事例を知ることにより，自施設で同じような医療事故が発生することがないよう，あらかじめ防止対策を講じることが可能になります．

表Ⅲ-9-1　医療安全に関連した経緯

年月		主な出来事
1999	1月	肺手術と心臓手術の患者を取り違えて手術
	2月	ヘパリン加生理食塩水と誤って消毒液を静脈内に投与し，患者が死亡
2000	2月	人工呼吸器の加湿器に蒸留水と誤ってエタノールを注入し，長時間にわたるエタノール吸入により患者が死亡
	4月	内服薬を誤って静脈内に投与し，患者が死亡
2001	10月	医療安全対策ネットワーク整備事業（ヒヤリ・ハット事例収集等事業）の開始
2002	4月	医療安全推進総合対策策定（医療安全対策検討会議）
	10月	病院及び有床診療所における安全管理体制確保（医療法施行規則改正）
2003	4月	特定機能病院及び臨床研修病院における安全管理体制の強化（医療法施行規則改正）
2004	4月	ヒヤリ・ハット事例収集の全国展開等
	10月	医療事故情報収集等事業の開始
2005	9月	診療行為に関連した死亡の調査分析モデル事業の開始
2007	4月	無床診療所及び助産所における安全管理体制の確保（医療法施行規則改正）
2009	1月	産科医療補償制度の運用開始
2015	10月	医療事故調査制度施行

〔厚生労働省：「主な医療安全関連の経緯」〔https//www.mhlw.go.jp/stf/seisakunitsuite/bunya/kenkou_iryou/iryou/i-anzen/keii/index.html〕（最終確認：2022 年 11 月 27 日）を参考に作成〕

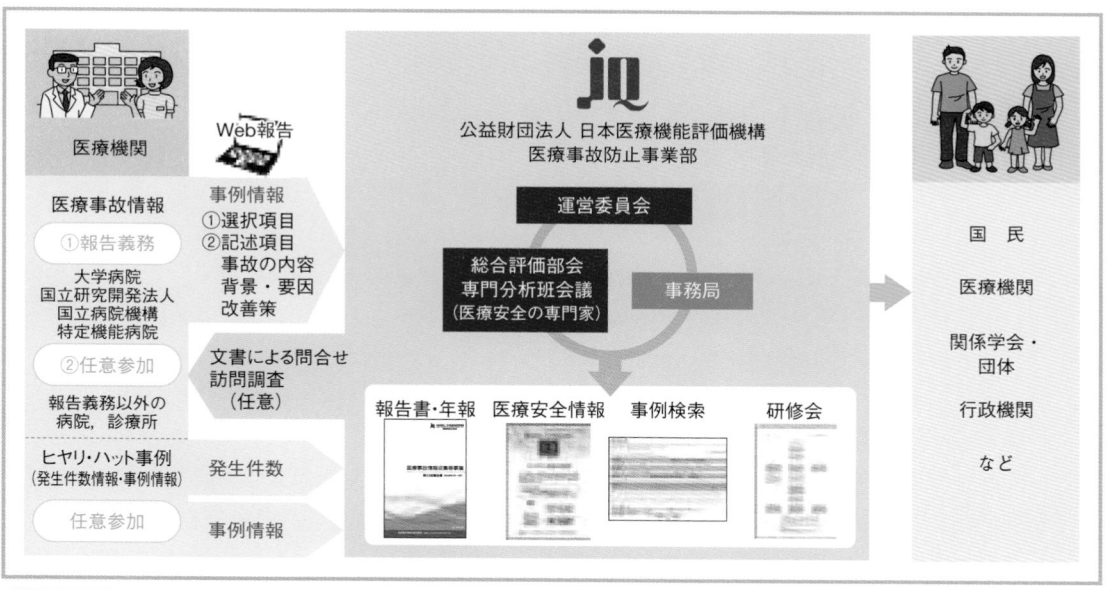

図Ⅲ-9-1　医療事故情報収集等事業の概要
〔日本医療機能評価機構：医療事故情報収集等事業　事業の内容と参加方法〔https://www.med-safe.jp/pdf/business_pamphlet.pdf〕（最終確認：2022 年 11 月 27 日）より引用〕

　また，本事業ホームページでは報告された事例を公表しており，自施設で起きた医療事故の類似事例を検索して，他施設ではどのような改善策を立てているか参考にすることができます.

表Ⅲ-9-2　医療事故情報収集・分析・提供事業の参加医療機関

報告義務対象医療機関

医療法施行規則*で，本事業への医療事故の報告を義務付けられた医療機関
　①国立研究開発法人及び国立ハンセン病療養所
　②独立行政法人国立病院機構の開設する病院
　③学校教育法に基づく大学の附属施設である病院（病院分院を除く）
　④特定機能病院

参加登録申請医療機関（任意参加）

報告義務対象医療機関以外の医療機関（病院や診療所，歯科診療所）

*平成16年9月21日付　医療法施行規則の一部を改正する省令（厚生労働省令第133号）．

表Ⅲ-9-3　医療事故情報として報告する事例の範囲*

(1) 誤った医療又は管理を行ったことが明らかであり，その行った医療又は管理に起因して，患者が死亡し，若しくは患者に心身の障害が残った事例又は予期しなかった，若しくは予期していたものを上回る処置その他の治療を要した事例．
(2) 誤った医療又は管理を行ったことは明らかでないが，行った医療又は管理に起因して，患者が死亡し，若しくは患者に心身の障害が残った事例又は予期しなかった，若しくは予期していたものを上回る処置その他の治療を要した事例（行った医療又は管理に起因すると疑われるものを含み，当該事例の発生を予期しなかったものに限る）．
(3) (1)及び(2)に掲げるもののほか，医療機関内における事故の発生の予防及び再発の防止に資する事例．

*医療法施行規則第9条の20の2第1項第14号において規定されているもの．

3 ● 事業に参加している医療機関

　医療事故情報収集等事業は，①医療事故情報収集・分析・提供事業と，②ヒヤリ・ハット事例収集・分析・提供事業で構成されています．医療事故情報収集・分析・提供事業には，医療法施行規則に基づき医療事故の報告が義務づけられている医療機関と，任意で参加している医療機関があります（表Ⅲ-9-2）．ヒヤリ・ハット事例収集・分析・提供事業はすべて任意参加で，発生件数情報のみ報告する方法と，発生件数情報と事例情報を報告する方法があります．

4 ● 医療事故情報として報告する事例の範囲

　医療事故情報として報告する事例の範囲には，過誤の有無や患者への影響の大きさにはかかわらず，医療事故の発生予防・再発防止に役立つ事例が含まれています（表Ⅲ-9-3）．たとえば，誤って別の患者に輸血を実施しそうになったものの，直前に気づいて投与には至らなかった事例は，患者への影響はなかったものの医療安全のために参考になる事例ですので，医療事故情報として報告することができます．

　また，同じパターンの事例でも，患者の状態やその後の対応によって影響の大きさが異なる場合がありますが，類似した事例を多数収集して分析することにより，さまざまな要因や改善策などの情報を共有することができます．

5 ● 提供している情報

a. 報告書・年報

本事業では, 報告書 (4 回/年) や年報を作成し, 公表しています. 報告書には, 対象期間に報告された事例の集計報告や,「分析テーマ」や「再発・類似事例の分析」などが掲載されています.

報告書の「分析テーマ」では, 医療事故情報とヒヤリ・ハット事例を総合的に検討する分析や, 報告書の分析対象期間に報告された医療事故情報の中からテーマを設定し, 過去の報告事例と併せて行う分析を行っています. 本事業には, 薬剤, 輸血, 治療・処置, 医療機器等, ドレーン・チューブ, 検査, 療養上の世話などに関連したさまざまな事例が報告されており, 多岐にわたるテーマを取り上げています. また,「分析テーマ」や「医療安全情報」で情報提供を行った後にも, 同じような事例の報告はすぐにゼロになるわけではなく, 継続的に報告される事例があることから,「再発・類似事例の分析」で取り上げて繰り返し注意喚起を行っています.

b. 医療安全情報

報告書で取り上げた内容をもとに, 特に共有が必要な情報を「医療安全情報」として毎月 1 回提供しています (**図Ⅲ-9-2**). 医療安全情報は, 忙しい医療従事者が手軽に活用できるように内容を簡潔にまとめ, イラストや表を載せて, わかりやすい情報として作成しています. 医療安全情報は, 本事業に参加している医療機関や FAX 配信を希望した病院に送付するとともにホームページに掲載しています.

c. 事例検索

2010 年以降に報告されたすべての医療事故情報と一部のヒヤリ・ハット事例は, 本事業

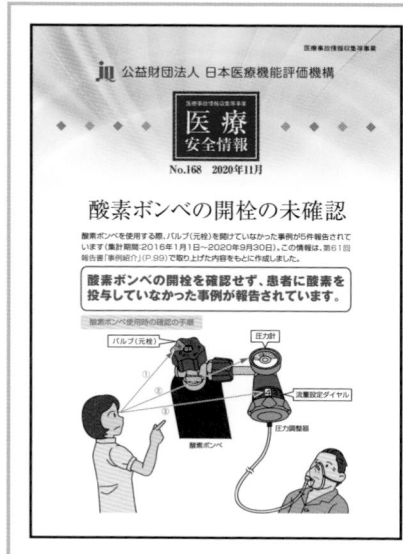
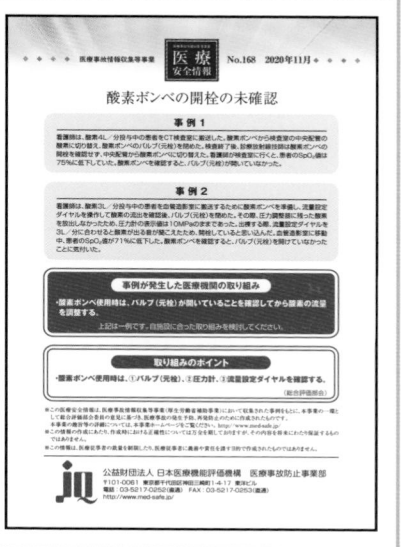

図Ⅲ-9-2　医療安全情報の例 (「酸素ボンベの開栓の未確認」の事例)
［日本医療機能評価機構：医療安全情報 No. 168, 2020〔https://www.med-safe.jp/pdf/med-safe_168.pdf〕(最終確認：2022 年 11 月 27 日) より引用］

のホームページの「事例検索」で公表されています．「事例検索」では，関連診療科や発生場所，当事者職種などの項目やキーワード入力で事例を検索し，ダウンロードすることができます．

　公表された事例は，医療機関において事例発生時の参考資料や委員会等の資料，マニュアル作成時の資料などに活用されています．また，教育・研究の分野や，医薬品・医療機器の製造販売企業，行政機関や関係団体などにも活用されています．

C.　医療事故調査制度

1 ● 医療事故調査制度とは

　医療事故調査制度は，2014 年 6 月の医療法改正で制定され，2015 年 10 月に開始されました．本制度は，医療事故の再発防止により医療の安全を確保することを目的としており，病院，診療所または助産所における予期せぬ死亡事例が対象です．過失の有無にかかわらず，以下の二点に該当すると本制度の対象となります．

①医療に起因する，または起因する可能性がある死亡や死産
②予期しない死亡や死産

　本制度は，医療事故が発生した医療機関で原因を明らかにするため院内調査を行い，その調査報告を第三者機関である一般社団法人日本医療安全調査機構（医療事故調査・支援センター）が収集・分析することで，再発防止につなげるための仕組みです[2]．

2 ● 医療事故調査制度における調査の流れ

　医療機関は，本制度の対象となる医療事故が発生した場合，まず初期対応を行います．事故調査を行うにあたり発生直後の状態を保存する必要があるため，患者の体内に挿入されているカテーテル類は抜去せず，関連が疑われる薬剤等は保管しておきます[3]．そして遺族に説明を行い，医療事故調査・支援センターに報告します（図Ⅲ-9-3）．遺族の同意を得たうえで病理解剖や死亡時画像診断（Autopsy imaging：Ai）を行うことも死因究明のために重要です．

　その後，医療機関は速やかに院内事故調査を行います．院内事故調査には中立性，透明性，公正性が求められることから，外部の医療の専門家の支援を受けながら調査を行います．院内事故調査の終了後，調査結果を遺族に説明し，医療事故調査・支援センターに報告します．

　また，医療機関が医療事故調査・支援センターに報告した事案について，遺族または医療機関が医療事故調査・支援センターに調査を依頼したときは，医療事故調査・支援センターが調査を行うことができます．調査終了後，医療事故調査・支援センターは，調査結果を医療機関と遺族に報告します．

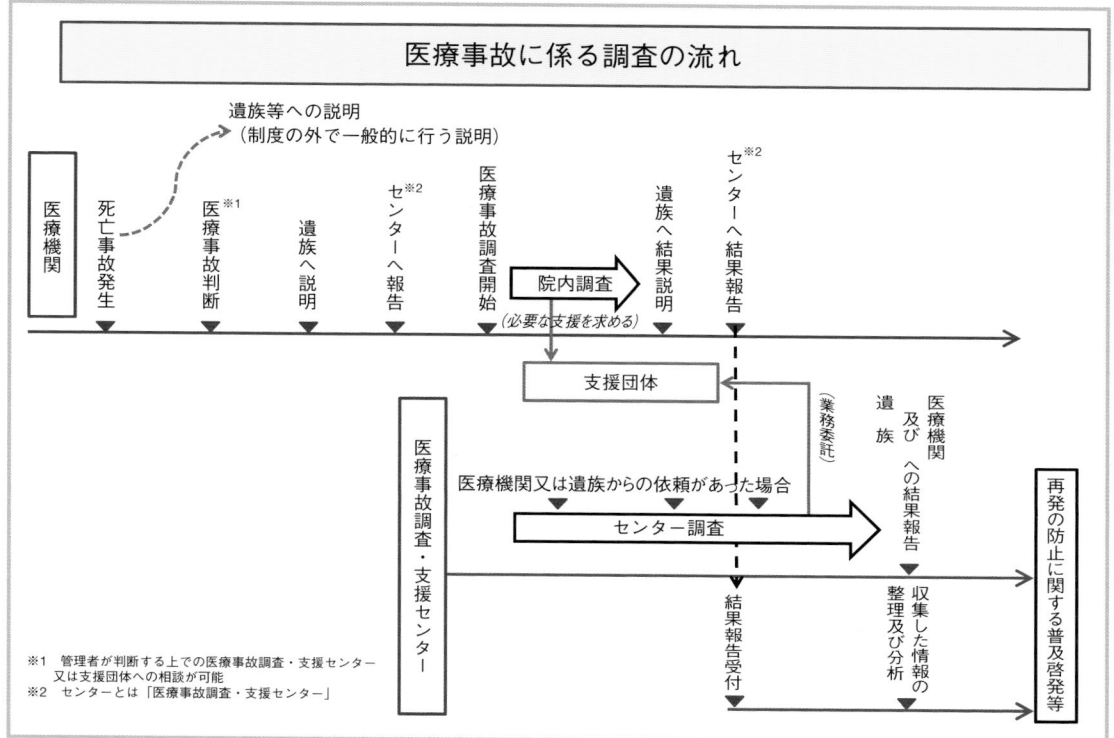

図Ⅲ-9-3　医療事故調査制度における調査の流れ

［厚生労働省：医療事故調査制度について（概要図）〔https://www.mhlw.go.jp/content/10800000/000890259.pdf〕（最終確認：2022年11月27日）より引用］

3 ● 再発防止に向けた提言

医療事故調査・支援センターでは，医療機関から報告された院内調査結果を分析し，再発防止策の普及啓発を行っています（**表Ⅲ-9-4**）．

表Ⅲ-9-4 医療事故の再発防止に向けた提言の例

提言書	タイトル	公表年月
第1号	中心静脈穿刺合併症に係る死亡の分析―第1報―	2017年3月
第2号	急性肺血栓塞栓症に係る死亡事例の分析	2017年8月
第3号	注射剤によるアナフィラキシーに係る死亡事例の分析	2018年1月
第4号	気管切開術後早期の気管切開チューブ逸脱・迷入に係る死亡事例の分析	2018年6月
第5号	腹腔鏡下胆嚢摘出術に係る死亡事例の分析	2018年9月
第6号	栄養剤投与目的に行われた胃管挿入に係る死亡事例の分析	2018年9月
第7号	一般・療養病棟における非侵襲的陽圧換気（NPPV）及び気管切開下陽圧換気（TPPV）に係る死亡事例の分析	2019年2月
第8号	救急医療における画像診断に係る死亡事例の分析	2019年4月
第9号	入院中に発生した転倒・転落による頭部外傷に係る死亡事例の分析	2019年6月/2020年2月更新
第10号	大腸内視鏡検査等の前処置に係る死亡事例の分析	2020年3月
第11号	肝生検に係る死亡事例の分析	2020年3月
第12号	胸腔穿刺に係る死亡事例の分析	2020年11月
第13号	胃瘻造設・カテーテル交換に係る死亡事例の分析	2021年3月
第14号	カテーテルアブレーションに係る死亡事例の分析	2021年7月
第15号	薬剤の誤投与に係る死亡事例の分析	2022年1月
第16号	頸部手術に起因した気道閉塞に係る死亡事例の分析	2022年3月
第17号	中心静脈カテーテル挿入・抜去に係る死亡事例の分析―第2報（改訂版）―	2023年3月
第18号	股関節手術を契機とした出血に係る死亡事例の分析	2023年9月

学習課題

1．院内の報告制度と全国的な報告制度の共通点や違いについて考えてみましょう
2．全国的な報告制度から提供される情報をどのように活用したらよいか話し合ってみましょう

■引用文献■
1）日本医療機能評価機構：医療事故情報収集等事業ホームページ〔https://www.med-safe.jp/〕（最終確認：2022年11月27日）
2）一般社団法人日本医療安全調査機構（医療事故調査・支援センター）：ホームページ，〔https://www.medsafe.or.jp/〕（最終確認：2022年11月27日）
3）日本医師会：研修ワークブック 院内調査のすすめ方 2020年度研修資料〔https://www.med.or.jp/dl-med/doctor/anzen_siin/2020workbook.pdf〕（最終確認：2022年11月27日）

第IV章

事例から学ぶ医療安全

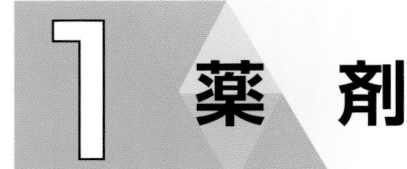 薬　剤

　　薬剤は，処方，調剤，与薬といった一連のプロセスのなかで使用されます．医師が処方し，主に薬剤師が調剤などを行いますが，薬剤に関する安全が守られるよう，看護師は与薬について重要な役割を担っています．

　　この節では，PTP包装シートの誤飲，インスリン製剤に関するインシデント，口頭指示による薬剤量間違い，持参薬の不十分な確認，注射剤の血管外漏出についての事例を取り上げ，薬剤に関する医療安全を学びます．

A．PTP包装シートに関連する事例

この項で学ぶこと

1．PTP包装シートの構造を理解する
2．PTP包装シートによる事故のメカニズムを理解する

事例⓫　PTP包装シートの誤飲①

　　患者の内服薬は担当看護師が管理している．担当看護師は，昼食後の計4錠の内服薬を患者に渡した．その後，患者が内服できたか確認するため訪室すると，空のPTP包装シートが3錠分しかないことに気がついた．1錠足りない理由をたずねると，「飲みました．カラも飲んでしまったかもしれません」と患者はいった．担当看護師は，患者のいう「カラ」というのは，PTP包装シートの細かなアルミ部分のことだろうと思った．ごく小さなものを飲んだだけで問題はないと思い，とくに誰にも報告しなかった．

　　その後しばらく患者の状態に変化はなかったが，夕方，別の看護師が訪室した際，患者は看護師に喉の痛みを訴えた．再び確認すると，「まるごと飲みました」と患者にいわれ，そこで初めて，患者が内服薬のPTP包装シートをすべて誤飲したことに気がついた．患者の説明では，薬をシートから出して飲んでいるとき，シートから出す前の薬を1錠だけ落としてしまい，拾ってそのまま飲んだ，とのことだった．

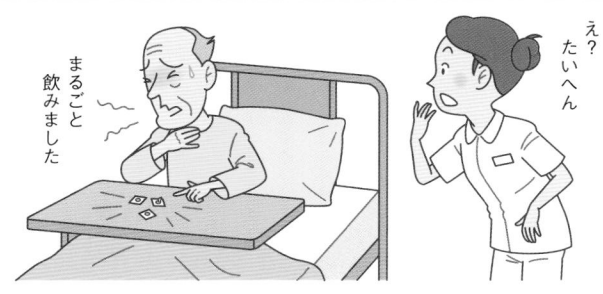

▶ **事例の背景**

　担当看護師が，内服薬を管理している患者に対して，1錠ずつに切った状態のPTP包装シートを患者に配薬し，薬剤ごと置いていた．日ごろから，自分で内服できる患者には，1回ずつ配薬しそのまま渡していた．内服後に看護師が確認した際，空のシートの数が不足していると気づいたが，それが「PTP包装シートの誤飲」であると判断できなかった．また，担当看護師がそのことを誰にも報告しなかったことにより対応が遅れた．

　PTP包装シートは本来，誤飲を予防するため1錠ずつにならないようつくられているが，そのことを知らない看護師がいた．そのため看護師が配薬しやすいようにハサミで1錠ずつに切ってしまっていた．1錠ずつ切り離したPTP包装シートは誤飲の危険性があるということを患者に伝えていなかった．

> **事例 ⑫** PTP包装シートの誤飲②
>
> 　「薬のカラを飲み込んでしまい，喉に引っかかっている感じがする」と患者が訴えている．そこで患者に開口してもらい看護師が確認したが，空のシートはみつからなかった．看護師は主治医に報告した．患者は，「薬をカラから薬杯へ出したつもりだったが，カラが薬杯に入ったとわからなかった．薬杯に入った薬を全部，口に含み，一気に飲んだ」という．
>
> 　服用後の薬剤のシートをすべて確認したところ，消化性潰瘍治療薬のPTP包装シートがみあたらないため，それを誤飲したと考えられた．
>
> 　主治医が診察し，患者と相談した結果，予定されている治療の終了後もシートが引っかかっている様子であれば，耳鼻咽喉科を受診する予定となった．治療が終了し病棟へ帰室した際，患者は喉の違和感を訴えたが，増強はしていない．
>
> 　患者は耳鼻咽喉科を受診し，X線とCT撮影が施行された．その結果，耳鼻咽喉科医師からは異物なしと主治医へ連絡が入り，食事が許可された．
>
> 　その後，耳鼻咽喉科より「CT読影で異物の所見がある」との連絡があり，緊急で全身麻酔下で食道異物摘出術が施行された．摘出されたのは消化性潰瘍治療薬のPTP包装シートだった．患者は数日間の絶飲食，経管栄養となった．

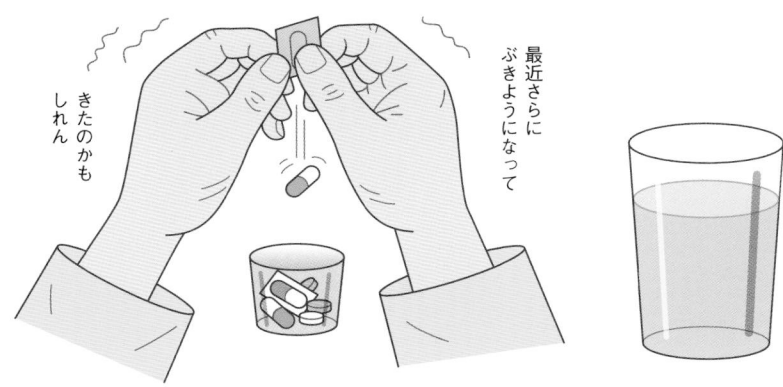

▶ 事例の背景

　もともと患者は自己管理で薬剤を内服しており，自力でPTP包装シートのまま内服薬を薬杯に準備した．患者は手の感覚が低下しており，薬杯に薬剤を出す際，PTP包装シートから確実に取り出せたかどうかわからなかった．看護師も患者もPTP包装シートを誤飲する危険性について認識していなかった．

何が起きたのか

　薬剤を内服する際にPTP包装シートごと服用してしまった事例です．PTP（press through package）包装とは，薬剤をプラスチックやアルミなどで貼り合わせて包装したもので，そのシート状になったものをPTP包装シートといいます（**図Ⅳ-1-1**）．PTP包装は，光や湿気を遮断して薬剤の品質を保持します．また，薬剤を清潔なまま取り扱うことができ，錠剤が包装の外からみえるため，管理のしやすさなどから広く普及しています．

　PTP包装されている薬剤を服用する際には，シートの表から薬剤を強く押し出し，シートの裏から出てきた薬剤を取り出します．

　1996年以前のPTP包装は，縦横におのおのミシン目が入っており，1錠ずつ切り離せる構造でしたが，錠剤といっしょにPTP包装を誤飲してしまう事故が多発したため，1996年3月の業界団体の自主申し合わせにより，ミシン目を一方向のみとして，1錠ずつに切り離せないような構造にすること，薬の添付文書への記載，PTP包装裏面への薬の取り出

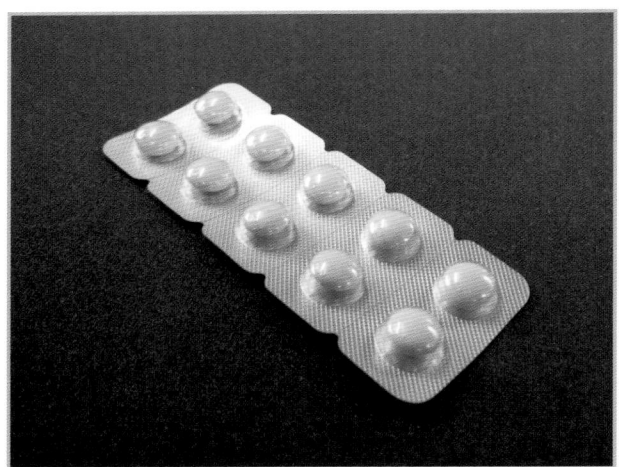

図Ⅳ-1-1　PTP包装シートの例

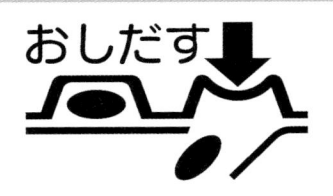

図Ⅳ-1-2　薬の取り出し方画像
（PTP包装裏面）

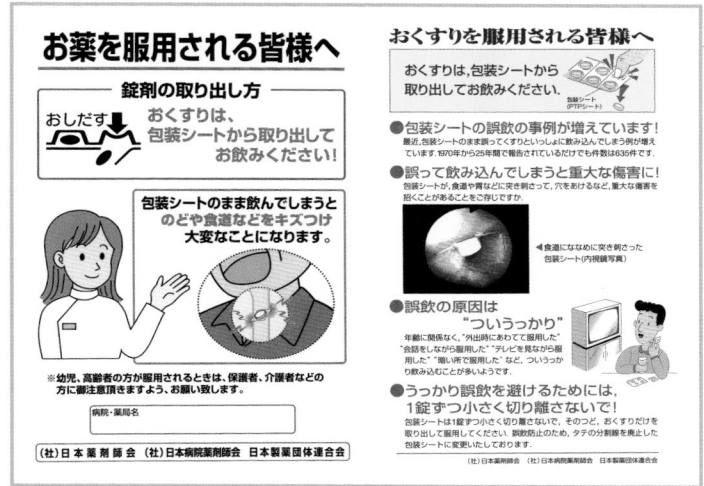

図Ⅳ-1-3　PTP 包装シート誤飲の注意喚起ポスター

［㈳日本薬剤師会，㈳日本病院薬剤師会，日本製薬団体連合会：お薬を服用される
皆様へ．錠剤（PTP 包装医薬品）の誤飲防止ポスターより引用］

し方画像の記載（**図Ⅳ-1-2**），PTP 包装シート誤飲の注意喚起ポスター（**図Ⅳ-1-3**）など，誤飲の注意表示を増やすなどの対策がとられました．

　しかしながらその後も誤飲事故は跡を絶ちません．PTP 包装の成分自体には毒性などはありません．食道を通過してほかの臓器に PTP 包装が引っかからなければ，便といっしょに排出されます．PTP 包装の角が体内を穿孔しない限りは問題になりませんが，穿孔を起こすと危険です．

　そもそも PTP 包装のまま飲み込んだことに気がつかない場合も多く，喉の痛みや腹痛などの症状が出てから医療機関を受診することが多いものです．腸などを突き破り穿孔を起こした場合は腹膜炎などを起こし，重篤な状況になりかねません．

　1 錠単位に切り離した薬剤を PTP 包装のまま飲み込んでしまうと，自力で取り出すことは困難です．直視や X 線写真でも写りにくく，CT 検査が必要になる場合もあります．誤飲した PTP 包装を取り出すためには，内視鏡を用いることになることがほとんどであり，患者の身体的負担も大きくなります．

事例から学ぶこと

　上記のようなことがあるにもかかわらず，PTP 包装を飲み込むことがあるとはあまり知られていません．患者が，PTP 包装シートごと飲み込んでしまうリスクなどがあることを，医療者や患者家族が知ることも重要です．とくに高齢者での事故例が目立つことから，PTP 包装の薬剤を服用する際には，本人だけでなく家族やまわりからの注意喚起も重要です．

　そもそも 1 錠ずつに切り離せない構造になっているにもかかわらず，服用期間を間違えないために，服用時間ごとに分けて管理しているのが実情です．本当に 1 錠ずつに切り分ける必要があるかをまず考えましょう．

　さらに，1 回に服用する薬剤数が多い場合は，1 回分の薬を 1 つの袋に入れる一包化する

などの手段も考慮します．ただし，この際にはPTP包装のままの中途半端な一包化では意味がなく，かえって危険性を高めますので，PTP包装から薬剤を取り出して一包化をする必要があります．

チームでつくる医療安全

　薬剤の一包化などを病棟の現場で行うことは非効率的でもありますし，多重課題のなかでは分配間違いを起こしかねません．薬剤の調剤方法は専門家である薬剤師に相談し，薬局で進めてもらうことが望ましいと思われます．

　ただ薬剤師の業務も多忙を極め，必ずしもすべてがかなうとは限りませんが，服薬をする患者の状況などによっては，やはり一包化を選ばざるをえないこともあります．

　このような場合には，なぜこの患者に確実な一包化が必要なのかを薬剤師にも理解してもらえるような情報共有がカギになります．

学習課題

　１．PTP包装シートを扱う際のリスクを述べてみましょう
　２．PTP包装シートを扱う際のリスク回避方法を述べてみましょう
　３．PTP包装シートを用いずにリスク回避する方法を述べてみましょう

B. 薬剤の名称・単位に関連する事例

この項で学ぶこと

1. インスリン製剤の特徴について理解する
2. インスリンの単位について理解する

事例⑬ 薬剤の誤認

　血糖値のコントロールを実施している患者にヒューマリン® N 注 100 単位/mL を 4 単位皮下注射するよう医師より指示が出た．看護師は同じ冷蔵庫内に入っていたインスリン製剤のラベルに書かれていた「ヒューマリン®」だけをみて，「ヒューマリン® R 注 100 単位/mL」を取り間違えて準備をしてしまった．投与前にほかの看護師によるダブルチェックで「指示されたのは，ヒューマリン® N では？」と指摘され，間違いに気がついた．

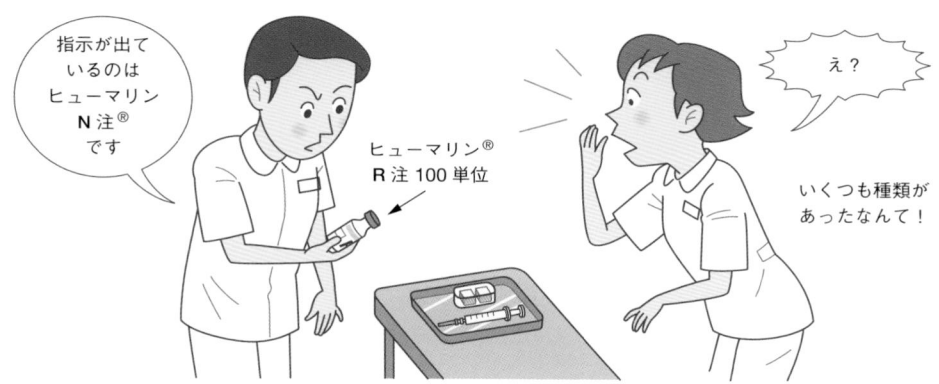

▶ **事例の背景**

　インスリン製剤は，作用発現時間，最大作用発現時間（ピーク），作用持続時間の違いによりさまざまな種類が存在するが，名称が類似しているものが多く，名称の接尾語（最後の文字）だけが異なっているものもある．本事例の看護師は，インスリン製剤の種類が多数存在することを知らなかった．そのうえ「ヒューマリン® N 注 100 単位/mL」と「ヒューマリン® R 注 100 単位/mL」は，ともにバイアル製剤で形状も似ており，また同じ冷蔵庫内に保管していることで，誤認しやすい状況であった．

> **事例⑭** 薬剤の用量の間違い①
>
> 　血糖値のコントロールのため医師より緊急でインスリン持続投与の指示が出された。看護師は、指示書をみてインスリンの量を「6単位」と確認したが、インスリン6単位を6 mLだと思い込み、また、インスリン専用シリンジを使用せず、一般の注射器10 mLでインスリンバイアル製剤から6 mLを吸い取り、500 mLの輸液に混合して持続投与を開始した。投与開始から約2時間後、患者の意識レベルが低下するなどの低血糖症状が認められたことから、インスリンの過量投与がわかり、ただちにブドウ糖液の点滴を開始し、血糖測定を行いながら経過を観察した。
>
> （日本医療機能評価機構：医療安全情報 No.6 事例を改変）

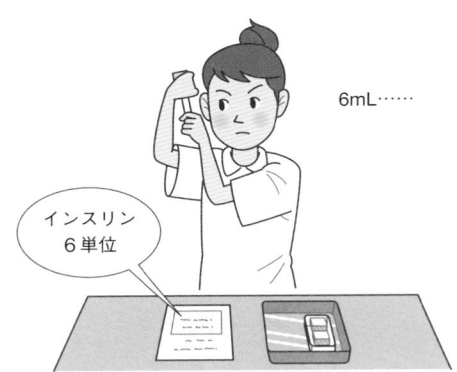

▶ 事例の背景

　本事例の病棟では、インスリン製剤が処方される頻度は低く、当該の看護師は取り扱った経験がなかった。そのため、インスリンの「単位」について理解しておらず「インスリンの1単位は1 mL」と思い込んでしまった。また、インスリンがハイリスク（危険度の高い）薬との認識がなく、さらに医師より急いで準備するようにいわれたため慌ててしまい、ほかのスタッフとのダブルチェックをしなかった。

何が起きたのか

　事例13はインスリン製剤の種類を誤認して指示とは別の薬剤を準備してしまい、事例14はインスリン製剤の単位を誤認して投与量を間違えてしまいました。インスリン（製剤）は、血糖値を下げる薬です。糖尿病の治療だけではなく、病態に応じて血糖のコントロールが必要な場合にも使用されます。よって、どんな診療科においても使われる薬ですが、インスリンが過量に投与された場合には、低血糖が生じ、脳が障害され、意識障害や昏睡状態となり、最悪の場合は死にいたる可能性があります。インスリンは、使い方を間違えると致命的な影響を与えてしまう可能性のある、とても危険なハイリスク薬です。

　2つの事例発生の背後要因には、①インスリン製剤の種類や、インスリン製剤に用いられる「単位」に対する知識不足、②インスリンバイアル製剤には専用のシリンジを使用すること、またインスリンの保管方法などがあげられます。

インスリン製剤は作用時間や剤形によってさまざまな種類があり，組成や製剤の特徴によって販売名（商品名）が命名されており，とくに同じ会社の製品は販売名が類似している場合が多いため，販売名の命名の原則を知っておくとよいでしょう（後述）．

a. インスリン製剤

インスリン製剤の剤形は大きく分けると**表IV-1-1**のようになります．患者自身が注射できるようにさまざまな工夫がされ，患者の身体状況などによって選択されます．

インスリン製剤は作用時間により主に次の5つに分類されます（**表IV-1-2**）．

インスリン製剤の作用と種類

①超速効型，②速効型，③中間型，④持効型溶解，⑤混合型

b. 販売名の命名の原則　～主なインスリン製剤の例として～

販売名が似ていることに対する工夫として，製薬企業はインスリン製剤の販売名の命名の原則を以下のように決めています．よって，薬剤名を確認するときには，販売名の末尾の文字や数字までしっかりと確認しましょう．また，作用時間によってラベルの色を統一するなどの工夫がされています．

インスリン製剤の販売名命名の原則

バイアル製剤：

「ブランド名」+「製剤組成の情報（R，Nなど）+「注」+「100単位/mL」

カートリッジ製剤・キット製剤：

「ブランド名」+「製剤組成の情報（R，Nなど）+「注」+「容器の情報（カート，キットなど）」

c. インスリンの単位換算に注意する

多くの医薬品の単位は，「○○ mg」や「○○ mL」が使用されますが，インスリンは「○○単位」で表示されます．インスリンは，生物由来の薬剤です．このように生物由来の薬剤の場合，その単位はgやmgといった重さの単位ではなく「単位」という単位で表され

コラム

インスリンの単位はどのように決められたか

インスリンは1921年にカナダのバンティング（Banting F）らによって発見され，医薬品として製造が開始された．当初は動物の膵臓から抽出されたが，当時の技術では純度が一定しないため薬の効果にばらつきがあり，一定の血糖降下作用を得るのは難しかったようである．このため，1923年，国際連盟保健機構の標準化委員会で，インスリン1単位は「健康な体重約2 kgのウサギを24時間絶食状態にし，そのウサギにインスリンを注射して3時間以内に痙攣を起こす血糖値（約45 mg/dL）にまで下げうる最少の量」と定義された．このような経緯から，現在も"単位「Unit（U）」"が使用されている．これはインスリンのほか，ヘパリン（血液を固まりにくくする薬）など生物由来成分の医薬品に多く使われている．

表Ⅳ-1-1　インスリン製剤の剤形

バイアル型	カートリッジ製剤	プレフィルド/キット製剤	その他
主に「単位」目盛がついたインスリン専用注射器で吸引して使用する製剤.	専用のインスリンペン型注入器にセットして使用する.注入器は専用のものを使用する.	インスリン製剤と注入器が一体となった（あらかじめカートリッジが入っている）使い捨てタイプ（ディスポーザブル）.	単位目盛がみやすい.視力の低下した患者や高齢の患者にとって握りやすい形状で簡便に操作できるよう配慮されている.

表Ⅳ-1-2　インスリン製剤の作用時間による分類

分類	横軸が作用時間，縦軸が血中インスリン濃度	特徴（各製剤により若干の違いがあるため詳細は製剤ごとに確認）
超速効型	血中インスリン濃度（グラフ）	・皮下注射後の作用発現が速く（10〜20分），最大作用時間は約2時間である. ・速効型に比べて作用持続時間が短い. ・食直前（食前15分間）に投与すし，食事による血糖値上昇を抑える.
速効型	血中インスリン濃度（グラフ）	・レギュラー（regular：速効型）インスリンともよばれ，商品名に「R」という接尾語がついていることが多い. ・作用発現時間は皮下注射で30分間程度，最大作用時間は約2時間，作用持続時間は約5〜8時間. ・静脈内注射や筋肉内注射が可能（インスリン製剤の多くは，通常皮下注射で投与.しかし，速効型でも静脈内注射が不可な製剤もあり）
中間型	血中インスリン濃度（グラフ）	・neutral（中間型）の頭文字の「N」が商品名についていることが多い. ・作用発現時間は1〜3時間，作用持続時間は18〜24時間
持効型溶解	血中インスリン濃度（グラフ）	・皮下注射後ゆるやかに吸収され，作用発現時間は約1〜2時間で，作用持続時間は約24時間である.
混合型	血中インスリン濃度（グラフ）	・インスリンの追加分泌を補う「超速効型」あるいは「速効型製剤」に，「中間型」を一定の割合で組み合わせて混合された製剤であり，製剤ごとに組み合わせの比率が異なる. ・作用持続時間は，18〜24時間 ・混合の比率が商品名に命名されており，たとえば「30R」「3/7」は，「速効型3：中間型7」の割合で混合されている意味である.

[一般社団法人日本糖尿病学会編著：糖尿病治療ガイド 2022-2023，文光堂，2022 を参考に作成]

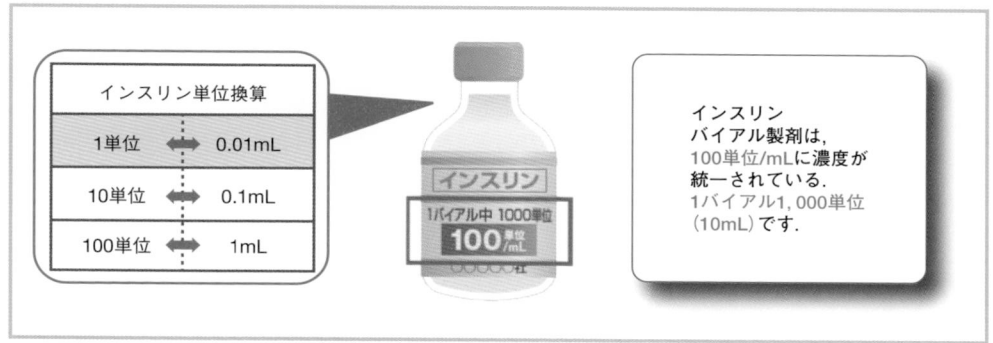

図Ⅳ-1-4　インスリン製剤の単位を確認する
［医薬品医療機器総合機構：医療安全情報 No.23，2011／日本医療機能評価機構：医療安全情報 No.1，2006 を参考に作成］

ます（これは一般的なモノの大きさの基準を示す言葉の「単位」とは別の意味であり，英語表記 Unit（U）とも表現され，生物由来医薬品の効力力価（薬の力）を示すものです）（p.127，コラム参照）．また，これらの薬剤の投与量を，医師は「○○ U」あるいは「○○ IU」と記載することもあります．この「U」と「IU」はそれぞれ「unit（単位）」と「international unit（国際単位）」の頭文字です．しかし，手書きされた「U」と「IU」がそれぞれ「0（ゼロ）」と「10」と見誤る可能性が高いことから，「U」と「IU」と省略して記載せず「単位」と表記するようエラー防止対策がとられている場合もあります．

d.　インスリンバイアル製剤は 100 単位/mL（1 mL＝10 単位）

　インスリンバイアル製剤は原則として，1 mL＝100 単位（U），1 単位＝0.01 mL となっています（ペン型製剤では一部，100 単位/mL ではない製品もあります）（図Ⅳ-1-4）．インスリンバイアル製剤を投与する際には，専用のシリンジがあることを知っておく必要があります．

e.　バイアル製剤を使用する場合は専用の注射器（インスリン専用注射器）を用いる

　インスリンバイアル製剤を使用する際には，通常インスリン専用の注射器を使用します．インスリン専用注射器には，必ず「単位」または「UNITS」との表示があります（一般の注射器には「mL」と表示されています）．前述したように，インスリンの単位は，100 単位/mL すなわち 1 単位＝0.01 mL であり，通常「単位」を使用します．よって，インスリンバイアル製剤を使用する場合には，目盛りが「単位」とされているインスリン注射器を使用します（図Ⅳ-1-5）．

　また，インスリン専用注射器を確実に使用するため，インスリンバイアル製剤とインスリン専用注射器を常に同じ場所に置いておくという工夫をしている施設もあります（図Ⅳ-1-6）．

　また，インスリン専用注射器には目盛りのサイズ（単位）が異なる種類があります．1 本あたり 30 単位，50 単位，100 単位があり，1 目盛りの単位が異なるため取り違えに注意しましょう（図Ⅳ-1-5）．複数種類があることが取り違えを引き起こす可能性があるため，1 種類のサイズのみを採用するようにしている施設もあります．

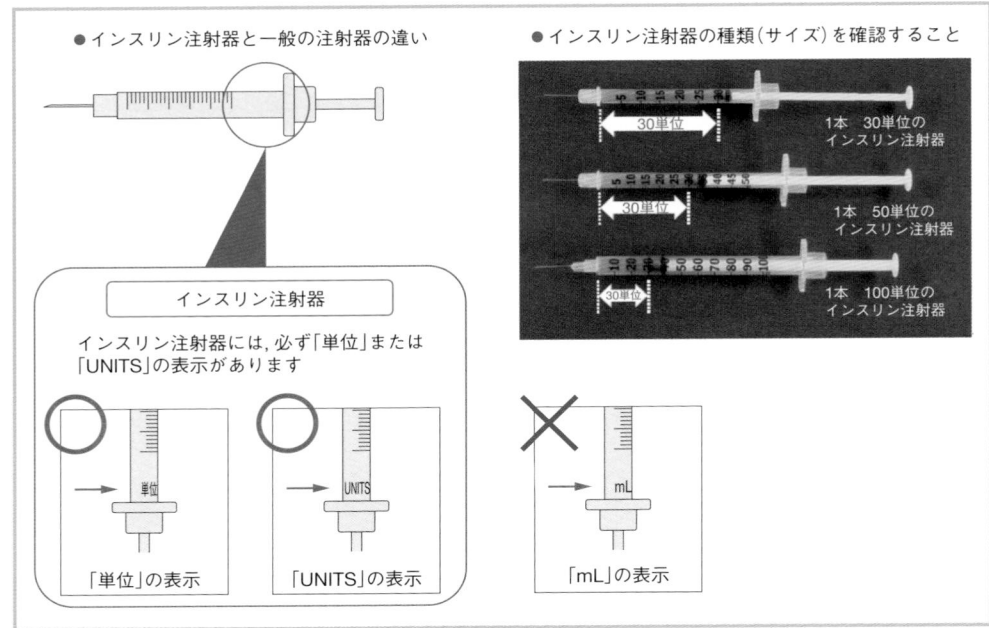

図Ⅳ-1-5　インスリンはインスリン専用の注射器を用いる
［医薬品医療機器総合機構：医療安全情報 No. 23, 2011 を参考に作成］

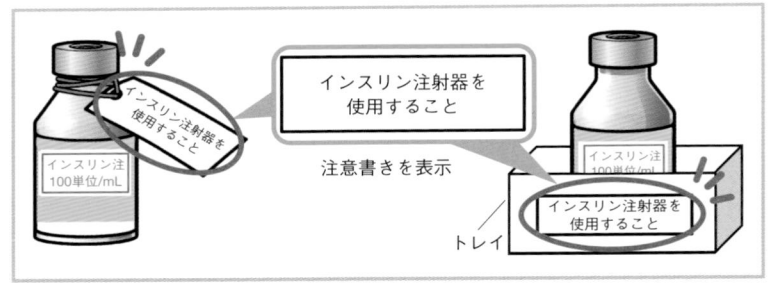

図Ⅳ-1-6　タグやトレイを用いた注意喚起表示（インスリン注射器の使用徹底の例）
［医薬品医療機器総合機構：PMDA 医療安全情報 No. 23 改訂版「インスリン注射の取扱い時の注意について」, p.3, 2020 年 11 月より引用］

f. インスリン製剤の保管方法

　インスリンはタンパク質でできているため，極端な温度変化で品質が変化してしまいます．インスリン製剤は，未開封のものは凍結を避けて 2～8℃の温度下で遮光して保存します．よって，未開封のインスリン製剤は冷蔵庫保存が最適ですが，バイアル製剤以外は，開封後は室温で保管します．カートリッジ製剤やキット製剤の場合，冷蔵庫から出し入れをすることで，注射器内部に結露が発生し，故障や不具合を引き起こす可能性があるためです．開封後の期限は，製剤の種類によって異なります．バイアル製剤は，開封後も冷蔵庫保存となります．事例 13 は，バイアル製剤のため冷蔵庫保存されていました．冷蔵庫の

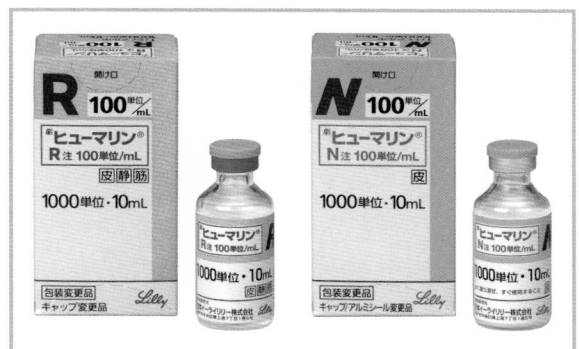

図Ⅳ-1-7　ヒューマリン® R 注 100 単位/mL と
ヒューマリン® N 注 100 単位/mL
［写真提供：日本イーライリリー株式会社］

なかに入っている 2 種類のインスリンは形状も似ているため（**図Ⅳ-1-7**），取り違える可能性があり，近くに置かない，同じ棚の段に置かないなどの対策が考えられます．

チームでつくる医療安全

インスリン製剤には，作用時間や剤形によりさまざまな種類があります．とくに，同じ製薬企業の製剤は，販売名や外観が非常に類似しているため，誤認の注意が必要です．

インスリン製剤はハイリスク薬（p.138，コラム参照）であるため，医師や薬剤師などとともに病院全体でエラー防止対策を講じる必要があります．

たとえば，院内で採用しているインスリン製剤の一覧表と使用方法の手順やマニュアルを作成し，インスリン製剤をいつでも確認できることも大切です．また，類似した名称の製剤がある場合には，製剤名の表記を，種類の違いを示す商品名の接尾語や数字の部分を強調させてわかりやすくすることもエラー防止対策となります．

また，名称の類似している製剤を採用している場合は，一方を同じ効果の名称が異なる製品に採用を変更する場合もあります．また，多様なインスリン製剤の特徴やインスリン療法についての知識を習得するためにも，教育・研修を実施することも重要となります．

コラム
糖尿病の専門家

糖尿病のケアに関する専門の知識と技術をもった看護師として，日本看護協会が認定しているスペシャリストに，糖尿病認定看護師がいる．

また，日本糖尿病療養指導士（CDEJ：Certified Diabetes Educator of Japan）という，糖尿病治療にもっとも大切な自己管理（療養）を患者に指導する医療スタッフもいる．一定の経験を有し，試験に合格した看護師，管理栄養士，薬剤師，臨床検査技師，理学療法士に与えられる資格である（日本糖尿病療養指導士認定機構ホームページを参考に作成）．

ⓒⓞⓛⓤⓜ

低血糖症状への対処

　　低血糖は，インスリン療法中に発現しやすい副作用である．低血糖はインスリンが過量投与された場合以外では，食事摂取量が少なかったり，運動量が多くなったりする場合に起こる．よってインスリン製剤を使用するさいには，食事の摂取状況を確認し，投与後には十分な観察が必要となる．

①低血糖症状を知る

　　低血糖症状の主な症状は，脱力感，異常な空腹感，めまい，生あくび，発汗（冷や汗），動悸，振戦（手足のふるえ），頭痛，知覚異常，不安，興奮，神経過敏，集中力低下，精神障害，意識障害，痙攣などである．患者にも低血糖症状を理解してもらい，症状が出現したら，医師や看護師に報告するように伝えることも大切である．

②低血糖症状発生時の対処方法

　　低血糖症状発生時には，たとえ軽度でもすぐに対処が必要になる．飲食が可能な場合には，糖質の多い食品を摂取したり，ブドウ糖を摂取してもらい，意識がない場合にはブドウ糖注射液を静脈内注射する．

学習課題

1．インスリン製剤は，どんな目的で使用され，どんな副作用がある薬か調べてみましょう

2．インスリン製剤の「単位」の特徴について述べてみましょう．たとえば，インスリンバイアル製剤では1単位は何mLですか？

3．インスリン製剤投与後には，どんなことに注意して観察する必要がありますか？

C. 薬剤の口頭指示に関連する事例

この項で学ぶこと

1. 口頭指示の危険性を説明できる
2. 薬剤に使われる単位について理解する

事例 ⑮ 薬剤の用量の間違い②

　術後，尿量が減少した新生児に対して，医師は利尿をはかるため「ラシックス®（利尿薬）を1ミリ投与してください」と口頭で看護師に指示を出した．医師は有効成分量として「1 mg」を静脈注射することを意図していたが，看護師は注射の液量が「1 mL」と思い，ラシックス®注1 mL（有効成分量10 mg）を準備し，結果として10倍量を投与してしまった．看護師は，後に指示書を確認した際に用量が異なっていたことに気がつき，ただちに医師に報告し，血圧低下，心電図異常の出現に注意しながら，水分補充などで対処した.

（日本医療機能評価機構：医療安全情報 No. 27 を参考に作成）

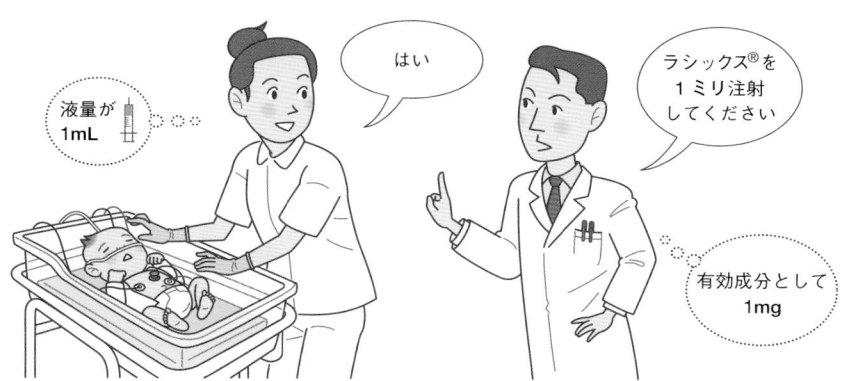

▶ **事例の背景**

　この病院では医師と看護師が情報伝達をする場合には，記録媒体を用いずに口頭だけで指示をすることや，その指示を受けることは極力実施しないこととされていた．しかし，患児の尿量が低下していることに対して緊急に対処をする必要があったため，医師と看護師は口頭で指示出し・指示受けをしてしまった.

　口頭での指示出し・指示受けを実施する際の院内での具体的な取り決めはなく，医師は利尿薬であるラシックス®（フロセミド注射液）をフロセミド成分「1 mg」静脈注射することを意図していたが，「1ミリ投与」という単位を省略した表現をしてしまった.

　一方，看護師はその情報だけでラシックス®注の液量が1 mLだと思い込み，復唱などによる確認をしなかった．さらに，看護師は小児病棟での勤務経験が浅く，ラシックス®注の小児用量の知識がなかった.

事例⑯ 薬剤の用量の間違い③

　入院中の70歳台の患者に頻脈状態が出現したため，看護師が医師より電話で指示を受けた．抗不整脈薬のベラパミル注射液を，医師は1アンプルの半分という意味で「半筒を50 mLの生理食塩水に溶かして点滴するように」と指示したところ，看護師は「半筒（1 mL）」を「3筒」ときいた．看護師は電話口で「3筒ですか」と復唱して確認したが，医師は「はんとう」と答えた．双方が誤りに気づかず，指示された量の6倍の6 mL（＝3アンプル）が投与された．その後，患者の容態は急変し，死亡した．

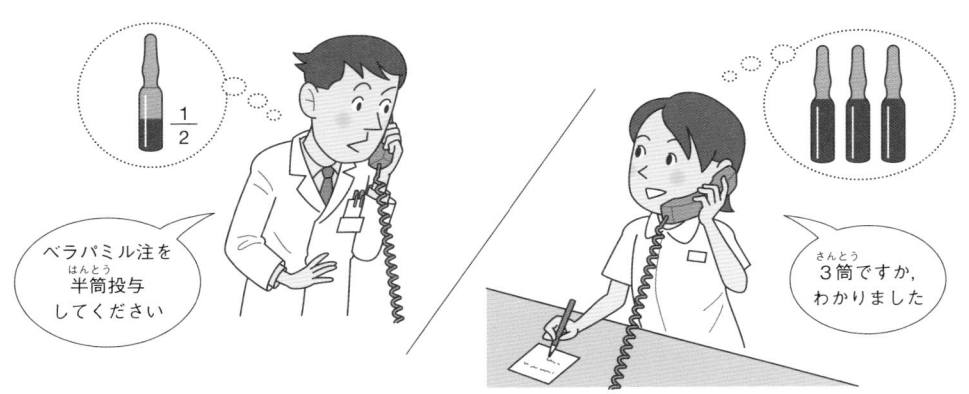

▶ **事例の背景**

　本事例は，深夜に患者に頻脈が出現したため看護師が医師に電話連絡をして，薬剤使用の指示を受けたときに発生した事例である．夜間で医師が病棟に不在であり，指示書などの記録媒体で指示を出すことができなかった．

　「半筒（hantou）」と「3筒（santou）」は，読み方が「h」と「s」の違いだけでとても似ているため，聞き違いが起きやすい．

　ベラパミル静注はアンプル1本につき2 mLの薬液が入っているが，半分にするという意味の「半筒」という言葉も，看護師にとっては聞き慣れない表現だった可能性がある．

　また，指示を受けた看護師は，ベラパミル静注の適切な用量を知らなかった．

何が起きたのか

　看護師が薬剤を患者に投与する際は，医師の指示により実施します．この「指示出し・指示受け」時では，本事例のような聞き違いが生じる可能性があるため，通常は「電子カルテ画面」や「指示書」，「ワークシート」などといった患者情報（患者名，ID，年齢，生年月日など）と薬剤名が記録された媒体を用いることが原則です．しかし，患者の急変時や夜間などで医師がその場にいないときには，口頭で指示出し・指示受けを実施せざるをえない場合があります．

　口頭での指示出し・指示受けをする際には，ヒトは「ききたいようにきいてしまう」つまり，耳に入った言葉を通常使い慣れている言葉やその前後の環境に影響されて受け取ってしまうという特性があります．これを**期待聴取**といいます．事例15のようなケースで

は，ミリリットルという単位のほうが汎用されていることから，「ミリ」という言葉だけでミリリットルと解釈してしまった可能性があります．

コラム
薬剤の単位には「重量」「容量」「含量規格」「濃度」がある

　薬剤にはさまざまな単位が使用されていて，医師が指示する単位と薬剤のラベルに表記された単位とが異なる場合もある．指示に合った正しい量に換算できることが，いちばんに求められる．

　与薬時に使用される単位には，「重量（重さ）」「容量（液量）」「含量規格」「濃度」などがある．

- ●**重量**……表Ⅳ-1-3のように薬剤に使用される重量の単位はkg（キログラム）からng（ナノグラム）まで5つの単位があり，それぞれ換算できるようにしておくことが大切である．最低でも，1 kg＝1,000 g，1 g＝1,000 mg，1 mg＝1,000 μg，1 μg＝0.001 mg，1 ng＝0.001 μg，1 pg＝0.001 ng と換算されることは覚えておくべきである．
- ●**容量**……L（リットル），mL（ミリリットル），μL（マイクロリットル）があり，0.001 L＝1 mL＝1,000 μL である．
- ●**含量規格**……U（ユニット），IU（アイユー），mEq（メック：ミリ当量）がある．
- ●**濃度**……％（パーセント）で示されるが，含有物が固体か液体かによってその表す意味が異なる．

事例から学ぶこと

　口頭による指示が出された場合，受ける側が思い込みで指示受けをしてしまう危険性があるため，注意が必要です．やむをえず口頭で指示が出されるような緊急時は慌しく，切迫している状況が多いため，指示が簡略化されたりあいまいな指示出し・指示受けが行われることがあります．また，そのような状況では緊張して，指示がよくわからない場合でも聞き返すことができなかったり，思い込みによって指示を受けてしまったりする可能性があるので，注意が必要です．「指示出し・指示受け」は薬剤とくに注射剤の使用時に用いられます．薬剤の量にはいろいろな単位が使われていることを理解しておくことも重要です．指示出し・指示受けの際には薬剤の投与量も数値だけでなく，単位までを略さずに確認する必要があります．

　液体の薬剤の場合は，指示受けをする際に，重量単位だけではなく，容量単位に換算して確認をするなどの取り決めをしておいてもよいかもしれません．

　また，前述の「期待聴取」や「ききまちがえ」「言ったつもり」などのコミュニケーションエラーを防止するにはたとえば，薬剤の用量のミリ（mL）という単位を（表Ⅳ-1-3），指示をする際にはcc（シーシー）に言い換えたり，復唱をするなどの方法があります．とくに復唱は大切です．単に指示を受けた人が「復唱」するだけでなく指示を出した人は，復唱している内容が合っているかを確認することが重要です．この確認作業は**チェックバック**といいます（p.19, p.56参照）が，コミュニケーションのループを完成することがポイントです（図Ⅳ-1-8）．

表Ⅳ-1-3　薬剤に使用される単位例

●重量（重さ）

記号	読み方	換　算
kg	キログラム	1 kg＝1,000 g
g	グラム	1 g＝1,000 mg＝1,000,000 µg
mg	ミリグラム	1 mg＝1,000 µg＝0.001 g
µg	マイクログラム	1 µg＝0.001 mg
ng	ナノグラム	1 ng＝0.001 µg＝0.000001 mg

●容量（液量）

記号	読み方	意　味
L	リットル	1 L＝1,000 mL
mL	ミリリットル	1 mL＝0.001 L
µL	マイクロリットル	1 µL＝0.001 mL

●含量規格

記号	読み方	使用薬剤例と意味	
U	ユニット（単位）unit	インスリン製剤ヘパリン製剤	生物由来製剤*の規格に使用される単位
IU	アイユー（国際単位）international unit	エリスロポエチン製剤インターフェロン製剤	
mEq	メック（ミリ当量）milliequivalent	カリウム製剤	電解質の量

●濃度

記号	読み方		意　味
％	パーセント	W/W ％	散剤，顆粒剤など個体 100 g 中に含まれる成分の重量 g
		W/V ％	液体 100 mL 中に含まれる成分の重量 g

［荒井有美（編）：くすり Nursing Note—安全与薬看護手帳（相馬一亥，花井恵子監），メディカ出版，2007 より許諾を得て改変し転載］
*生物由来製剤については p.127 を参照.

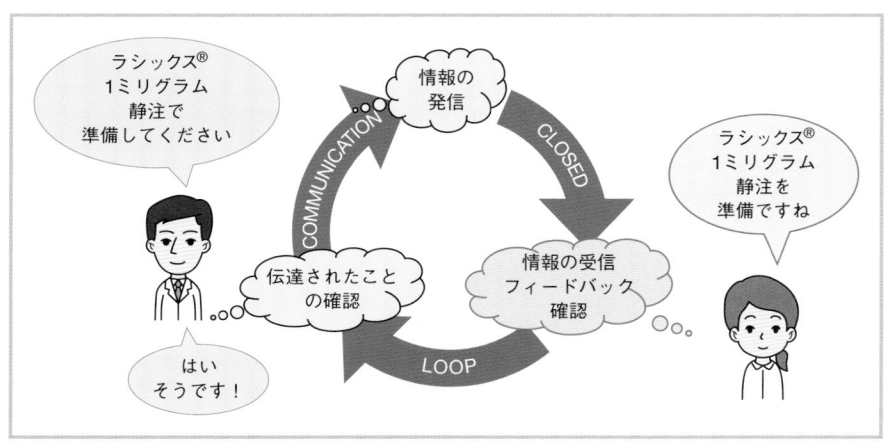

図Ⅳ-1-8　事例 15 の場合のチェックバック

チームでつくる医療安全

a. 口頭指示を受けるときのルールづくり

　まず，口頭指示は危険であることの理解が必要です．しかし，臨床現場では緊急時など口頭指示が避けられない場合があります．したがって，口頭指示を受ける際のルールを決めておくことも必要です．

　まずは，口頭指示が許容される条件を決めておきます．たとえば，緊急時に，医師が到着するまでに至急処置が必要な場合，医師がほかの治療や処置中などですぐに病室に来られない場合，患者の急変時などです．次に，指示の出し方，指示の受け方，指示の確認方法，指示書の処理方法などを決めておきます．

　口頭指示を受ける際には，必ずメモをとりましょう（**図Ⅳ-1-9**）．記憶に頼るのは危険です．確認すべき項目（患者名，薬品名，投与量（単位を確認），投与方法，投与時間）をあらかじめ記載した専用のメモ用紙をつくっておき，救急カートや電話機の近くといった場所に常に用意しておくと，ききもらしや指示受け間違いを防ぐことができます．また，メモをとることができない場合には，大きな声で復唱をして，複数のスタッフの耳で確認してもらう，医師から指示された薬品を準備したら，医師の目の前に差し出して確認してもらう，実施時にはダブルチェックをするなどルールを決めておきましょう．

　一方，口頭指示を出す際には，5W1H（いつ，どこで，なにを，誰が，なぜ，どのように）に則って指示を出すことも伝達ミスを軽減する方法の1つです．

\<薬剤用\>口頭指示受けメモ				
指示受け日時：　　月　　日（　）　　時　　分				
①指示受け者（復唱者）				
②指示医（復唱の承認者）				
	指示項目	指示内容	① 復唱 （レ）	② 承認 （レ）
1	患者氏名			
	必要時	ID　　—　　—		
2	薬品名			
3	投与量	（mL・mg・他　　）		
	溶解液・量	・　　　　mL		
4	投与速度	／時間		
5	投与方法	（内服・点滴・IV・SC・坐薬・他）		
6	投与日			
	投与時間			
	指示入力	医師名（　　　　　　）		

図Ⅳ-1-9　口頭指示受けメモの例（北里大学病院の場合）

b. 電話での口頭指示にはさらなる注意が必要

　院内PHSや外線電話など，相手の顔がみえない状況での口頭指示は聴覚のみの確認しかできないため，対面で口頭指示を受けるよりもさらに危険が伴います．対面で口頭指示を受ける場合には，指示する側も指示を受ける側も互いの反応や状況を視覚で確認し合うことができます．

　しかし，電話での指示の場合は音声でしか確認ができないため，指示内容の確認方法が限られてしまいます．事例16でも，指示受け時に復唱をしていたにもかかわらず間違いが起きてしまいました．これは，音声だけによる指示や復唱の不確実さを教えてくれています．このような不確実さを補うためには，復唱の方法も，より詳細な状況を追加して実施するなどの工夫が必要でしょう．

c. 薬剤用量の知識をもつ

(1) ハイリスク薬の通常投与量についての正確な知識をもつ

　事例16においても，指示を受けた看護師がベラパミル注射剤の通常投与量が2 mLであることを知っていたら，3筒（アンプル）もの抗不整脈薬を過量投与するミスは回避できた可能性があります．こうした情報伝達ミスから起きる薬剤用量間違いによる患者への健康被害は，医療者側がハイリスク薬の用量について正確な知識をもつことで防ぐことができます（コラム参照）．

ⓒⓛⓜ
ハイリスク薬とは

　ハイリスク薬は，「危険薬」ともよばれ，特に安全管理が必要な医薬品のことをいう．その詳細な定義は医療機関ごとに定められているが，日本薬剤師会や，厚生労働科学研究や診療報酬などにおいても，それぞれ異なる分類や規定がされている．たとえば，診療報酬で算定対象とされる「ハイリスク薬」は，①抗悪性腫瘍剤，②免疫抑制剤，③不整脈用剤，④抗てんかん剤，⑤血液凝固阻止剤（内服薬），⑥ジギタリス製剤，⑦テオフィリン製剤，⑧カリウム製剤（注射薬），⑨精神神経用剤，⑩糖尿病用剤，⑪膵臓ホルモン剤，⑫抗HIV薬の12種類が指定されている．また，「治療有効域の狭い医薬品」「体内動態に個人差が大きい医薬品」等と指定している分類もある．

---

(2) 緊急時に使用する医薬品の使い方などの情報はすぐに確認できるようにしておく

　患者の急変時に使用する医薬品（たとえば救急カート内に常備されている医薬品など）に関しては，緊急の状況ではどのように使用され，用量はどのくらい必要かなど，普段から理解しておく必要があります．

　しかし，すべてを理解するのはたいへんです．そこで，緊張状態のなかでも指示された薬剤の用量確認がすぐにできるシステムがあるのが理想的です．たとえば，緊急薬品の保管場所には各薬品の常用量を表示しておくことも，用量の間違いを防ぐ手段となります．

学習課題

1．口頭指示にはどんな危険があるか整理してみましょう

2．やむをえず口頭指示を受ける場合はどのようなことに注意し，どのように対策すれば
　　よいか話し合ってみましょう

D. 持参薬に関連する事例

この項で学ぶこと

1. 入院時の持参薬使用に潜む危険を知る
2. 薬剤の名称に関するルールを知る
3. 患者の使用している薬剤について理解することの重要性を知る

事例 ⑰ 薬剤の用量の間違い④

　精査の目的で入院した患者は別の診療所にて処方されていた服用中の薬を持参していた．診療所からの診療情報提供書（紹介状）には抗不整脈薬のアスペノン® カプセル **10 mg** 1回2カプセル 1日2回 朝夕食後服用と書かれていた．医師は入院中もそのまま服用を継続するよう患者に説明し，看護師に持参してきた薬をそのまま使用するよう指示を出した．

　入院して数日後，持参していた薬がなくなったことに看護師が気づき，医師へ処方を依頼した．その際，医師はアスペノン® カプセル **20 mg** を1回に2カプセル 朝・夕食後に服用するよう処方してしまい，看護師も患者の服薬チェックをする際に規格が異なって処方されていることに気づかなかった．

　その後，用量が多いまま患者は服用し続けてしまい，数日後アスペノン® カプセルの副作用と考えられる痙攣が出現してしまった．

（日本医療機能評価機構：医療安全情報 No. 72 事例を改変）

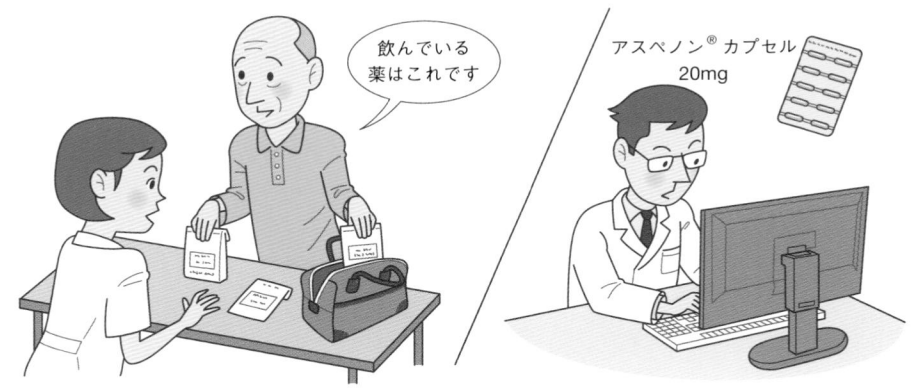

▶ 事例の背景

　患者が入院前から服用していたのはアスペノン®（一般名アプリンジン塩酸塩）カプセル「10 mg」であった．抗不整脈薬であるアスペノン® カプセルは，1カプセル中の含有量が10 mg と 20 mg の2種類の規格が販売されているが，この病院では「10 mg」規格は採用されていなかった．そのため，医師がコンピュータ端末から「アスペノン」と処方を入力した際，採用薬であるアスペノン® カプセル 20 mg のみがコンピュータ画面に表示されていたが，規格が異なることに気づかなかった．そのためアスペノン® カプセル 20 mg で

あれば，本来「1回1カプセル1日2回 朝・夕食後」と処方すべきところ，これまでどおり，「1回2カプセル1日2回 朝・夕食後」と入力され，結果的にこれまで服用していた倍の用量が処方されてしまった．そして，与薬した看護師も，患者自身も規格が異なって処方されていることに気がつかず，過量に服用し続けてしまった．

事例 ⑱ 併用禁忌薬の投与

　他の病院で，てんかんの内服療法を続けている患者が，肺炎で緊急入院した．医師は，肺炎の治療のため抗菌薬のメロペネム（メロペン® 点滴用バイアル0.5 g）を1日2回点滴静注するよう，看護師に指示を出した．患者の持参した抗てんかん薬は，医師よりそのまま服用する指示が出されたため，継続され，看護師は，メロペネムを指示どおりに点滴静注した．

　しかし，入院4日目，点滴静注が終了後，患者は突然てんかん発作を起こした．医師が薬剤師と原因を調べたところ，患者が持参していた抗てんかん薬は，メロペネムと併用禁忌であったことが判明した．

（日本医療機能評価機構：医療安全情報 No.39 事例を改変）

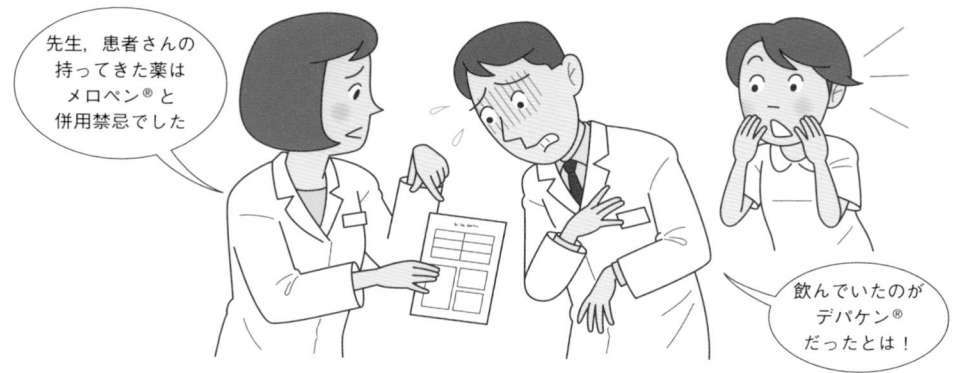

▶ 事例の背景

　患者が他の病院で処方され，入院前から服用していた抗てんかん薬はバルプロ酸ナトリウム（デパケン®）錠200 mgであった．診療情報提供書（紹介状）には，患者はてんかんの既往があり，抗てんかん薬を服用中であることが記載されていたが，医師は薬品名までは把握していなかった．デパケン®錠200 mgの医療用医薬品の添付文書には，メロペネムと併用すると血中濃度が下がり，「てんかんの発作が再発することがある」と記載されており併用してはいけなかった（併用禁忌）（**図Ⅳ-1-10**）．

何が起きたのか？

　事例17では持参薬を院内処方に切り替える際に規格違いの院内の採用薬が処方されてしまいました．そして，事例18では持参薬と併用してはならない薬が処方されてしまいました．

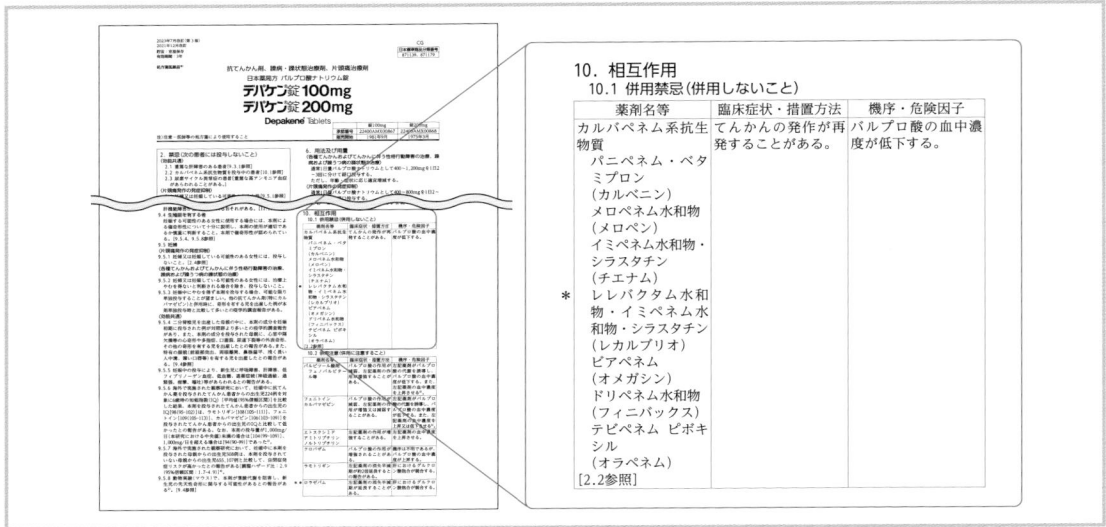

図Ⅳ-1-10　デパケン® 錠 100 mg/200 mg 添付文書情報
［協和発酵キリン：デパケン錠 100 mg/200 mg，2023 年 7 月改訂（第 3 版）より引用］

a. 持参薬に関するトラブル

　患者が入院時に持ち込む薬剤（飲み薬（内服薬），点眼薬，塗り薬などの外用薬，その他）のことを「持参薬」といいます．持参薬は，入院直前まで服用していた薬とは限らず，過去に処方されたが使用せずに残ってしまっている薬や，処方箋がなくてもドラッグストアなどで手に入れられる OTC 医薬品[*1] やサプリメントなどの場合もあります．

　持参薬に関するトラブルは，事例 17，事例 18 のようなことだけではありません．ほかにも同種同効薬の重複処方（後発医薬品と気づかず，同成分の先発医薬品が処方されてしまう）や，治療上，服用を休止していた（休薬中の）薬が別の病院での治療で再開されてしまう，患者が持参薬を，医療者に相談せずに自己判断で服用し，入院中の治療に影響を及ぼしたなど，さまざまな事例が報告されています．また，持参薬は，どこで，どのような保管方法をされていたかの情報が不明確で，品質の劣化の可能性もあるため使用する場合には注意が必要です．

b. 持参薬に関するトラブルが増えている背景

　近年，持参薬にかかわるトラブルが発生しているその背景には，平均在院日数の短縮化，患者の複数科受診，後発医薬品や，DPC の導入があります（コラム参照）．また，調剤方法の多様化，病院間の不十分な情報共有など原因となる場合があります．

　持参薬は安全性の観点からは使用しないことが事故防止対策の 1 つになります．厚生労働省は，「入院の契機となる疾病の係る持参薬の使用は，特別な理由[*2] がない限り原則使

[*1] OTC 医薬品とは，Over The Counter（drug），オーバー・ザ・カウンター・ドラッグの略．薬局やドラッグストアなどで販売されている処方箋がなくても手に入れることができる一般用医薬品のこと．「大衆薬」や「市販薬」ともいわれるが，2007 年より OTC 医薬品と呼び方が統一された．
[*2] 「特別な理由」とは，単に病院や医師等の方針によるものではなく，個々の患者の状態等に応じた個別の具体的な理由である．

用禁止」としています[1]. ただし, 入院契機の疾病以外の併存症への治療に対する持参薬の使用については禁止されていませんので, 持参薬を使用することでどんなトラブルが生じるかを理解しましょう.

コラム
DPC とは

　DPC（診断群分類, Diagnosis Procedure Combination）とは, 入院期間中に医療資源をもっとも投入した「傷病名」と, 入院期間中に提供される手術, 処置, 化学療法などの「診療行為」の組み合わせにより分類された患者群（診断群分類）である. これを用いて, 急性期入院医療を対象とする診断群分類に基づく1日あたり包括払い制度がDPC/PDPS（DPC制度, Diagnosis Procedure Combination/Per-Diem Payment System）である.

　2020年4月現在3,990の診断群分類が設定されており, このうち, 2,260分類について, 均質性が担保されていると考えられたことから, 1日当たりの包括点数が設定されている. 診療報酬の額は, DPCごとに設定される包括評価部分と出来高評価部分の合計額となる. 包括評価部分は, 1日あたり点数（3段階の階段設定）に在院日数と医療機関ごとに設定された係数（医療機関別係数）を乗じて算出される.

　包括評価部分には, 入院中に使用する薬剤費用が含まれており, 必要な診療報酬額が支払われる仕組みになっている. それにもかかわらず, 不適切に（事前に）外来で処方し（入院時に持参させ）入院中に使用するような事例の増加が中央社会保険医療協議会[*]で指摘されたため, 予定入院する患者に対し当該入院の契機となった傷病を治療する目的の持参薬については, 入院中の使用を原則禁止された.

[*]中央社会保険医療協議会とは, 健康保険制度や診療報酬の改定などを審議する厚生労働相の諮問機関. 通例, 中医協と略称される.

事例から学ぶこと

a. 持参薬を調べる際の注意　——医薬品の名称に関するルールを知る

　持参薬の問題を解決するためには, 医療界全体としての多くの対策が必要ですが, まず患者がどんな薬剤を使用していたかを, 私たちが正確に把握するためには, 医薬品の名称に関するルールを知っておく必要があります. p.125でインスリン製剤の名称誤認の事例をみましたが, 以下では薬剤一般についてのルールを解説します.

　まず, 医薬品の名称には, ①一般名, ②化学名, ③販売名（商品名）などがあります（表Ⅳ-1-4）. 臨床では, 販売名が用いられることが多いですが, 一般名が使用される場合もあります.

表Ⅳ-1-4　医薬品の名称

一般名	アプリンジン塩酸塩（Aprindine Hydrochloride）
化学名	*N*-(2,3-Dihydro-1*H*-inden-2-yl)-*N*, *N*-diethyl-*N*-phenylpropane-1,3-diamine monohydrochloride
販売名	アスペノン® カプセル10 アスペノン® カプセル20

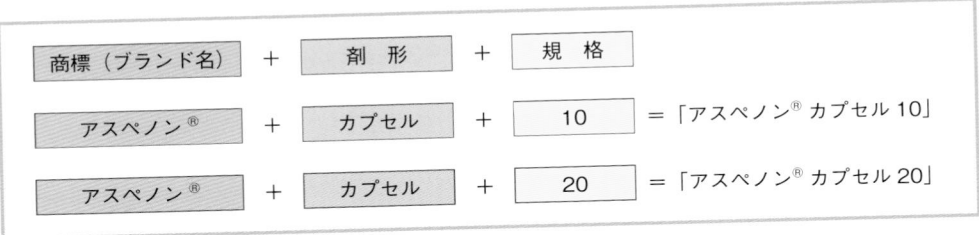

図Ⅳ-1-11　薬剤の販売名（商品名）の表記統一

　一般名は有効成分の名称で，医薬品の固有のものです．販売名は，商品名ともいいますが，製薬会社が商品を販売する際に使用する名前のことで，安全管理の観点より，「商標（ブランド名）」+「剤形」+「規格」という3要素で構成され個々の薬剤につけられている名前です（**図Ⅳ-1-11**）．これは，医療事故防止対策の一環として2000年に国が定めたもの[2]で，現在医薬品の販売名はこの表記方法に従って表示が統一されつつあります．指示受けや与薬などの際に，この「3要素」を確認する習慣を身につけておけば，薬剤を特定したり，医師から指示された薬剤を誤認しないための手段になります．事例17のように，持参薬が院内で採用されていない規格違いのものである場合があるため，アスペノンという商標だけを確認するのではなく，商標→アスペノン®，剤形→カプセル，規格→10と3要素で服用している薬を確認し処方することが間違い防止の1つの手段と考えます．

　事例18の事例の「バルプロ酸ナトリウム」は一般名です．バルプロ酸ナトリウムの商標は「デパケン」「セレニカ」「ハイセレニン」「サノテン」「エピレナート」「セレブ」「バルデケンR」「バルプラム」「バレリン」のように製薬企業によってさまざまです．また，同じデパケンという商標でも，剤形や規格の違う種類があります．

b. 持参薬使用は入院治療への影響に注意

　薬剤は，ほかの薬剤と併用することにより効き目が増強したり，減弱したり，または，副作用が増強したり，原疾患が悪化してしまう場合があります．各薬剤の添付文書には**図Ⅳ-1-10**のように併用禁忌や併用注意として記載されています．この添付文書の**併用禁忌**とは「併用しないこと」，**併用注意**とは「併用に注意すること」として記載してあり，薬剤のほかにも飲食物などとの相互作用も記載されている場合があります．よって，持参薬を使用する場合には，入院中に使用する薬剤との相互作用がないか，入院中に実施する処置や検査などにも影響がないか注意する必要があります．

コラム

後発医薬品（ジェネリック医薬品）とは？

　後発医薬品とは，新薬（先発医薬品）と同じ有効成分で効能・効果の等しい医療用の医薬品である．有効性と安全性が確かめられた先発医薬品の特許期間が切れたあと，厚生労働大臣の承認のもとで新たに他社から製造販売されるため「後発医薬品」ともいわれる．一般的に，開発費用が安く抑えられることから，先発医薬品に比べて薬価が安くなっている．そのため，医療費が抑えられるという利点がある．

　後発医薬品の普及率が高い欧米では，医師が薬剤を処方する際に商品名ではなく，generic name（一般名）で記載するケースが多いため，後発医薬品のことを「generics」（ジェネリック医薬品）とよんでいる．

　後発医薬品の名称は，「一般名」＋「剤形」＋「規格」＋「会社名」に統一されている．たとえば，アスペノン®後発医薬品は
　「アプリンジン塩酸塩」「カプセル」「10 mg」「NP」　もしくは
　「アプリンジン塩酸塩」「カプセル」「20 mg」「NP」
となる．

チームでつくる医療安全

　入院患者の持参薬の管理法は施設ごとに異なっていますが，薬の専門家である薬剤師の介入が必須となり，チーム医療としての連携が期待されています．具体的には，患者が持参した使用中の薬が何であるかを鑑別し，院内採用薬への変更時の注意点や，入院処方との併用時の注意点など情報を提供します．

　持参薬を使用する場合には，さまざまな注意点がありますが，持参薬を入院時にその薬剤を直接みて残数や保存状態を確認することで，患者や家族が入院するまで処方されていた薬をどのように服用し，保管管理していたのかを知ることができます．すなわち，持参薬チェックは患者または家族が薬物療法をどのように理解しているかを確認する方法でもあるのです．たとえば，同じ日に処方されていた薬剤の残数がばらばらであれば，服用方法を正しく理解していない可能性があります．また，患者が自己判断で服用を中止していたり，指示された量よりも多く使用している場合もあります．このように持参薬を通じて，患者や家族との面談により，薬物療法の理解度や入院前の治療の確認をすることも重要です．よって，持参薬の使用する場合の危険性を十分に知ったうえで，正しく持参薬からの情報を利用してより適切で安全な薬物療法を実施していく必要があります．

a. 社会全体としての対策

　患者の使用している薬剤の情報を一元化し，明確にするために「お薬手帳」を利用することが推奨されています（**図IV-1-12**）．お薬手帳は，医師から処方された薬の名前や使用量，使用方法などの記録を残すための手帳で，薬局より無料配布されています．2012年4月より厚生労働省よりその発行が義務化されました[3]．患者はこの手帳を携帯し，病院や歯科医院，薬局に行ったときには，毎回必ず医師・歯科医師や薬剤師に提示します．入院時に，お薬手帳を医療者が確認することで，どのような薬剤をどのくらい使っているのかを正確に知ることができ，同じ効果の薬が重複していないか，併用する場合に危険がないか確認することができます．また近年，電子版のお薬手帳も登場しています．

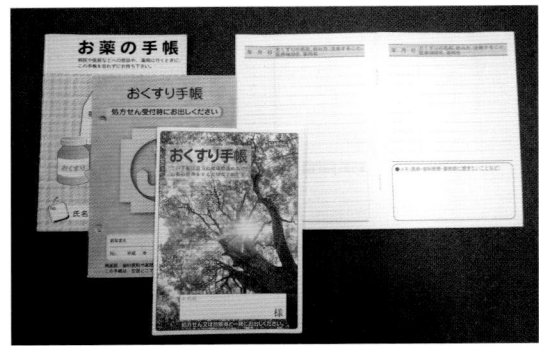

図Ⅳ-1-12　お薬手帳の例

学習課題

1. 入院中に持参薬を使用することによるリスクには，ほかにどんなことがあるか話し合ってみましょう．また，それを防止するにはどうしたらよいでしょうか
2. お薬手帳の実物をみて，具体的にどんな情報が書かれているか，どんなことに役だっているのか考えてみましょう
3. デパケン® という商標で展開する薬剤にはどのような剤形，規格があるか調べてみましょう

引用文献

1) 厚生労働省：厚生労働大臣が指定する病院の病棟における療養に要する費用の額の算定方法の一部改正等に伴う実施上の留意事項について，2022年3月18日〔https://www.mhlw.go.jp/content/12404000/000914213.pdf〕（最終確認：2023年3月3日）
2) 厚生労働省：医療事故を防止するための医薬品の表示事項及び販売名の取り扱いについて　平成12年9月19日（医薬発第935号），2000〔http://www.info.pmda.go.jp/iryoujiko/file/20000919.pdf〕（2014年1月15日確認）
3) 厚生労働省保険局医療課：平成24年度調剤報酬改定及び薬剤関連の診療報酬改定の概要，〔http://www.mhlw.go.jp/bunya/iryouhoken/iryouhoken15/dl/h24_01-06-1.pdf〕（2014年10月21日確認）

E.　点滴静注に関連する事例

> ## この項で学ぶこと
> 1．血管外漏出（点滴もれ）の発生要因や危険因子を理解し，予防できる
> 2．血管外漏出時の対処方法を理解する

事例 ⑲　血管外漏出による皮膚障害

　化学療法中の75歳の患者に抗悪性腫瘍薬注射用マイトマイシンCが前腕の末梢静脈から持続投与された．開始から1時間後に看護師が静脈留置針の刺入部位周辺を観察したところ発赤が認められた．しかし，患者から「痛みはわずかで，静脈留置針を刺し替えるのがつらい」といわれたため，そのまま経過観察をしながら投与を終了した．

　その後，刺入部位の疼痛が強くなり，腫脹・熱感が認められたため，皮膚科にて処置が実施されることになった．

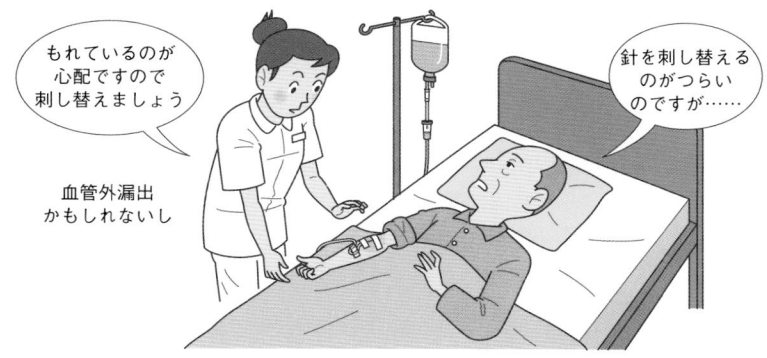

もれているのが心配ですので刺し替えましょう

血管外漏出かもしれないし

針を刺し替えるのがつらいのですが……

▶ 事例の背景

　抗悪性腫瘍薬は細胞毒性があるため血管外漏出による皮膚障害を引き起こす可能性については，看護師は理解していた．しかし，抗悪性腫瘍薬は少量の漏出でも皮膚障害を発生する危険性があることへの認識が低かった．そのため，皮膚の発赤が認められていたが，患者の「刺し替えるのがつらい」という希望を優先してしまった．

事例 ⑳　血管外漏出による皮膚壊死

　医師は，看護師にタンパク分解酵素阻害薬のガベキサートメシル酸塩（エフオーワイ®）注射薬を約2%の濃度で末梢静脈内注射するよう指示した．翌日，看護師は投与していた患者の右前腕が腫脹したが，軽度であったため経過観察をしていた．しかし，その数日後2×2.5 cm大の潰瘍を認め，ただちに皮膚科に受診し治療を開始したが壊死を起こし，植皮術を施行することになった．

（日本医療機能評価機構：医療安全情報 No. 33 事例より改変）

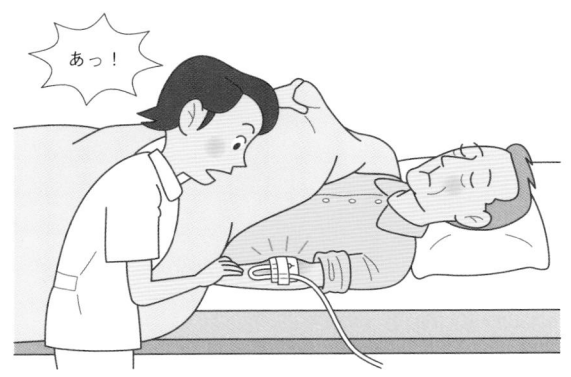

▶ 事例の背景

　ガベキサートメシル酸塩（エフオーワイ®）は，タンパク分解酵素阻害薬であり，医療用医薬品の添付文書の「使用上の注意」には「本剤は高濃度で血管内壁を障害し，注射部位及び刺入した血管に沿って静脈炎や硬結，潰瘍・壊死を起こすことがあるので，末梢血管から投与する場合，本剤 100 mg あたり 50 mL 以上の輸液（0.2%以下）で点滴静注することが望ましい」と記載されていたが，医師も看護師もそのことを知らなかった．

何が起きたのか？

　事例 19 と 20 では血管外漏出を早期に対処できなかったために，皮膚障害が生じてしまいました．

　血管外漏出とは，注射液が血管の外にもれて，血管の周囲の皮下組織や皮膚に障害を与えることです．障害の程度は軽い炎症から，時に難治性潰瘍や壊死にまでいたる場合もあります．

　血管外漏出は，通常「点滴もれ」などといわれ，原疾患と比較して些細な問題とされる場合があるかもしれませんが，血管外漏出を放置したために障害にいたれば，疾患の治癒を遅延させたり，医療への不信感へ発展させることもあるほど重大です．看護師は，血管外漏出に対する知識をもち，発生を予防する必要があります．そして，静脈注射による治療を実施する際には常に十分に観察を行い，早期発見し，適切に対処する必要があります．

事例から学ぶこと

　血管外漏出が発生する誘因は以下のようなものがあります．

a. 血管外漏出の誘因

（1）薬剤（注射薬）の要因

・高浸透圧薬剤

　浸透圧の高い（高 張 液）注射液は，血管に痛みや刺激を与える原因となります．

　高張液を点滴静注するときは，注入針先端に位置する血管が十分に太くない場合，あるいは注射針が血管の壁に接しているような場合には，高張液が急には発散しないため，血管壁が直接強い刺激にさらされて，この部分より漏出が起こると考えられます．また，高

張液が血管外に漏出すると，壊死が生じると考えられています（造影剤など）．

・血管収縮作用をもつ薬剤

アドレナリン，ドパミンなど強い血管収縮作用をもつ薬剤は，その作用によって細胞に酸素欠乏状態が生じ，その結果として血管外漏出が生じて壊死を引き起こすとされています．さらに，末梢循環状態のわるい重症患者で血管外漏出が生じると，容易に局部に薬剤が大量蓄積して，皮膚壊死を生じやすくさせると考えられています．

・細胞毒性作用をもつ薬剤（抗悪性腫瘍薬）

抗悪性腫瘍薬は，細胞毒性作用をもつため血管外漏出で皮膚障害を起こしえます．抗悪性腫瘍薬は，炎症性の違いによって，①壊死起因性抗がん薬，②炎症性抗がん薬，③非壊死起因性抗がん薬の3種類に分類できます．

①**壊死起因性抗がん薬**：少量の漏出でも局所に強い疼痛を伴い，皮膚の紅斑，発赤，腫脹，硬結，水疱形成，びらん，皮膚壊死を生じ，難治性潰瘍へと進行する抗悪性腫瘍薬

②**炎症性抗がん薬**：漏出により紅斑，発赤，腫脹，硬結など局所の炎症を生じる可能性がある抗悪性腫瘍薬

③**非壊死起因性抗がん薬**：薬剤が血管外漏出をしても組織が壊死を生じにくい抗悪性腫瘍薬．皮下や筋肉内投与が可能

また，強アルカリ性注射薬や事例20のようなタンパク分解酵素阻害薬も組織障害性が高い薬剤のため，注意する必要があります（**表Ⅳ-1-5**）．

（2）患者の誘因

・血管脆弱性がある場合

高齢患者・乳児，糖尿病や皮膚疾患がある場合や，頻回な静脈穿刺を受けている血管，放射線照射を受けている場合など．

・循環血液量の減少による血流低下

血行不良や脱水状態．

（3）そのほかの要因

・輸液ポンプやシリンジポンプの使用による機械的な圧迫

輸液ポンプやシリンジポンプは，薬液を一定量持続して注入するという利点がありますが，血管外漏出があったとしても注入が止まらず，かえって薬液を押し込んでしまい血管外漏出を引き起こす場合があります．ポンプは血管外漏出を検知しません．よって，そのことを十分に理解したうえでポンプを使用する必要があります．

・針の穿刺（留置場所）

肘関節，屈曲部などに針を留置した場合は，可動するため針が血管からずれやすく，漏出を生じやすいので注意が必要です．

手背，足背で漏出が生じると局部組織の圧力が高くなり，局部の血流を阻止して壊死が生じやすくなります．

表Ⅳ-1-5　血管外漏出に注意すべき注射剤の例（抗悪性腫瘍薬以外）

分　類	一般名	分　類	一般名
強アルカリ性製剤	チオペンタールナトリウム[*1]	アミノ酸・糖・電解質輸液製剤	ビタミンB$_1$・糖・電解質・アミノ酸液
	フェニトイン	高浸透圧薬剤	各種造影剤
	フェノバルビタールナトリウム		各種高カロリー輸液剤
	ダントロレンナトリウム		ブドウ糖（10%以上）
	カンレノ酸カリウム		タゾバクタム・ピペラシリン
	エポプロステノールナトリウム		D-マンニトール
	炭酸水素ナトリウム		ジアゼパム
	アシクロビル[*2]	電解質補正用製剤	グルコン酸カルシウム
	フロセミド		含糖酸化鉄
	アミノフィリン		塩化カリウム[*3]
血管収縮剤	エチレフリン塩酸塩	そのほか	ガベキサートメシル酸塩[*4]
	ドパミン塩酸塩		ナファモスタットメシル酸塩
	ドブタミン塩酸塩		バンコマイシン塩酸塩（VCM）[*5]
	フェニレフリン塩酸塩		プロポフォール
	アドレナリン		
	ノルアドレナリン		

[*1] 2.5%水溶液として投与．5%溶液は静脈炎を起こすことがある
[*2] 250 mg（10 mL）あたり100 mL以上の補液で希釈
[*3] カリウム濃度として40 mEq/L以下に希釈
[*4] 100 mgあたり50 mL以上の輸液（0.2%以下）で投与
[*5] 0.5 gあたり100 mL以上の輸液に加えて希釈

b. 血管外漏出の予防方法
(1) 医療用医薬品の添付文書を確認

　医薬品を使用する際には，使い方を医療用医薬品の添付文書で確認しましょう（図Ⅳ-1-13）．血管外漏出に関する注意については，主に「適用上の注意」に記載されています．

コラム

医療用医薬品の「添付文書」とは

　医療用医薬品の添付文書は，「医薬品，医療機器等の品質，有効性及び安全性の確保等に関する法律」（薬機法）の規定に基づき作成することが決められている公的な文書である．医療従事者が，医薬品を適正に使用し，安全な薬物療法を実施するための情報源であり，初めて患者に使用する医薬品の添付文書は必ず目を通すようにする．
　医療用医薬品の添付文書の記載項目は決められている．「警告：致死的又は極めて重篤かつ非可逆的な副作用が発現する場合，又は副作用が発現する結果極めて重大な事故につながる可能性があり特に注意を喚起する必要がある場合に記載」「禁忌」「効能・効果」「用法・用量」「重要な基本的注意」「特定の背景を有する患者に関する注意」「相互作用」「副作用」「臨床検査結果に及ぼす影響」「過量投与」「適用上の注意」等の項目がある．

(2) 針の穿刺（留置場所）

・穿刺する血管はできるだけ太い血管を選択します．

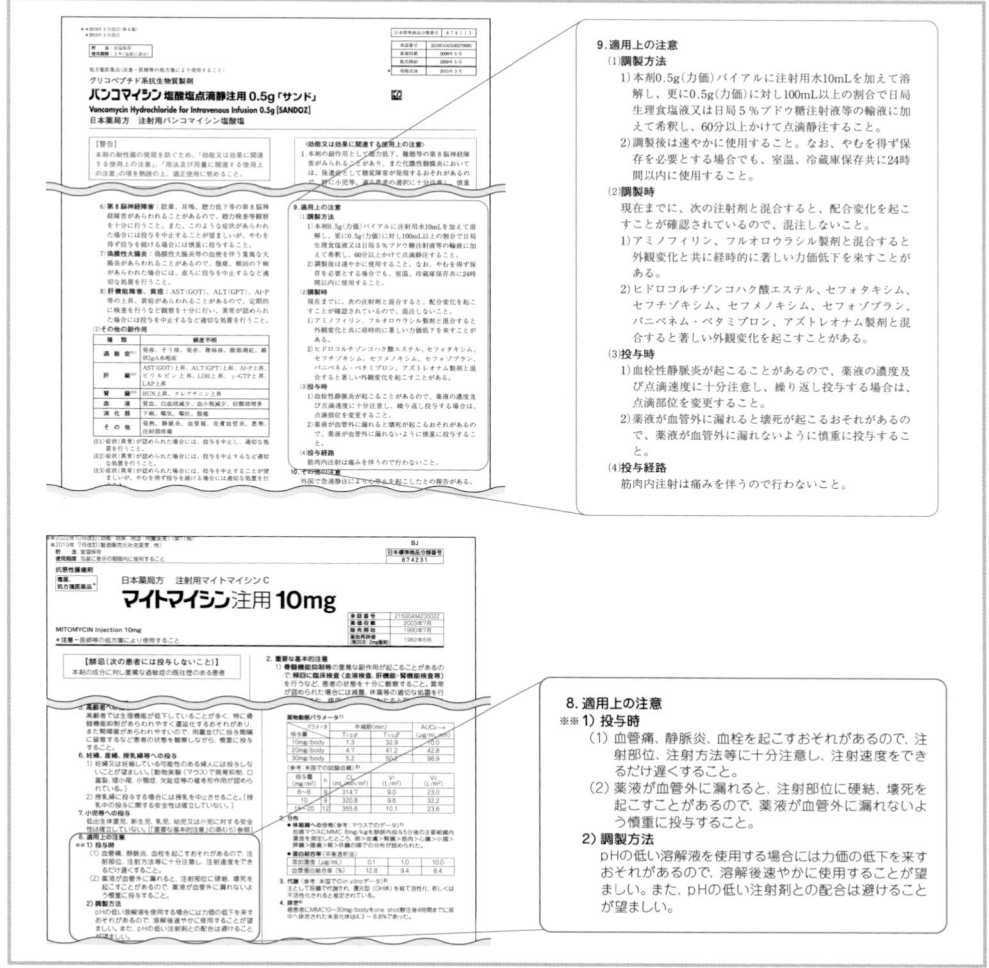

図Ⅳ-1-13　医療用医薬品の添付文書の「適用上の注意」
［サンド：バンコマイシン塩酸塩点滴静注用 0.5 g「サンド」, 2019 年 3 月改訂（第 6 版）／協和発酵キリン：マイトマイシン注用 10 mg, 2022 年 10 月改訂（第 11 版）より引用］

・血管外漏出を起こしやすい薬剤を使用する場合には，中心静脈からの投与が考慮される場合もあります．

（3）固定方法

・留置針の固定部は，観察しやすいように，透明のテープを用います．
・屈曲部位などにやむをえず留置する場合には，しっかりと固定をします．

（4）観　察

・留置針の刺入部位を患者と協力しながら可能なかぎりチェックします．とくに輸液ポンプやシリンジポンプを使用している場合には，機械のチェックのみになりやすいので注意が必要です．一方，意識がない人や乳幼児の場合，注射剤のもれによる疼痛などを訴えることができないのでとくに注意が必要です．

(5) そのほか

- 血管外漏出に注意する注射剤を注入する前には，針が正しく血管内に入っているか否か，血液の逆流を確認します．
- 点滴部位の浮腫を認めたら，たとえ血液の逆流があっても刺し替えます．
- 注射部位と別の放射線照射部位などに皮膚障害をきたすリコール現象（recall phenomenon）[*3] に注意が必要です．よって，針を刺す位置に注意し，一度使用した部位はできるかぎり使用しないようにします．
- 輸液の漏出は必ずしも注射針が静脈からはずれた場合のみとは限りません．注射部位の血管炎により浮腫が起こり，血管のうっ滞で静脈穿刺部位から漏出したり，血管壁の変化で漏出したりすることもあることを考慮します．

c. 血管外漏出時の処置と治療方法

　血管外漏出の処置・治療方法は，漏出した薬剤や患者の病状によって異なるので，必ず医師に確認を行います．血管外漏出の処置や治療法はいろいろと報告されていますがエビデンスレベルが低いものもあります．参考にさまざまな文献で記載されている血管外漏出時の対応法を以下にまとめました．

①ただちに注入を中断し，留置針は抜かずに医師に連絡する
②留置針を抜く前に，ライン内や針に残存する薬液を排除する目的で，投与経路から血液ないし漏出薬液を可能なかぎり吸入する場合もある
③留置針を陰圧をかけながら抜く
④患部の安静挙上（24〜48時間）
⑤局所療法として冷庵法（冷却）やステロイド（副腎皮質ホルモン）等が使用される
⑦漏出した薬剤によって冷却の可否が異なることがあるため，薬剤ごとに医薬品添付文書や薬剤師に確認する
⑧アントラサイクリン系の抗悪性腫瘍薬の血管外漏出時にデクスラゾキサンという治療薬が使われることがある
⑨漏出発見時刻，漏出薬剤名，漏出推定量，針の留置場所，自他覚症状の有無，経過について記録する．最低1週間の漏出部の経過観察を実施する

　血管外漏出時の治療方法は各薬剤の性質に大きく関与するため，漏出障害の発生原因を加味して対処する必要があります．

チームでつくる医療安全

　血管外漏出は医原性疾患（医療者が発生させてしまう疾患）であり，まずは漏出を防ぐことが重要です．静注注射を実施する際には，血管外漏出について十分に理解を深めておくことが必要です．一方で，いくら血管外漏出に注意していても，患者の病態などにより完全には避けられない場合もあります．そのため，早期発見が必要で，血管外漏出が発生してもすぐに対処することが重要です．

[*3]リコール現象（recall phenomenon）：漏出時の障害が消失した症例に再度別の部位から本剤を投与した場合，前回の漏出部に腫脹，紅斑，硬結，壊死，色素沈着が発現して，数日後に回復する現象．

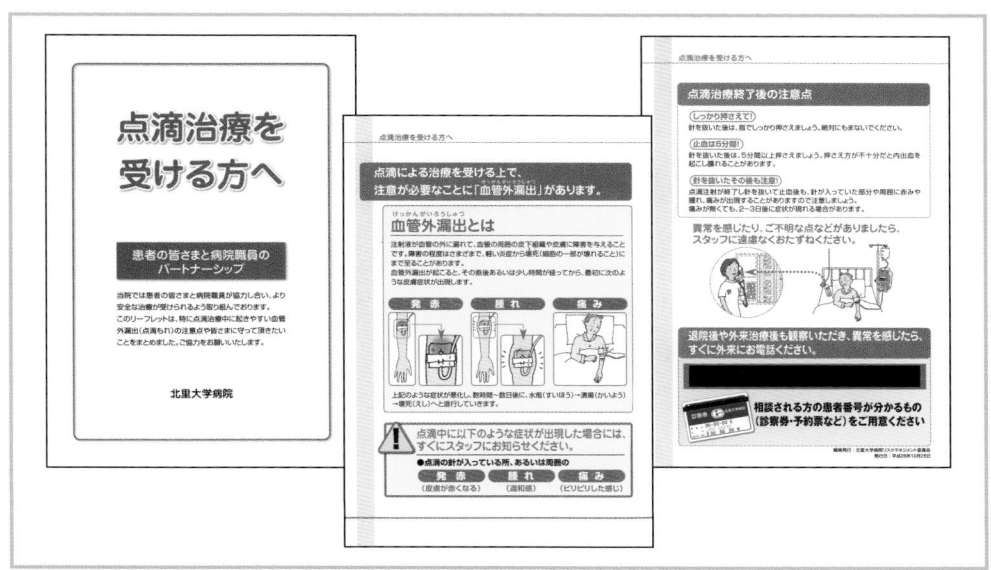

図Ⅳ-1-14　患者用リーフレット（北里大学病院の例）

　医師や看護師のみならず，点滴療法を実施している患者にかかわる①薬剤師，②臨床工学技士，③管理栄養士，④臨床検査技士などの医療スタッフ全員が血管外漏出の症状を知っておくことも大切です．

　血管外漏出に注意する必要がある注射薬については薬剤師にリストを作成してもらい，事前に注意喚起も必要です（**表Ⅳ-1-5**）．加えて，初めて使用する経験のない薬剤については，薬剤師にチェックしてもらい，投与経路などのアドバイスをもらうことも重要です．

　また，血管外漏出発生時に適切な処置が実施できるよう，皮膚科医師や形成外科医師と，またはがん看護専門看護師やがん化学療法看護認定看護師と病棟・外来が協力できるようなシステムをあらかじめ構築することも重要です．

　さらに，血管外漏出がどんな症状であるか患者にリーフレットなどで伝えておくことで，症状が出現したことに早期に気づき対処ができます（**図Ⅳ-1-14**）．

学習課題

1．血管外漏出の発生原因を理解し，予防法を考えてみましょう
2．血管外漏出時の対処方法を話し合ってみましょう

2 　輸　血

　　輸血は，副作用や合併症，過誤などのリスクを伴う医療行為であり，血液型検査や交差適合試験[*1]を行ったうえで実施します．血液型を間違えると血液型不適合輸血（異型輸血）となり，血液型の組み合わせによっては患者の生命にかかわる重大な事故につながります．
　　この節では，誤った患者への輸血についての事例を取り上げ，輸血に関する医療安全を学びます．

A. 輸血に関連する事例

この項で学ぶこと

　1．正しい輸血実施手順を理解する
　2．誤った患者への医療行為に潜む背景を理解する

事例 ㉑ 患者を取り違えた輸血

　　医師より，患者田中正夫さん（血液型 A 型）へ赤血球濃厚液（濃厚赤血球）2 単位の輸血指示があった．
　　看護師は，輸血同意書と田中正夫さんの血液型が A 型であること，医師からの輸血指示書があることを確認した．さらに，同僚看護師と血液バッグ，交差適合試験適合票も確認した．そのあと病室に行き，田中正夫さんと同室に入院している患者田中浩さん（血液型 A 型）に姓名と血液型を聞き，さらにリストバンドで姓名と血液型を確認したうえで，赤血球濃厚液の点滴を末 梢 静脈ラインから開始した．
　　5 分間，患者のベッドサイドでバイタルが安定しているのを確認後，ナースステーションに戻った．15 分後，看護師が病室に再度訪室した際に，田中浩さんと田中正夫さんとを取り違えて輸血してしまったことに気づき，ただちに輸血を中止し，末梢静脈ラインを抜去し，上級看護師と主治医に連絡した．

[*1]交差適合試験（クロスマッチテスト）：患者の血清と血液提供者の血球を反応させる主試験と，患者の血球と血液提供者の血清を反応させる副試験を実施して，凝集や溶血が起こらない適合血液を選択する検査．

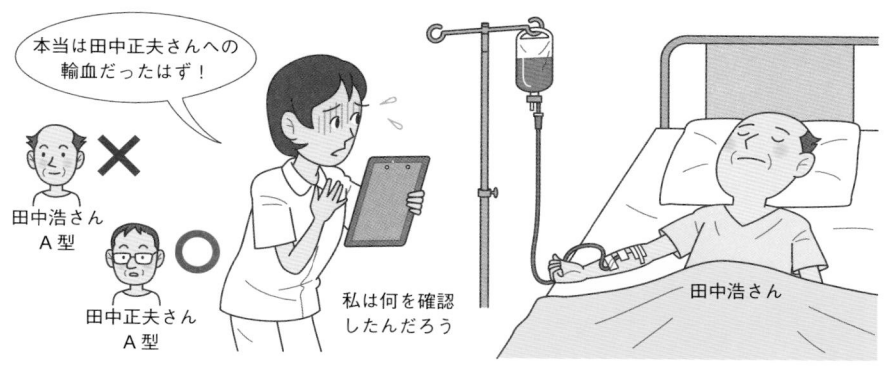

▶ 事例の背景

　本事例では，本人確認に過誤があり，そのため，誤った患者に輸血が行われてしまった．同姓の患者が同部屋に入室していたため，勘違いをしてしまったと考えられる．あるいは，医療の現場では，最初の段階（医師から口頭指示を受けたとき）で，田中正夫さんではなく，田中浩さんのイメージが浮かんでしまうと，その思考から離れられなくなることがあるので，その結果，誤った患者に輸血をしてしまったとも考えられる．

　なお，この病院ではリストバンドは利用していたが，バーコード照合するタイプではなく，機械的照合を行う環境にはなかった．

何が起きたのか

　日本輸血・細胞治療学会（http://yuketsu.jstmct.or.jp/）は輸血過誤防止対策として，輸血実施手順書を図解で示しています[1]．

　その概略は，次のような流れになります．

①輸血同意書の取得→②血液型の検査と記録→③輸血指示の確認→
④血液バッグの確認→⑤患者の確認→⑥適合票にサイン→⑦輸血患者の観察→
⑧使用血液の記録

　本事例の看護師は，①から④までの行動は正しかったと思いますが，⑤の「患者の確認」がしっかりできていませんでした．患者に自分の名前をいってもらってはいますが，容態によっては，しっかり意思を表現できない患者もいます．また，最初から，この患者に輸血をするという先入観があると，自分でそれを否定することがむずかしくなり，過誤につながってしまいます．リストバンドでも確認していますが，これも患者確認の機能を果たしていませんでした．

事例から学ぶこと

　同僚看護師と，血液バッグ，交差適合試験適合票を輸血投与前に確認しています．これは，ナースステーションでの確認作業であったと思われます．日本輸血・細胞治療学会の輸血実施手順の中に，リストバンド未装着者や意識のない患者は，ベッドサイドで，カルテを開いて，医療従事者2人で患者観察を行うことと注意事項に書かれています．本事例

はこのケースとは異なるかもしれませんが，看護師2人でカルテを持って，患者のベッドサイドに行き，2人でこれらのことを確認したほうが，より安全だったと考えられます．

　また，同姓の患者が同室にいたという背景がありました．同姓，同名患者が同じ病棟に入院している場合は，その部署の医療スタッフ全員が知っておく必要があります．同姓，同名，同姓同名だけでなく，場合によっては非常に似た名前などの患者が存在するときも注意が必要です．さらに，2人の患者の血液型が同じであったことも，この事故につながった原因の1つだと思われます．

　今回は，2人の患者に点滴がついていたことも，察知できなかった要因かもしれません（田中浩さんに点滴がついていなければ，その時点でおかしいと察知できたかもしれません）．最初から，この人に輸血をするという先入観があると，どうしてもそれに固執してしまいがちです．これは，医療の現場ではよく起こる行動なので，看護師は十分に気をつける必要があります．

　輸血をする前に，患者の貧血の程度，たとえば，血液中ヘモグロビン量，ヘマトクリット値（血液中に占める赤血球容積の割合）などを日々，把握しておく必要があると思われます．徐々に貧血が進行しているのであれば，医師が指示を出す前に，そろそろ輸血の指示が出るのではないかと，心の準備ができていたかもしれません．また，しっかり患者の観察を行っていれば，貧血症状のない患者に輸血をすることは明らかにおかしいと，その時点で，気づくことができたかもしれません．

　手順書⑤の患者を確認するという行為は，病院によりそのルールが異なっています．

（1）患者の氏名を患者自身の言葉で確認する
（2）患者識別バンドのID番号，氏名，年齢，性別などをカルテと照合し確認する（デバイスによる器械的照合も含む）
（3）足底などに書かれた患者の氏名をカルテと照合し確認する

　さらに，(1)〜(3)の組み合わせなどで，行われていることが多いです．病院によっては，確認方法の3原則（目視確認，指差し確認，声出し確認）で実施しているところもあります．患者確認の院内ルールを再度，スタッフ一同確認し，場合によっては，より安全度の高い方法に変えていく必要もあると思います．輸血直前の患者確認に加え，輸血バッグと患者との照合，輸血指示書，輸血同意書の有無の確認も当然ながら必要です．

　輸血開始後5分間の状態を観察し，15分後に再度，確認に行ったことは，正しい行動です．日本輸血・細胞治療学会の輸血実施手順書の⑦に「輸血患者の観察」という項目がありますが，そこには「輸血開始後5分間，患者の状態を観察する．15分後と終了時にも観察し，輸血副作用の有無・内容を記録する」とあります．

　輸血を誤った患者にしてしまったことに気づき，すぐに輸血を止めほかの医療者をよんだのは正しい判断でした．

　本症例のような輸血は，行われる頻度が高いにもかかわらず，患者の死亡に直結するかもしれない非常にリスクの高い医療行為です．さらに，救命救急室，手術室，ICUでは，緊急で施行しなければならない状況もよくあり，施行まで時間が許されないことも多いので，実施者は，非常にリスクの高い医療行為だということを，再認識し，手順を十分理解

し，輸血施行時にはすべての確認事項を漏らさず行うことが必要です．

コラム

ご存じですか？　輸血に使われるラベルの色分け

　各血液型が色で識別されているので，すぐわかるようになっている．下に実際の輸血に使われるラベルを示した．血液型の横には D（Rho）陽性と書かれているが，血液型には，A/B/O/AB 型以外にも，Rh 型＋（プラス）ないし，Rh 型−（マイナス）という血液型もあるので注意が必要である．血液型の確認の際は，この Rh 型も含めて確認する必要がある．

　赤血球濃厚液−LR と書かれている場合の，LR（leucocyte reduced）は，白血球を減らしてあるという意味である．血液製剤のなかに白血球が含まれると，輸血を受けた患者に，非溶血性発熱反応，輸血関連急性肺障害，輸血関連移植片対宿主病（輸血中の白血球，リンパ球などが患者の組織を攻撃することで起こる反応．一度起こると重症化し，予後不良の合併症が起こる）などの有害事象が起こる．

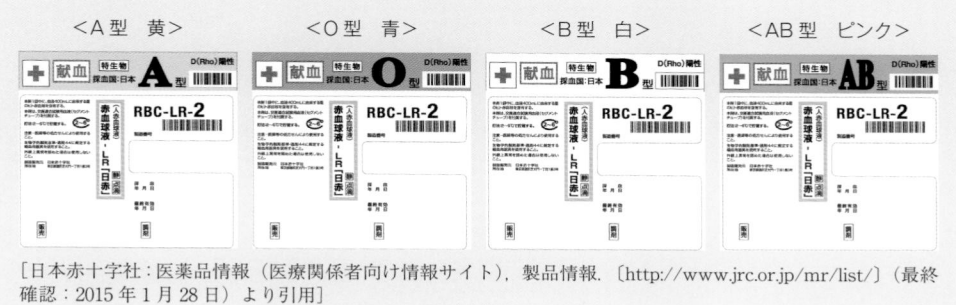

［日本赤十字社：医薬品情報（医療関係者向け情報サイト），製品情報．〔http://www.jrc.or.jp/mr/list/〕（最終確認：2015 年 1 月 28 日）より引用］

　日本輸血・細胞治療学会では，血液型不適合輸血時の治療指針を出しています．最初の処置として，次のように示しています．

①輸血を中止
②留置針は残したまま接続部で輸液セットを新しいセットに交換
③乳酸リンゲル液をつなぎ，最速で点滴
④導尿
⑤10 mL ヘパリン採血を行い，血液型を再検査

　この後の対応は，患者の血液型と不適合輸血した血液製剤の血液型，種類により治療方法が異なります[2]．

　今回は，たまたま血液型が同じであったために大きな副作用は出ませんでした．ただし，輸血された血液は患者の血液と交差適合試験が行われていませんので，なんらかの副作用が起こることも考えられます．末梢静脈ラインはその後の治療のために必要なので抜去するべきではありませんでした．もし不適合だった場合，全身状態が悪化し，末梢静脈ラインをとるのがむずかしくなることもありますし，ショックを起こしてしまい，ただちに昇圧薬を投与する必要が起こることもあるからです．

チームで作る医療安全

　輸血にかかわるエラーは重大な結果をもたらすことが多いので，輸血をする看護師はひとつひとつのステップで本人確認を行う必要があります．本事例の対策の一つとして，同姓患者を同部屋に入院させない配慮も必要でした．ほかの医師や看護師どうしの，“同部屋に同姓の○○さんがいるから気をつけてね”の一言がエラーの抑止になることもあるので，情報の共有，コミュニケーションの頻度・密度をあげる努力を普段からしておくとよいと思われます．

　今回，この病院では，バーコードなどによる機械的照合ができるリストバンドではなかったことも，過誤を回避できなかった要因と思われます．安全管理上のこれらの機器の導入も，病院全体で考慮する必要があります．

学習課題

1．輸血実施手順が確実に行えるか話し合ってみましょう
2．血液型不適合輸血のときの対応について調べてみましょう

引用文献

1)　日本輸血・細胞治療学会：日本輸血・細胞治療学会【図解】輸血実施手順（表），〔http://yuketsu.jstmct.or.jp/wp-conten/themes/jstmct/images/medical/file/reference/Ref11-1.gif〕（最終確認：2023年3月3日）
2)　長嶋光樹：輸血事故対策．ダイナミック・メディシン2（下条文武，齋藤　康監），p.6-25，26，西村書店，2003

3 治療・処置

　看護師は，さまざまな治療・処置にかかわります．それらが適切に行われるよう，十分な知識と技術をもつ必要があります．

　この節では，グリセリン浣腸実施に伴う有害事象（直腸粘膜損傷・直腸穿孔），酸素流量の未確認についての事例を取り上げ，治療・処置に関する医療安全を学びます．

A. グリセリン浣腸実施に関連する事例

この項で学ぶこと

1. 立位でのグリセリン浣腸の実施に伴う危険性を理解する
2. 安全にグリセリン浣腸を実施するための要件や，環境調整方法を理解する

1●グリセリン浣腸の目的

　グリセリン浣腸（図IV-3-1）は，グリセリン浣腸50%液を直腸内に注入することで，①腸管壁の水分を吸収することに伴う刺激作用によりグリセリンが便に浸透すること，②浸透作用によって腸管内へ水分が移動することによって便が徐々に柔らかく滑らかになることで便を排泄しやすくします．同時に腸管からの水分の移動が刺激となり，蠕動運動を起こさせ，排便を促します．主に便秘時，腸疾患時の排便を促す際に使用します．

2●グリセリン浣腸の製品について

　浣腸剤が充てんされたポリエチレンまたはプラスチック製のディスポーザブル注腸容器

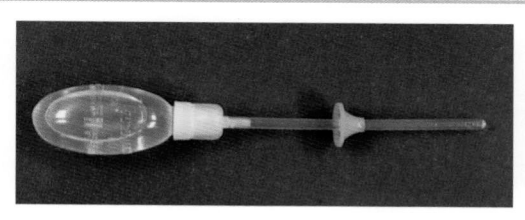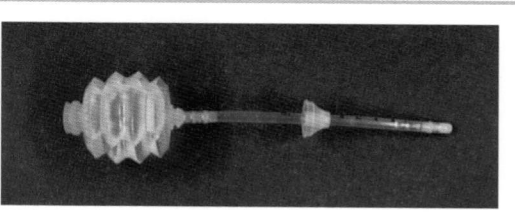

図IV-3-1　グリセリン浣腸の例
挿入の目安のために，カテーテル部分に目盛りがついています．スライド式ストッパーがついているものは，ストッパー部分を手で固定して挿入します．
[医薬品医療機器総合機構：PMDA 医療安全情報 No.34, p.2, 2012, 〔https://www.pmda.go.jp/files/000143821.pdf〕（最終確認：2023年10月10日）より引用]

に，肛門から挿入するカテーテルがついており，直腸へ注入しやすい形状になっています．潤滑油が別途必要な製品もあり，複数の製品があるため，添付文書を確認し正しい使用法を確認します[*1].

事例 ㉒ 浣腸実施による直腸穿孔

　胆石の手術を受ける患者の手術前処置として「グリセリン浣腸 60 mL」の指示があり，夜勤看護師は患者が起床後の 6 時に浣腸を行うこととした．「（朝の）トイレが混んでいる時間帯なので，使用したいときにトイレが空いていないと困る」と患者が不安を訴えたため，トイレ内の手すりバーで体を支えた前屈の状態で，看護師は浣腸を実施した．カテーテルを 6 cm を目安に挿入して浣腸液を注入しようとしたところで，患者が強い疼痛を訴えた．

　診察の結果，カテーテルによると思われる直腸穿孔が生じていることが判明し，この患者は予定の手術ではなく直腸穿孔の緊急手術を受けることとなった．

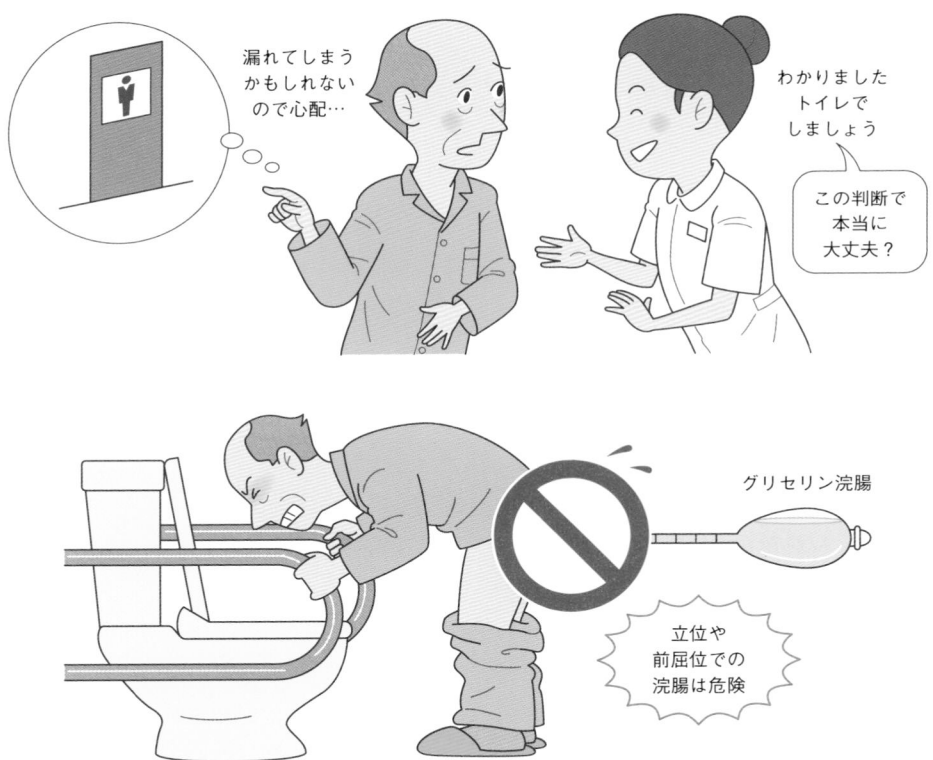

▶ **事例の背景**

　グリセリン浣腸を手術当日の起床直後に実施することが多く，トイレが混んでいる時間で，これまでも「急いで使用したいのにトイレが空いていない」と患者から苦情を受ける

[*1] 禁忌事項は全メーカー同様の内容なので，使用前に確認する．

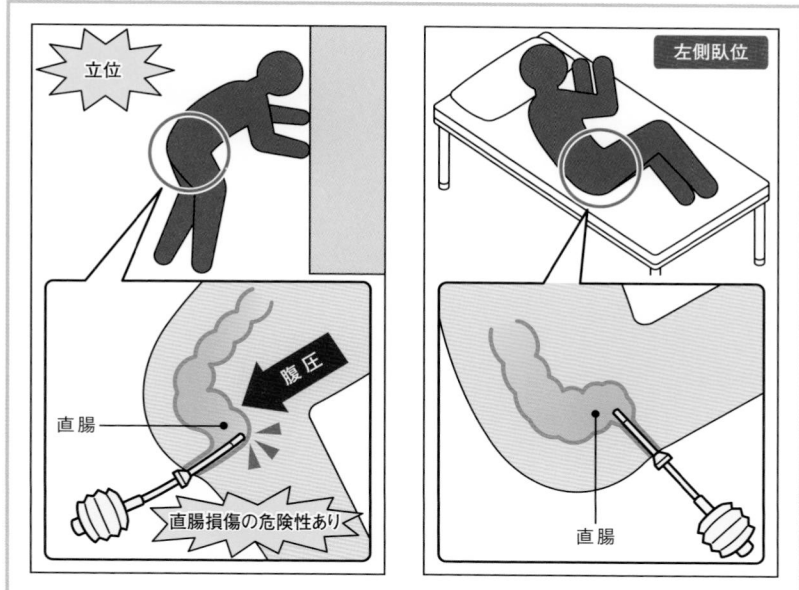

図Ⅳ-3-2　浣腸の実施体位による危険性（立位と左側臥位の違い）
［日本医療機能評価機構：医療事故情報収集等事業 医療安全情報, No. 157, p.1, 2019 年 12 月.
〔https://www.med-safe.jp/pdf/med-safe_157.pdf〕（最終確認：2023 年 10 月 10 日）より引用］

ことがあった．看護師はその回避のためにはトイレ確保がよいと考え，トイレ内でのグリセリン浣腸を実施した．

何が起きたのか

　左側臥位と立位では，直腸の形態が異なります．立位では肛門から挿入したカテーテルがまっすぐに直腸腔内を進まず，直腸前壁に当たりやすいと考えられます（**図Ⅳ-3-2**）．また，立位では患者の緊張がとれないため，肛門の緊張もとれにくく，直腸の収縮によってカテーテルを安全に挿入しにくくなります．さらに，立位や前屈位では肛門の位置を確認する視野が確保されにくいため，挿入長が不確実になります．その結果，事例 22 ではカテーテルが挿入しにくくなった腸管に，手探りで浣腸を実施することになり，直腸前壁を浣腸のカテーテルが強く当たり粘膜損傷にいたってしまいました．患者の思いと不安軽減を優先させたことが誘因となり，正しい方法で正しい処置が行われず，有害事象にいたりました．

事例から学ぶこと

　有害事象が発生したかどうか把握するためには，観察のポイントを押さえておく必要があります．カテーテルによる粘膜損傷の徴候としては，肛門部，会陰部の疼痛，出血（下血）などがあり，溶血や腎機能障害の徴候としては，尿の混濁，血尿，尿量減少などがあります．直腸穿孔した場合には，腹腔内に汚染したグリセリン液や腸内容物が流出することによって腹腔に感染性の炎症が生じる危険があります（腹膜炎）．

　正しい方法とその根拠を理解することが大切です．「患者が左側臥位で口呼吸をする」という浣腸実施時の体位は，解剖生理の視点から挿入経路を確保できること，臥位のほうが肛門の緊張が取れ，口呼吸することで直腸の収縮も緩むことでカテーテルと粘膜の摩擦も減り，抵抗が少なくなるためスムーズに挿入できます．また，視野の確保も十分にできるので，カテーテルを進める方向や挿入長の確認もしっかり目視で確認できます．処置を正しい方法でその根拠を理解して実施することは，患者が安全に処置を受けられることはもちろんのこと，看護師が手技を確実に行ううえでも重要であり，看護師の安全の確保にもつながります．

　この事例で注目すべきところは，「実施者は浣腸の正しい知識と技術をもっていたか」ということと，「患者の希望を通すことが正しいか」ということです．実施者が正しい知識と技術をもっていなかった場合，患者の希望だけで誤った手技がなされてしまう危険性があります．また，患者の希望が優先されるのは当然のことですが，正しい知識と技術をもっていたら，患者の希望どおりに実施できるとは限らず，正しい安全な方法で浣腸を実施するなかでどれだけ患者の希望を叶えることができるか，という判断になるでしょう．この2つの視点で対策を考える必要があります．

　また，グリセリン浣腸の実施時間や，その時間帯の業務量，そもそもグリセリン浣腸が適切な処置かどうかということも考えなくてはなりません．

チームでつくる医療安全

　患者の希望を叶えることや不安の軽減は，忘れてはいけない大事なことです．しかし，看護師は処置やケアを安全に提供する必要があります．そのため，安全に処置やケアを提供するために，正しい方法を実施することを妨げない範囲で，患者の希望を叶えるというような判断ができるようになること，患者が不安に思うことが起こったときにどう対応できるか，ということが求められます．

　ただし，患者に無理難題の要求をされたときに，ほかの仲間に相談する必要があり，チームとして，また病棟看護師として態度を一貫することが大切です．

学習課題

1．立位で浣腸をするとどのような危険があるのか，解剖生理の視点で説明してみましょう
2．浣腸実施時の優先順位の考え方について説明してみましょう

B. 酸素療法に関連する事例

この項で学ぶこと

1．酸素流量確認の重要性を理解する
2．投与している酸素が患者に届くためのルートの確認方法を理解する

1 ● 酸素療法の目的と方法

　　酸素療法は，さまざまな原因で起こる呼吸不全に対して，酸素需要がある場合に，低酸素血症の改善の目的で行われます．酸素供給システムには低流量式・高流量式があり，使用されるデバイスは経鼻カニューレ，酸素マスクなど多種多様です．酸素は，病室にある中央配管から供給する場合（**図Ⅳ-3-3**）と，移動可能な酸素ボンベから供給する場合（**図Ⅳ-3-4**）があります．

> **事例 ㉓** 酸素療法中の酸素供給の停止
>
> 　息苦しさがある患者に，経鼻カニューレを用いて2L/分の酸素を投与していた．トイレ歩行時のみ一時的に経鼻カニューレをはずし，ベッドに戻ると経鼻カニューレ装着，酸素開始を繰り返していた．
>
> 　トイレを終えて戻ってきたことを知らされた看護師は，患者に経鼻カニューレを装着した．しかし，30分後に患者が息苦しさを訴えた．確認したところ，酸素流量がゼロを示しており，酸素が投与されていないことがわかった．

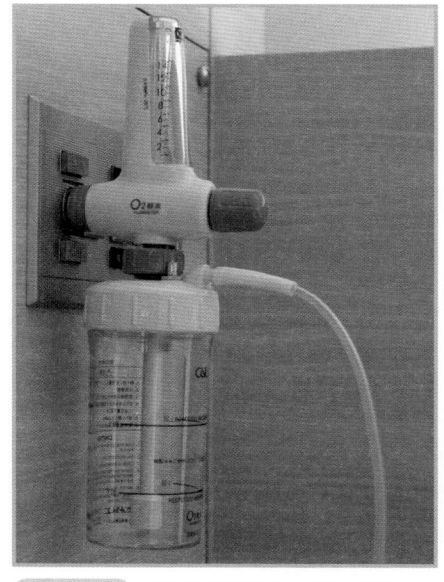

図Ⅳ-3-3　中央配管からの酸素投与
［写真提供：（株）セントラルユニ］

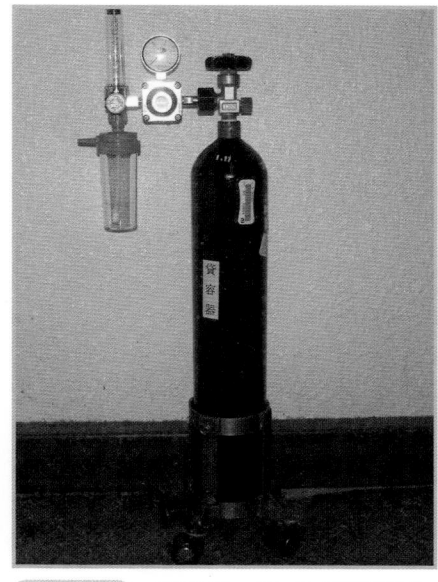

図Ⅳ-3-4　酸素ボンベからの酸素投与
［写真提供：（株）セントラルユニ］

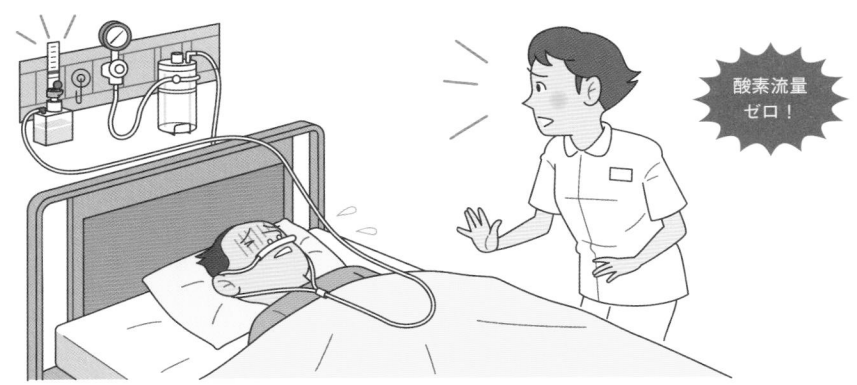

▶ **事例の背景**

　一時的に酸素をはずしてトイレに行くことを1日に何度も繰り返している患者であった．装着のつど，流量設定から患者への供給部分までを指差しや手でたどって確認するという手順があいまいになっていた．息苦しさがある患者が酸素吸入しているにもかかわらず，歩行という酸素需要が増える行動をするときに経鼻カニューレをはずすという患者の行動を，十分にアセスメントできていなかったために許容してしまった．

　　事例 ㉔ 酸素療法中の酸素供給量の減少

　　酸素ボンベを使用して検査から戻ってきた患者の酸素ルートをベッドサイドの中央配管からの酸素ルートに切り替えるためチューブを接続した．その後，患者の酸素飽和度が低くなったため確認したところ，チューブの接続部に弛みがあり，酸素のもれが生じて患者に十分な酸素が届いていないことがわかった．

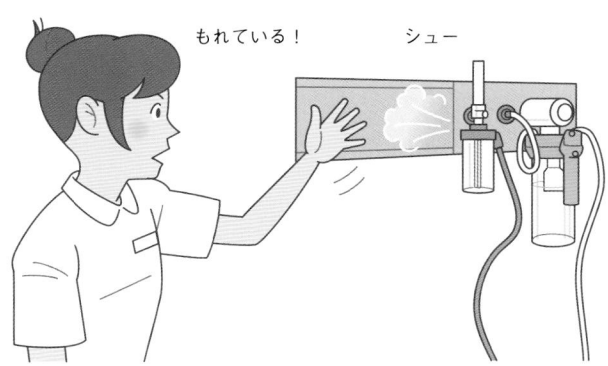

▶ **事例の背景**

　酸素ボンベで酸素供給を続けながら検査から戻った患者を，手早くベッドに戻し本来の酸素供給ルートにつないだ．自分でいつものとおりにつないだので安心と思い，ルートを手でたどって確認しなかったため，チューブ接続部の弛みを発見できなかった．

何が起きたのか

　酸素を供給する配管開口部（または酸素ボンベなど）から患者の体に酸素が届くまでに異常がないか，確認ができていない結果，酸素療法が中断され，息苦しさや酸素飽和度低下といった症状が患者に発生しました．事例23に関しては息苦しさのある患者が歩行するときに酸素投与を看護師の判断で中断しています．そのうえ，酸素療法を再開するときに必要な手順を確認できていないため，酸素療法は中断されたままになってしまいました．「何回もやっていること」「いつもどおりにやった」と思い込みで行動してしまい，確認すべきことをしなかったことも，これらの事例の要因です．

事例から学ぶこと

　事例23は酸素療法を開始する手順のもれ，事例24は酸素供給時の不確実な操作に関する事例だといえます．

　酸素療法に関する事故は，開始時，移動後，接続変更に伴い生じることが多くみられます．患者の移動後や酸素のデバイスを変更したあとは，酸素を供給している源（ボンベや配管開口部）から患者に投与している最終部分（経鼻カニューレや酸素マスク）まで手でたどって，流量，デバイス・チューブの接続部を確認することが必要です（**図Ⅳ-3-5**）．事例23に関しては，看護師の判断で酸素療法を中断しています．安静時にも息苦しさがある患者が，歩行するとなれば酸素需要は増えます．このことをアセスメントできれば酸素療法を中断せずに対応する方法を考えられていたはずです．

　また，「何回もやっていること」「いつもどおりにやった」と間違いが起こるはずないと

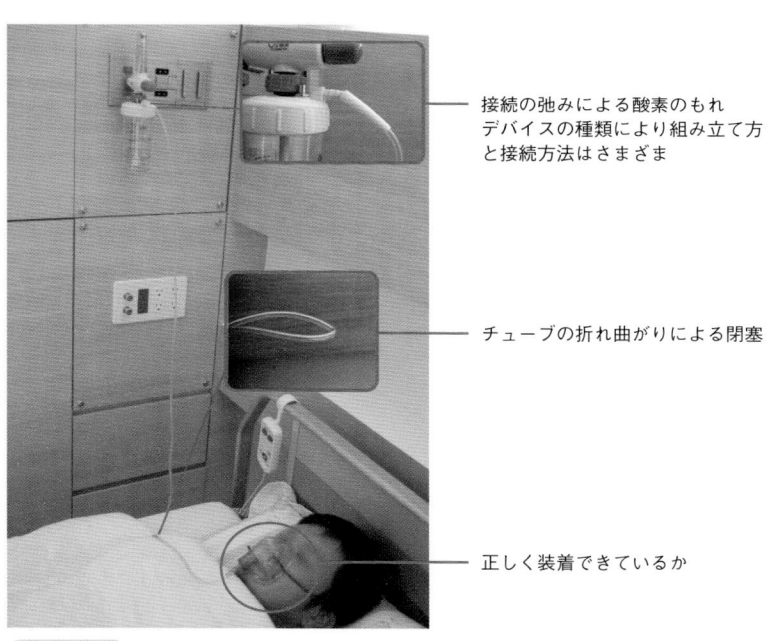

接続の弛みによる酸素のもれ
デバイスの種類により組み立て方
と接続方法はさまざま

チューブの折れ曲がりによる閉塞

正しく装着できているか

図Ⅳ-3-5　酸素供給ルートのリスク
［写真提供：（株）セントラルユニ］

思い込んで行動してしまうことは，思いがけぬ事態を招いてしまうものです．どのような場面でも確認するべきことを確実に実施することは重要です．

チームでつくる医療安全

　酸素療法を行ううえで，確認・観察する事項はたくさんあります．患者の安定した呼吸の確保をするために，時間切迫が生じることや複数の人がかかわることもあります．処置の前後に誰が酸素投与ルートの確認をするのかを，明確にしておきましょう．

　なお，使用するデバイスに関連する項目は，それぞれ異なるため，デバイスごとに確認する内容も変わってきます．それぞれのデバイスの特徴を理解して，使用方法を習得し，安全に酸素療法が行えるように添付文書の確認をしたうえでマニュアルを整備し，教育をする必要があります．また，確認する項目の漏れを防ぐためのチェックリストの導入も検討するとよいでしょう．

　患者に適切な呼吸ケアを安全に行うために活動する多職種で構成されたRST（呼吸サポートチーム）があります．このチームは，酸素療法をはじめとする呼吸ケアに関わるマニュアルや手順の整備，職員に対し呼吸ケアに関する教育，呼吸ケア対象患者に安全で適切な呼吸ケアが提供されているか定期的にラウンドし確認します．呼吸ケアに関する問題はこのチームと共有し，解決することができます．

学習課題

1．酸素療法に必要な知識と技術は何か述べてみましょう
2．酸素が患者に確実に届くためのルートの具体的な確認方法を述べてみましょう

4 医療機器・医療材料の使用・管理

　医療の進歩に伴い，ますます多くの医療機器・医療材料が使用されるようになっています．医療機器などの管理は臨床工学技士[*1]が行うことが多いですが，看護師も操作方法などを理解し，機器を正しく使用できるようにする必要があります．

　この節では，輸液ポンプなどの流量の確認忘れ，「スタンバイ」にした人工呼吸器の開始忘れなどについての事例を取り上げ，医療機器や医療材料に関する医療安全を学びます．

A. シリンジポンプ・輸液ポンプに関連する事例

この項で学ぶこと

1. 医療機器を使用する際の安全確認の必要性を理解する
2. 輸液ポンプ・シリンジポンプの安全対策を理解する

事例 25 薬剤の流量の間違い①

　看護師はシリンジポンプを使用して血液製剤を 50 mL/時の流量で投与した．終了後，同じシリンジポンプを使用して別の薬剤を 5 mL/時で投与する予定であったが，シリンジポンプの流量の変更と確認をするのを忘れた．シリンジポンプの残量アラームが鳴り，流量の変更をしなかったことに気づいた．

（日本医療機能評価機構：医療安全情報 No. 13 事例を一部改変）

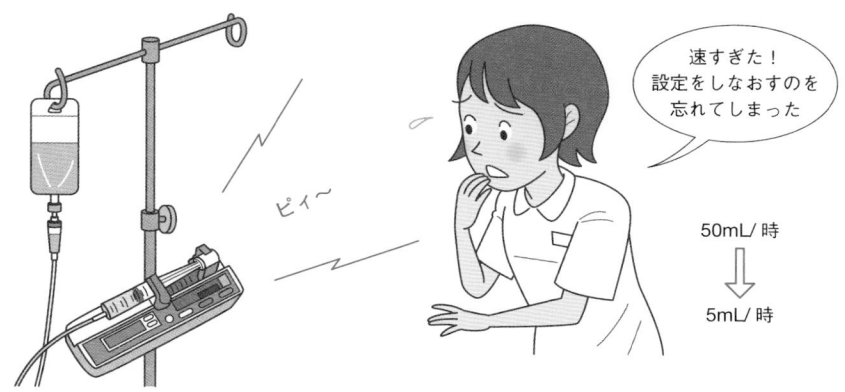

[*1] 臨床工学技士：医師の具体的な指示を受け，診療の補助として，厚生労働省令で定める生命維持管理装置の操作および保守点検を行う国家資格をもった者．「生命維持管理装置」とは，人の呼吸，循環または代謝の機能の一部を代替し，または補助することが目的とされている装置をいう．

▶ **事例の背景**

　シリンジポンプを投与ごとに用意できる病院はあまり多くはなく，ほとんどの病院では1投与が終わったあとに引き続き同じシリンジポンプを使用して投与することが多い.

　本事例では，シリンジポンプで血液製剤の投与が終わったあとに引き続き同じシリンジポンプを使用して，別の薬剤の投与を開始する際に投与流量を変更するのを忘れ，指示された10倍のスピードで投与されてしまった.

事例 ㉖　薬剤の流量の間違い②

　輸液ポンプで輸液製剤Xと輸液製剤Yを切り替えて使用していた. 輸液製剤Xを125mL/時の流量で投与し，終了後，同じ輸液ポンプを使用して輸液製剤Yを20mL/時で投与する予定であったが，看護師Aは輸液ポンプの流量の変更と確認をするのを忘れた. その後，看護師Bが患者の病室に行った際，流量が変更されていないことに気づいた.

（日本医療機能評価機構：医療安全情報 No.13 事例を一部改変）

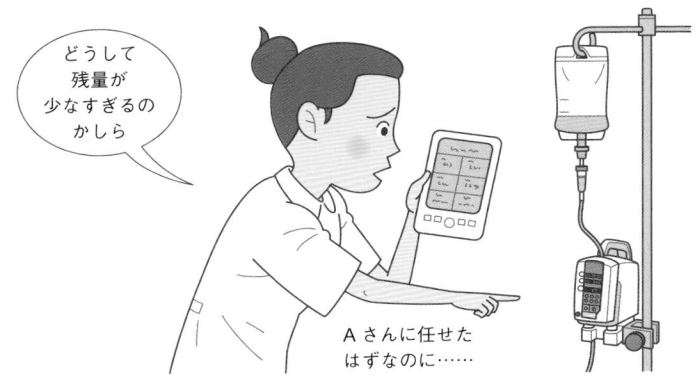

▶ **事例の背景**

　この事例では，輸液製剤Xの予定量が終了してアラームが鳴ったが，担当看護師Bは手が離せなかったため，看護師Aに輸液製剤の交換を頼んだ. 看護師Aはアラームを停止して，そのまま次の輸液製剤Yに交換し，輸液ポンプの流量を変更せずにその場を離れた. その後，受け持ちの看護師Bが病室に行くと，輸液製剤Yの残量が予定より少なくなっていることに気がついた事例である.

何が起きたのか

　まず事例25, 26の双方に共通していえることは複数薬剤に輸液ポンプ・シリンジポンプを継続して使用するのは，望ましくないということです. 1回ごとに返却，貸し出しをすることが望ましいです. しかし，事例の背景でも記載したように，医療資源の不足から，病院によっては効率化として輸液ポンプ・シリンジポンプの継続使用が行われています.

　輸液ポンプ・シリンジポンプを必要数揃えることができない状況において使用に関して

いえることは，このような操作方法と確認方法には問題があるということです.

事例から学ぶこと

　輸液ポンプ・シリンジポンプに関連した事例の多くは，このような「流量の間違い」が多く，「数字の入れ間違い」「小数点の見間違い」「予定量と流量との入力間違い」によるものです. その原因を追求すると，流量入力方法に関してエラーを起こしやすい仕様であったことがわかったのです.

　そこで厚生労働省は，2003年3月に「輸液ポンプ等に関する医療事故防止対策について」の通達を出しました[1]. それを受けて日本工業標準調査会は，機械側のエラーを起こしにくい対策品を提供するためにJIS規格「医用電気機器−第2-24部：輸液ポンプ及び輸液コントローラの安全に関する個別要求事項」を改定しました.

コラム
輸液ポンプとシリンジポンプの違い

　輸液・輸注ポンプは輸液，注射薬の単位時間あたりの注入設定量を決め，機械式作動で正確に患者に注入するための機器の総称で，輸注ポンプの名称でシリンジポンプも含まれる.
　大きな違いは，その精度にある. JIS規格において，シリンジポンプの誤差精度は±3%以内，それ以外のポンプ類は±10%に規定されている.
　シリンジポンプは，注射用シリンジのサイズが50 mLまでしかセットできないので大量の薬液投与には適さず，循環作動薬，麻酔薬等の微量でも効果が高い薬剤の注入に適している. したがって，入力間違いを起こすと身体に重大な影響を及ぼすため，安全管理を徹底しなければならない.

　使用者が間違えないような製品をつくるように国に規制されたため，2005年以降はより入力間違いをしないような安全対策が施された製品がつくられるようになりました. 現在，安全対策を施した輸液ポンプ・シリンジポンプには図Ⅳ-4-1の医療事故対策適合品マークが貼付されています.

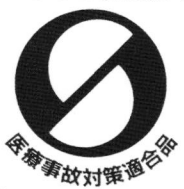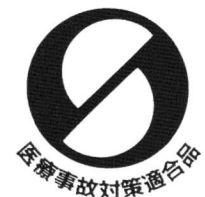

図Ⅳ-4-1　ポンプの適合マーク
このマークは厚生労働省通知「輸液ポンプ等に関する医療事故防止対策について」（医薬発第0318001号　平成15年3月18日）に記された基準に適合しているものに自主的に貼られている.

コラム

ローカルルールの危険性

　輸液ポンプの設定ミスで，過量投与をしてしまった事故の事例を紹介する．

　ある病院の一般病棟のルールでは，総輸液量を決めて，それを総時間で割って時間あたりの輸液量を算出し設定していた．一方，同じ病院の ICU では，時間当たりの輸液量を決めて，それに時間を掛け合わせて総輸液量を算出して設定するルールとしていた．

　〔一般病棟〕まず総輸液量　　　　　→　　総輸液量÷総時間＝時間当たり輸液量

　〔ICU〕　　　まず時間当たり輸液量　→　　時間当たり輸液量×総時間＝総輸液量

　この病院の場合，輸液ポンプに設定する量は同じつもりで，指示を出す医師が一般病棟でのルールのまま，ICU で指示をした場合にどうなるだろうか．表示されている「総輸液量」を「時間当たり輸液量」だと誤認し，それに総時間を掛けたものを「総輸液量」と判断・指示受けしてしまうことになり，結果，膨大な量となってしまう．

　このような事故を回避するには，病棟ごとのローカルルールは廃止して，病院全体で輸液ポンプ，シリンジポンプの処方指示や設定方法を標準化することが必要である．

チームでつくる医療安全

　現在の対策適合品は**図Ⅳ-4-2** で示すように，すべての機器が輸液製剤などの予定量と流量を入力しなければ開始できません．たとえば，予定量と流量を逆転して入力した場合には開始されず，警報（アラーム）が鳴ります．新しいポンプの使い方は，臨床工学技士に説明を受け，わからないことは確認しておきましょう．

　日本医療機能評価機構の報告書に事例 25, 26 に類似した事例も公表されており，類似事例が起きた医療機関が立てた改定策が報告書に記載されているので以下に紹介します[3]．

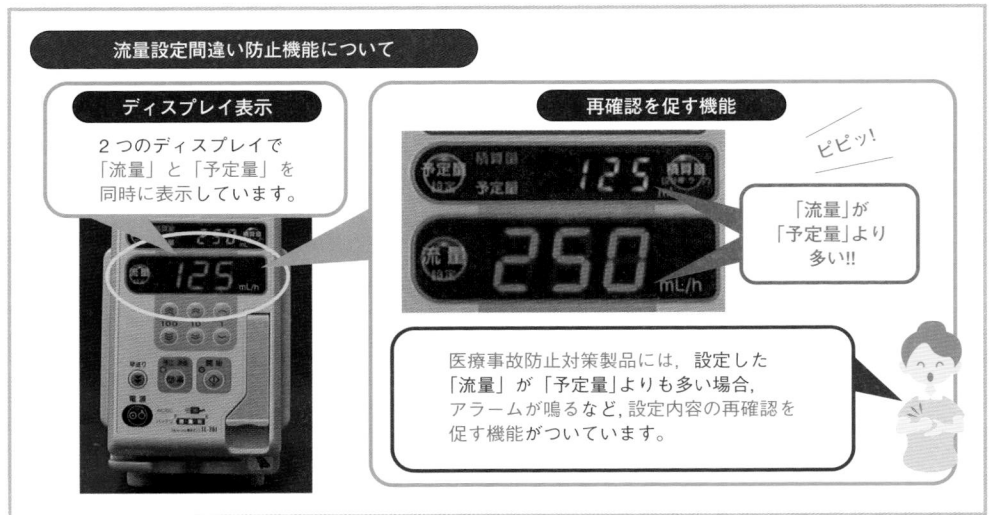

図Ⅳ-4-2　医療事故防止対策通知対応輸液ポンプのディスプレイ表示

〔医薬品医療機器総合機構：PMDA 医療安全情報，輸液ポンプの流量設定時の注意について，2011〔http://www.info.pmda.go.jp/anzen_pmda/file/iryo_anzen21.pdf〕（最終確認：2014 年 1 月 9 日）より引用〕

1）マニュアルの厳守

- マニュアルにしたがって設定時・設定変更時・薬液交換時はダブルチェックを声に出し，指差しして確認を行う

2）確認の徹底

- 指差し，声出し確認の徹底
- ルートを手探りし，指示薬ルートがどこにつながっているか確認する

3）教　育

- 病棟内で，カンファレンスを行い，日ごろ，自分たちの行動を振り返る
- タイムリーな報告を行うことの重要性について再確認する

　輸液ポンプ・シリンジポンプは，看護師が使ういちばん身近な医療機器です．看護師の点滴業務にかかわる時間を軽減できるうえ，確実に薬剤投与ができます．しかし，機械はあくまで機械です．人間の注意と確認がなければエラーを起こし，医療事故につながります．「指差呼称」を奨励して，事故防止につなげましょう．

コラム

医療機器の機能改善による安全性の向上

　入力間違いを防ぐ工夫には，ルールの標準化以外に医療機器の機能向上もある．予定量と流量を入力設定する場合，多くの機器は「3桁の上下押し釦（こう）方式」による設定方式になっているが，それが桁間違いを起こす原因となる危険性がある．

　そこで近年では，「1つ上下押し釦方式」もしくは「ジョグダイヤル方式」に変更されている．また，入力間違いを防ぐ工夫として，桁表示に工夫を加え，小数点以下を赤表示で強調することや輸液予定量の表示色を変えることで視認性を高めている．生産コストは高くなるが，カラー液晶画面への切り替えも行われている．

　視認性を高めるために，株式会社 JMS 製輸液ポンプ OT-808 では単色液晶方式（図）から前カバー半分を使用する大型カラー液晶方式を採用している．カラー液晶画面を採用することで以前から使用されていた切り替え式の流量・予定量のボタンを廃止して，新たに独自のボタンを設けた．設定内容で文字の色，大きさなどを変更して視認性を高め，安全性の向上に貢献している．

　また，新しい発想として輸液ポンプ IP-100 では，テンキー入力の技術を輸液ポンプの入力画面に採用して操作できる仕組みを組み込んでいる．スマートフォンなどでお馴染みの，液晶画面タッチ入力にすることで，予定量と設定量を指示表に従って確認しながらテンキーで入力できるほか，操作手順ミスの防止やアラームの場所，その解除方法を細かく表示できるインフォメーション機能を搭載している．あまり輸液ポンプを使わない病院，病棟ではこの機能は有用である．また，画面構成を使用する病院ユーザーによってカスタマイズできることも安全性の向上につながるといえる．さらに安全性を高める工夫として WiFi 機能を搭載している．この WiFi 機能は PC 専用ソフトと連携して，ポンプの使用場所，設定や稼働状態を遠隔で監視することが可能になり，管理面でも安全性が向上する．

　しかし，機器が進化して安全性が向上しても，設定間違いは起きてしまう．ミスは多くの場合，多重業務・勤務交替時・ポンプ交換時などに起きている．業務が正しく遂行できる時間を作ることも安全を守るための義務である．準備・開始など必要なところは十分時間を掛け，スタッフ同士のコミュニケーションを取りながら業務を進める必要がある．その積み重ねが医療安全につながるのである．

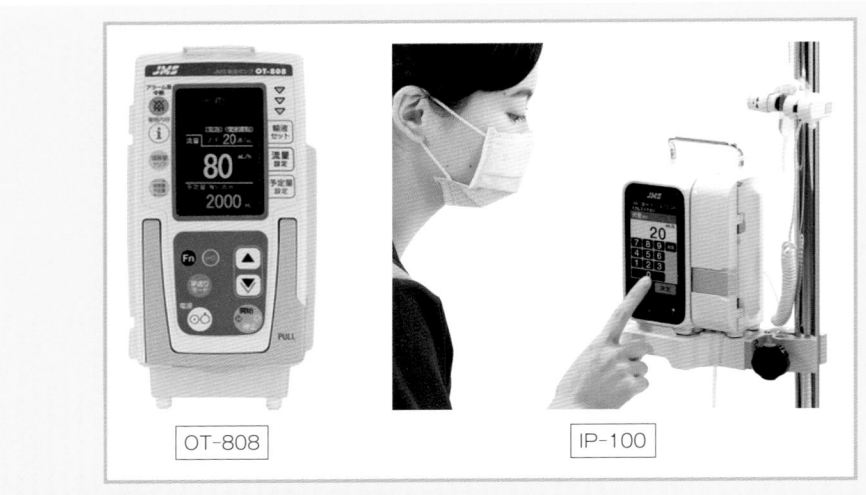

OT-808　　　　IP-100

［写真提供：ジェイ・エム・エス］

学習課題

1．在宅用のポンプ類について調べてみましょう．また，安全性について話し合ってみましょう

2．カリウム製剤や循環器製剤が大量・急速注入されたときの危険性を再認識しましょう

▌引用文献▌

1)　厚生労働省：輸液ポンプ等に関する医療事故防止対策について（医薬発第 0318001 号：平成 15 年 3 月 18 日），2003〔http://www.mhlw.go.jp/stf/shingi/2r9852000000mhcqatt/2r9852000000n958.pdf〕（最終確認：2014 年 1 月 8 日）

2)　日本工業標準調査会：日本工業規格（JIS T 0601-2-24：2005）　医用電気機器—第 2-24 部：輸液ポンプ及び輸液コントローラの安全に関する個別要求事項，2005〔http://kikakurui.com/t0/T0601224200501.html〕（最終確認：2014 年 1 月 8 日）

3)　日本医療機能評価機構　医療事故防止事業部：医療事故情報収集等事業　第 31 回報告書（平成 24 年 7 月〜9 月），153-155 頁，2012〔http://www.medsafe.jp/pdf/report_31.pdf〕（最終確認：2014 年 1 月 8 日）

B. 人工呼吸器に関連する事例①

この項で学ぶこと

1．人工呼吸器を使用する際の安全確認を理解する
2．看護行為と医療機器との関連を考え，理解する

事例㉗　人工呼吸器の再開忘れ①

　患者は自発呼吸をサポートするために人工呼吸器を装着していた．看護師Aは，患者の体位を変えるため，人工呼吸器のモード（方法・様式）を「オン」から「スタンバイ」に切り替え，看護師Bとともに患者の体位を変えた．その後，看護師Aは，人工呼吸器のモードを「スタンバイ」から「オン」に切り替えず退室した．しばらくして，看護師Aが患者の病室に行くと，人工呼吸器による換気が行われていなかった．

（日本医療機能評価機構：医療安全情報No.37 事例を一部改変）

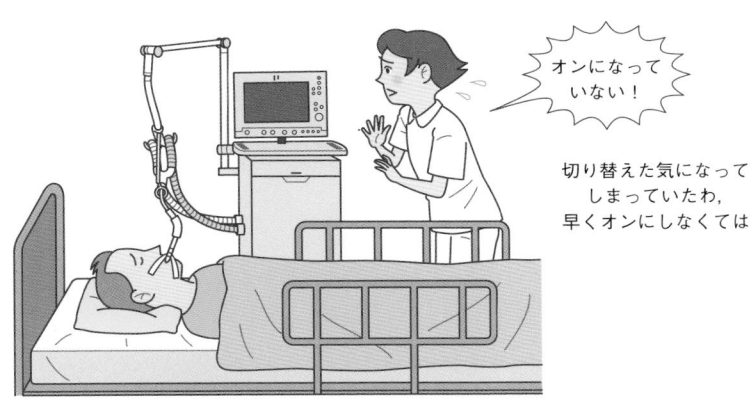

▶ 事例の背景

　患者は自発呼吸があるので，ある程度，呼吸換気ができており，人工呼吸器の換気補助は必要としたものの，一時的には呼吸器を装着しなくてもよい状態であったといえる．

　看護師Aは，体位変換の際に挿管チューブもしくは気管切開チューブが抜けるのを防止する目的でチューブ先端と人工呼吸器のコネクタを切り離した．その際，人工呼吸器がそのまま作動すると「低圧アラーム」が鳴り続けるため，周囲の患者に迷惑になると思い，消音ボタンを押して音を消すのではなく，あえて人工呼吸器のモードを「オン」（準備中・待機中から人口呼吸器が動作を開始して監視状態になったモード）から「スタンバイ」（人工呼吸器の初期設定が終わり，動作する準備中，待機中などになるモード）に切り替えてアラームが鳴らないようにした．この行為は従前から行われており，慣習化していたため，それを見ていた看護師Bも当然の行為と思い，注意喚起を怠っていた．

　体位変換が終わり，看護師Aは人工呼吸器のモードを「スタンバイ」から「オン」に戻

すのを忘れていたが，自分はモードを「切り替えた」と思い込み，人工呼吸器の画面など
で換気開始の確認を怠った．そのため，看護師 A が再び訪室するまで患者は人工呼吸器に
よる換気が行われていなかった．

事例❷❽ 人工呼吸器の再開忘れ②
　　患者はトイレに行くため，一時的に人工呼吸器をはずし，経鼻カニューレに切り替え
た．その際，看護師 C は人工呼吸器のモードを「スタンバイ」にした．患者がトイレ
から戻った際，看護師 D は患者に痰の吸引を行い，人工呼吸器を装着した．このとき，
看護師 D は人工呼吸器のモードを「スタンバイ」から「オン」に切り替えるのを忘れ
た．　　　　　　　　　　　（日本医療機能評価機構：医療安全情報 No. 37[1]事例を一部改変）

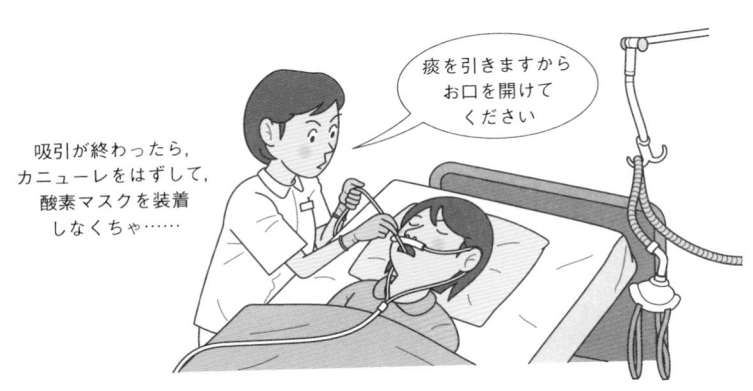

吸引が終わったら，
カニューレをはずして，
酸素マスクを装着
しなくちゃ……

痰を引きますから
お口を開けて
ください

▶ **事例の背景**
　　患者は「一時的に人工呼吸器をはずし，経鼻的な酸素投与に切り替えた」と書かかれて
いることから，非侵襲的換気療法*2（noninvasive ventilation：NIV）によるマスク換気
を行っており，トイレや食事などで一時的にマスクをはずすときには経鼻カニューレによ
る酸素投与で血中酸素濃度を保ち，ベッドに就寝した際にマスクを装着して呼吸補助を
行っていたものと思われる．
　　このような患者の場合，マスク呼吸補助による補助換気前には必ず口腔内，気道，でき
れば経鼻内も吸引をして，マスク換気中に陽圧がかかったときに痰などが肺胞内に侵入す
るのを防ぐ必要がある．
　　本事例では正しく吸引行為が行われていたが，看護師 D は吸引作業とマスク装着などの
多重作業に追われていたため人工呼吸器のモードを「オン」にすることを忘れてしまった．
しかし，看護師 D は人工呼吸器のモードを「スタンバイ」から「オン」に切り替えたと思

*2 非侵襲的換気療法：気管挿管や気管切開を行って直接気道を確保し換気する方法に対して，これら以外の方法で行
われる人工換気を非侵襲的人工換気と称する．多くの場合気道内圧を陽圧に保ちつつ，肺胞換気を補助する目的
で，マスクを用いて陽圧をかける非侵襲的陽圧換気法（NPPV）が一般的である．
利点としては，気管挿管を行わなくても陽圧呼吸が可能であり，患者にとって会話，食事などが可能であり，気管
挿管を行う際の合併症を回避できることがあげられる．

い込み，人工呼吸器の画面の確認も忘れたため，患者は十分に換気ができなかった．

何が起きたのか

まず人工呼吸器のモードの切り替え，換気のスタートについて考えてみましょう．

a. スタンバイモードとは

人工呼吸器は医療事故防止対策済みの機器が多く，電源をシャットダウンしにくい設計や，電源を入れると前の設定を継続させて呼吸管理が始まるもの，または病院（診療所）があらかじめ設定した基本設定や緊急人工呼吸器管理に移行するものなど，実際の患者が使用するのに適切な換気条件の設定やアラーム機能になっていません．

また，多くの人工呼吸器はあらかじめテストラング[*3]などをつけて，日常点検，始業点検，回路テストをするモードをもっており，このモードを使用して人工呼吸器の自己診断や装着患者に合わせた適切な換気条件の設定やアラーム設定をしています．

スタンバイモードとは，装着患者に合わせた換気条件，アラーム設定を維持したまま換気を停止するモードです．人工呼吸器から送気はされていないので，この状態で挿管チューブなどをつなぐとチューブにふたをした状態となり，たいへん危険で患者の死亡事故にもつながります．

「スタンバイ」には人工呼吸器の種類によって，「スタンバイ」「スタンバイモード」「スタンバイ機能」など，いくつかの名称がありますので気をつけましょう．

b. なぜ事故は起きたのか

本事例では，いずれも患者に人工呼吸器を装着したあと，呼吸器のモードを「スタンバイ」から「オン」に切り替えるのを忘れ，さらに確認もせずに退室していますから，人工呼吸器から送気がされず，患者はたいへん危険な状態であったことが推測できます．

では，なぜこのような事故が起きたのでしょうか．

まず，看護師が画面を見ただけでは「スタンバイ」と「オン」の区別がつかなかったのではないかという疑問ですが，図Ⅳ-4-3は人工呼吸器（Servo i ユニバーサル）をNIVモードで使用したときの，実際の「スタンバイ」と「オン」の画面です[2]．スタンバイでは明らかに画面上に「Standby」の文字が表示されており，停止しているのがわかります．電源を入れたあと，スタンバイ表示となり，始業点検，患者回路テストが行われ，何の問題もなければ画面下に「適」の文字が出て作動を停止して待機状態となります．この状態から機械の前面にあるスタンバイ/換気開始ボタンを押すと「スタンバイ」を解除して黄色のランプが消え，換気が開始されます．患者に人工呼吸器を正しく装着し換気が行われると，グラフィック波形と実測数値データが表れて患者の呼吸状況が読み取れます．

もう1つは，看護師は換気開始操作がわからなかったのではないかという疑問です．

事例28では，看護師が「オン」から「スタンバイ」にモードを切り替えていますから，この疑問は解消できます．事例28でも看護師Cは「スタンバイ」に切り替えていますので操作を理解していることがわかります．しかし，看護師Dはわからなかった可能性があります．実際，人工呼吸器の機種によっては「スタンバイ」モードから患者に接続すると

[*3] テストラング：人工呼吸器の動作を確認するために蛇管の先端に接続する抵抗のついたゴム製の袋．製品ではモデル肺などがある．

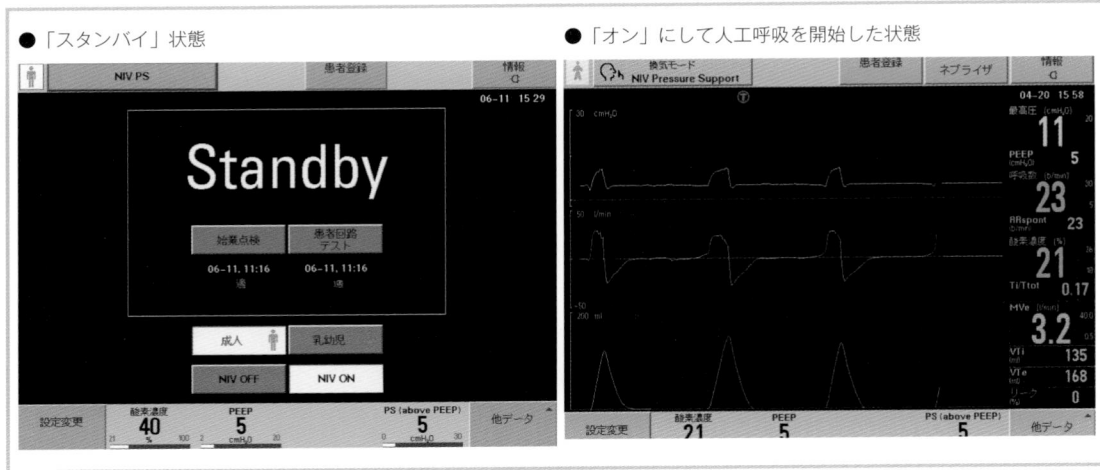

図Ⅳ-4-3　人工呼吸器（Servo i ユニバーサル）の表示画面
［写真提供：フクダ電子株式会社］

自動的に換気を開始する機器もありますので，復帰方法ついても説明書の内容などを熟知して使用しなければなりません．

事例から学ぶこと

事故対策には以下のような方法があります．
①「スタンバイ」モードの動作を正しく理解して使用する，操作方法が不明のまま使用しない
②吸引操作では「サクションサポート」などの専用モードを使用する
③「スタンバイ」モードの使用を禁止して，患者から人工呼吸器をはずした場合は，先端にテストラングをつけて人工呼吸器が作動した状態にする
④患者から人工呼吸器をはずしたら，何もせずアラームは鳴らしたままの状態にする
⑤「スタンバイ」モードは使用するが，接続時に「オン」にして作動したことを確認してから患者に接続する
⑥人工呼吸器の使用法について臨床工学技士などから指導を受けた人のみが使用許可とする

ただ，すべてにいえることは，再開したときに必ず確認をすることです．部屋やその場を離れるときには必ずダブルチェックで開始を確認します．以下に確認する必要のある項目を記述しました．

①胸郭の動きを見て，患者の肺に酸素が送られているか

②人工呼吸器の作動音を聞いて，呼吸器がスムーズに動いているか

③画面などを確認して，換気設定，アラーム設定が指示どおりになっているか

④カプノメータ*4，パルスオキシメータ*5 などの生体情報モニターが正しく装着されており，バイタルサインが吸引などの作業行為以前の値と変わりがないか

⑤周囲の環境を確認して，人工呼吸器のチューブなどが引っ張られていないか

⑥電源ケーブルや配管ホースなどが整理されているか

⑦緊急時に備えて，バッグバルブマスク*6 などの補助換気装置，緊急挿管セットが準備してあるか

　皆さんも経験があるかもしれませんが，「鍵をかけたはず」「電気を消したはず」と思っていても，忙しい日常のなかで時間や物に気をとられてつい忘れてしまった，ということはありませんか？　習慣でしていることは「したはず」と思っていても，うっかり忘れてしまうことがあります.

　看護においても，1人で作業を行っている場合は，緊張や責任感からうっかり忘れるということはあまりないかもしれません. しかし，本事例のように2人の動作が交差する場合は，お互いに譲り合いや信頼関係が生まれ「あの人なら確実」など頼りがちになります.

　事例27，28から学ぶことは，①処置が終わってその場を離れるときは，人工呼吸器の動作を指差呼称で確認すること，②チェックリストに従って点検すること，③人工呼吸器の動作に同調して胸郭が動いていることを確認することです. これらを習慣づけることが必要です.

コラム

システムの違いによるエラー

　「人間は間違いを起こす生物」といわれている. 一方で，航空機，鉄道産業で事故が極めて少ないのは，一つ一つの動作に個人が責任をもち，指差呼称を実行して動作の確認と安全を図っているからである. しかし，近年，システムの違いによる事故も増えている. 少し古いが，航空機で大事故になった事例がある.

　1994年4月26日，台北から名古屋に向けて夜間最終進入中の中華航空が，異常な機首上げによって失速，墜落，炎上し多数の死傷者を出した. 原因はエアバスA300-600型に新しく導入された自動化システムにあった. 当時，操縦桿を握っていた副操縦士が着陸のためにエンジン出力を絞ろうとして，誤ってそばにある「ゴーアラウンド（進入復行）」のボタンを押してしまったことで異変が起きた.

　この新しく導入された自動化システムは，飛行機自身がコースや姿勢，エンジン制御の自動修正をしてくれるものであった. 着陸状態の飛行機にゴーアラウンド，つまり「着陸をやり直す」という指示を与えたため，今まで着陸態勢の機体に対してコンピュータはエンジン出力を上げて，機首を上げる動作に入った. ところが，副操縦士と機長は悪天候でもないので着陸のやり直しをする必要がなく，システムが新しくなっても以前操縦した機体操作と同様に操縦桿

*4 カプノメータ：呼気ガス中の二酸化炭素濃度を連続的に測定する医療機器.
*5 パルスオキシメータ：動脈血酸素飽和度（Spo₂）を非観血的かつ連続的に測定できる装置.
*6 バッグバルブマスク＝アンビューバッグ：患者の口と鼻から，マスクを使って他動的に換気を行うための医療機器.

を押せば，自動操縦下であってもゴーアラウンドのボタンがキャンセルできて，予定どおりに着陸できると勘違いしてしまった．しかしながら，新しい自動化システムはゴーアラウンドのボタンをキャンセルしないと，着陸のやり直しを続ける指示のままになってしまう仕様であった．いくら操縦桿を押して高度を下げようとしても，逆に飛行機側のコンピュータはすでに着陸のやり直し体制に入っているのに，それに反して加わった逆の力（操縦桿による「下降する」）を誤りと判断して，さらに機首を上げていく方向になり，最後には出力を上げて機首を上げすぎたため失速し，墜落してしまったのである．このようにシステムの違いを勘違いして事故は起こってしまった．

なお，自動車の自動運転支援装置は，危険が迫りブレーキを掛ける，追い越しをするためにアクセルを踏むなどの操作をすると手動運転に切り替わる．人間の意思による操作が加わると，人間が判断して安全にコントロールする仕組みに切り替わるのである．

さて，人工呼吸器の安全管理において，このような航空機墜落事故，自動運転支援装置から学ぶことはどのようなことだろうか．最新の人工呼吸器では自動ウィーニングモードなどの自動機能が備わった機種も出てきている．しかし，患者の血行状態や酸素化，自発呼吸などをよく観察して機械任せにせず，個人が責任をもって管理することが大切である．

次に施行時の点検だが，安全性を考えるなら違う視線で安全確認，指差し呼称を実行したほうが安全性を高まる．ダブルチェックは基本だが，同じ動作・同じ確認方法ではなく，違う視線に立って行うことが重要である．また，何かおかしい，危ないと感じた場合はすぐに手動式人工呼吸器に切替え，緊急連絡をして応援を呼び，臨床工学技士や呼吸療法の専門家に点検をしてもらうことが必要である．

チームでつくる医療安全

日本医療機能評価機構の報告書に事例 27，28 に類似した事例も公表されており，類似事例の医療機関が立てた改善策（表Ⅳ-4-1）が報告書に記載されています．この改善策は一例ですので，参考にしていただき，RST にも介入してもらいつつ，よりよい安全策を考えていきましょう．

表Ⅳ-4-1　類似事例の医療機関による改善策

①行為後の確認，行為後の患者観察の徹底
・人工呼吸器本体に「処置後胸郭の動きを確認」と表示し，注意喚起した
②吸引時には，スタンバイ機能の使用禁止
・マニュアルに「吸引時はスタンバイ機能の使用禁止」を追加した
③事例の周知
・医師には，医療安全室長が事故の経緯と吸引時のスタンバイ機能の使用禁止を伝えた
・看護師には，看護師長がスタッフ 1 人ひとりに吸引時のスタンバイ機能の禁止を伝えた
・周知の結果を，院内ラウンドの際に確認をした
④看護師への人工呼吸器の研修
・人工呼吸器を使ったことがない，あるいは何年も使っていない看護師を対象に，人工呼吸器関連の器具を触ってみて，安全に操作できることを目標とした初級研修の実施
・人工呼吸器管理を行っている看護師を対象に，人工呼吸器装着中の管理の根拠を学び，実践上のリスクを知り，安全にケアができることを目標とした中級研修の実施
⑤人工呼吸器マニュアルの改定
・マニュアルが実践できているかのチェックリストを作成し，実践できている者が人工呼吸器の操作ができる体制を確立する予定

［日本医療機能評価機構：医療事故情報収集等事業（平成 23 年 年報），p.467，2012 より引用］

　最近の人工呼吸器は使用中に突然止まったり，設定が変わったりすることはきわめて少ないです．多くの事故が「バッテリー運転のままだった」「間違えて電源コード，配管を抜いてしまった」「モードを戻し忘れて確認しなかった」「操作がわからずボタンを押し間違えた」などの人的要因によるものです．点検整備が整っている人工呼吸器であれば電気と医療ガスがあれば動き続けます．その使用方法について臨床工学技士やメーカーから説明，指導を受け，積極的に自分から学習していけば問題なく使いこなせる機器です．自己の考えや思い込み，安易な知識で使用しないようにしましょう．

学習課題

1．在宅人工呼吸器の安全性を考えてみましょう
2．人工呼吸器の使用場所やアラーム音が聞こえないときの危険性を再認識しましょう

■引用文献■

1)　日本医療機能評価機構：医療事故情報収集等事業（平成 23 年　年報）「『スタンバイ』にした人工呼吸器の開始忘れ」（医療安全情報 No. 37 について），p.465-467，2012
　　〔http://www.med-safe.jp/pdf/year_report_2011.pdf〕（2013 年 1 月 9 日確認）
2)　フクダ電子：サーボベンチレータシステム　SERVO-I V3.0　取り扱い説明書

C. 人工呼吸器に関連する事例②

この項で学ぶこと

1．人工呼吸器のモニター確認の徹底の重要性を理解する
2．人工呼吸器装着前後の患者の状態確認の必要性を理解する

事例㉙　人工呼吸器の再開忘れ③

　RST は一般病棟に人工呼吸器や高流量酸素療法の安全管理の回診を行っている．集中治療室から退出して人工呼吸器を装着している患者について，回診時に自発呼吸がしっかり出ているので，人工呼吸器の離脱の提案をした．主治医は理学療法士に呼吸リハビリの指示を出し，人工呼吸器は夜間のみの装着で日中ははずすよう指示を出した．

　ある日の夜，看護師が人工呼吸器の回路を気管切開カニューレに装着して，スタッフステーションに戻ると人工呼吸器を装着した患者の生体情報モニターが，酸素飽和度が低下してアラームが鳴っており，数値を確認すると 80％を切っていた．あわてて部屋を訪床すると人工呼吸器の回路と患者はつながっていたが人工呼吸器がスタンバイの状態だった（図Ⅳ-4-4）．

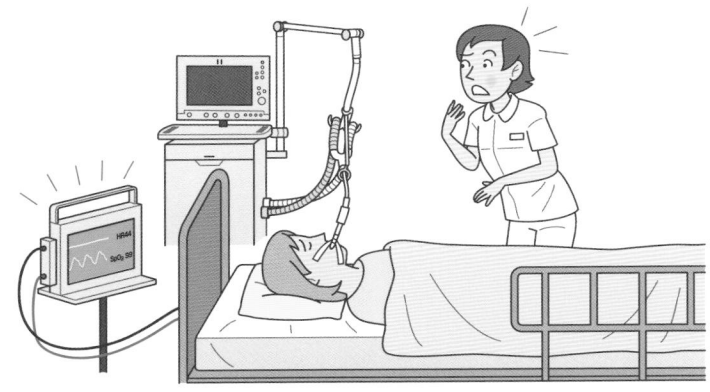

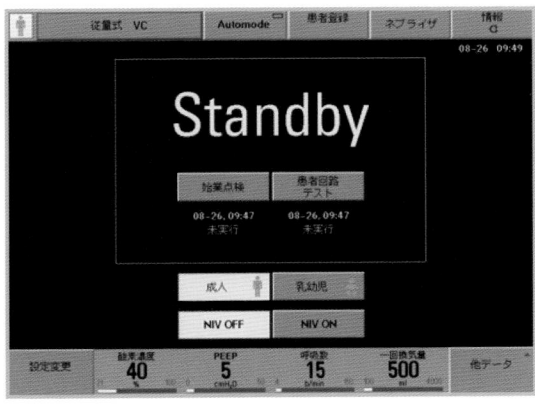

図Ⅳ-4-4　人工呼吸器のモニター（病室到着時）

▶ **事例の背景**

　集中治療室で人工呼吸器を装着したが，慢性的な疾患で人工呼吸器をなかなかはずせない症例がある．しかし，重症患者がどんどん集中治療室に入ってくると，長期入室している患者が一般病棟に転室するケースがある．そこで，一般病棟で人工呼吸器を離脱するときには，多くの症例で ON-OFF 法（後述）を使用して人工呼吸器を離脱する．今回は，慣れていないスタッフが操作中にナースコールが鳴ってそちらに気を取られてしまい，手順の途中でベッドサイドから離れて人工呼吸器の換気スタートボタンを押し忘れたままスタッフステーションに戻ってしまった．

何が起きたのか

　ON-OFF 法は人工呼吸器の離脱の方法で，人工呼吸器をはずしている時間を少しずつ伸ばしていき最終的に人工呼吸器をはずす方法です．この方法で人工呼吸器を離脱中に，人工呼吸器と患者側の人工気道は接続しましたが，医療スタッフが途中で別件のナースコールに対応したため，人工呼吸器の換気スタートボタンを押し忘れてしまいました．そのために，患者は人工呼吸器が止まった状態のままで接続され，呼吸できずに酸素飽和度が下がってしまいました．

事例から学ぶこと

　事例 29 と類似のトラブルは多くの施設で発生しており，事故に至ったケースもあります．日本医療機能評価機構より安全情報が発出されています[1]．人工呼吸器の装着やはずしたときには，すぐにベッドサイドを離れずに，生体情報モニターの数値の確認，患者の呼吸数や呼吸困難感の確認を行ってから離床するようにします．また，装着した後には，人工呼吸器のグラフィックモニター（**図Ⅳ-4-5**）で換気が行われているかを確認します（**図Ⅳ-4-6**）．

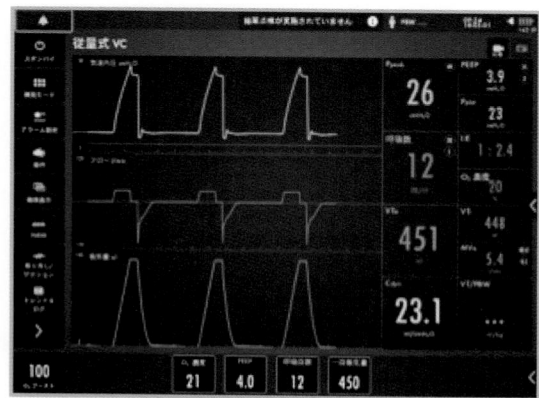

図Ⅳ-4-5　人工換気中のモニター画面

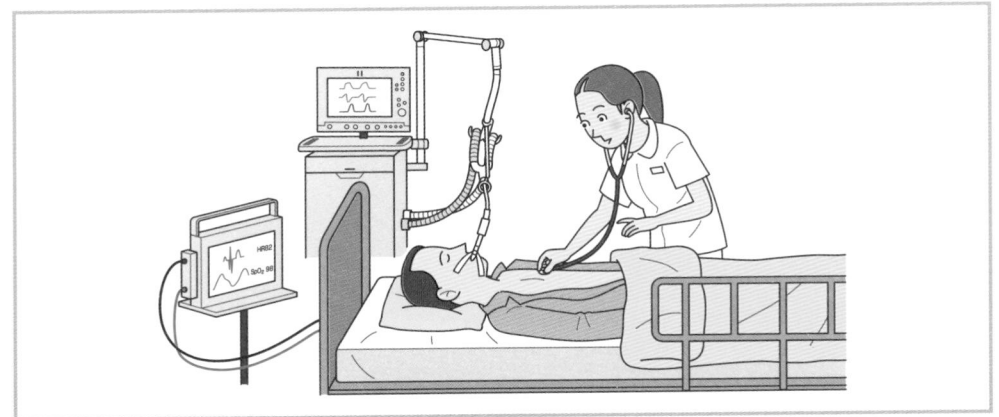

図Ⅳ-4-6　人工呼吸器装着の患者への対応
生体情報モニターを確認しつつ，呼吸音などのバイタルサインをチェックする.

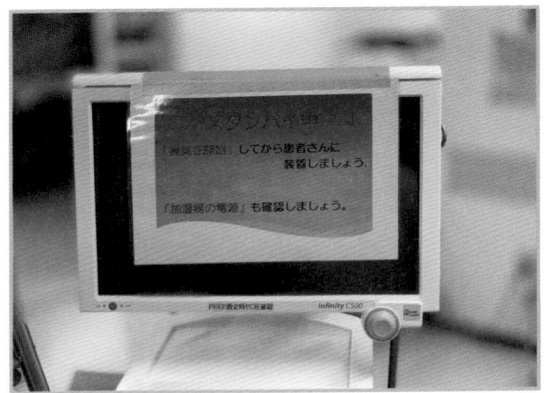

図Ⅳ-4-7　「スタンバイ状態」を明確にする工夫

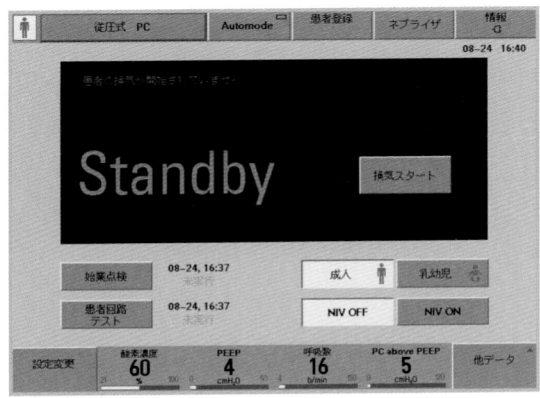

図Ⅳ-4-8　スタンバイ画面（換気が開始されていない表示が小さい）

チームでつくる医療安全

　事例29からRSTが行う研修会で，人工呼吸器装着前後の患者の状態確認についての研修を取り入れました．とくに人工呼吸器を装着してからの人工呼吸器の作動確認方法，聴診器による呼吸音の確認，生体情報モニターでのバイタルチェック方法を研修に盛り込みました．さらに，RSTとしてON-OFF法を行う際には，実施する病棟のスタッフへON-OFF法の手順や呼吸音の聴取，バイタルチェックについて勉強会を行ってから実施するルールを作りました．さらに，院内の人工呼吸器でスタンバイ機能を有する機種については，スタンバイにしたときには，状態がわかるようにグラフィックモニターの前に，スタンバイ状態がわかるように表記するようにルールを作りました（**図Ⅳ-4-7**）.

　また，スタンバイ画面がわかりにくいので，メーカーへ画面に注意喚起を目立たせて示すように改善を求めました（**図Ⅳ-4-8**）.

> **学習課題**
>
> １．人工呼吸の離脱から，換気を再開するまでの手順を確認しよう
> ２．人工呼吸器装着前後の患者の状態確認をする際，確認すべき点をあげてみましょう

引用文献

1)　日本医療機能評価機構：「スタンバイ」にした人工呼吸器の開始忘れ（第 2 報）．医療安全情報 No135：2018 年 2 月〔https://www.med-safe.jp/pdf/med-safe_135.pdf〕（最終確認：2022 年 8 月 19 日）

5 ドレーン・チューブ類の使用・管理

　治療の目的に応じて，ドレーン・チューブ類には多くの種類があります．体内への注入のために挿入されるものとしては，中心静脈カテーテル（central venous catheter：CVC），末梢静脈挿入式中心静脈用カテーテル（peripherally inserted central venous catheter：PICC），末梢静脈カテーテル，胃ろうカテーテル，気管内挿管チューブなどがあります．体外への排出のために挿入されるものとしては，膀胱留置カテーテル，胸腔ドレーン，腹腔ドレーンなどがあります．

　この節では，間違ったカテーテル・ドレーンへの接続，体位変換時の気管内挿管チューブ・気管切開カニューレの偶発的な抜去，スピーチカニューレの不適切な使用についての事例を取り上げ，ドレーン・チューブ類に関する医療安全を学びます．

A. 点滴ルートに関連する事例

この項で学ぶこと

1. 患者に挿入される複数のドレーン・チューブ類と経路の誤認の防止法を理解する

事例 30 点滴ルートの三方活栓への誤接続①

　膵臓疾患手術後の患者に膵管ドレーンが挿入されている．患者は，鎖骨下静脈から中心静脈カテーテルが入っていた．担当看護師は，中心静脈カテーテルの三方活栓から抗菌薬を投与するためにルートを接続した．

　その直後，モーニングケア（起床時の洗面や口腔清潔のケア）に訪室した別の看護師が抗菌薬の点滴のルートが膵管ドレーンの三方活栓に接続されていることに気づいた．

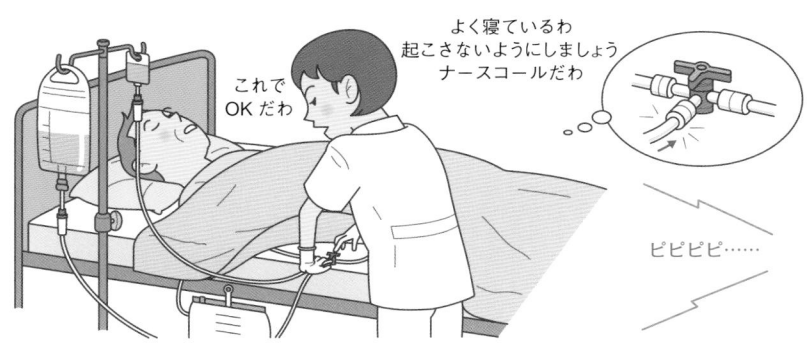

▶ **事例の背景**

　担当看護師は，抗菌薬の点滴をつなげようとしていたときに，ほかの患者のナースコールも鳴っており，焦っていた．本来は，カテーテルの挿入部位である鎖骨下静脈挿入部の確認を行ってからルートをたどって実施するが，昨晩はこれまで不眠を訴えていた患者が眠っていたため起こさないようにと気をつかい，三方活栓部分のみを引き出し接続していた．接続後も，各ルートの整理をしないまま退室してしまった．

事例 ③1　点滴ルートの三方活栓への誤接続②

　泌尿器科手術後の患者の膀胱内に膀胱留置カテーテルが入っていた．そして，膀胱留置カテーテルの洗浄液注入口より膀胱内に生理食塩液を注入し，創部からの血が固まらないうちにそのまま尿といっしょに排出させる持続膀胱洗浄を行っていた．

　担当看護師は持続膀胱洗浄の生理食塩液を新しいものに交換し，膀胱留置カテーテルの洗浄液注入口につなげた．患者は前腕に末梢静脈挿入式中心静脈用カテーテルを挿入し輸液を投与されていた．経路確認をしたところ，洗浄用の生理食塩液のルートを末梢静脈挿入式中心静脈用カテーテルの三方活栓につないでいることが発覚した．

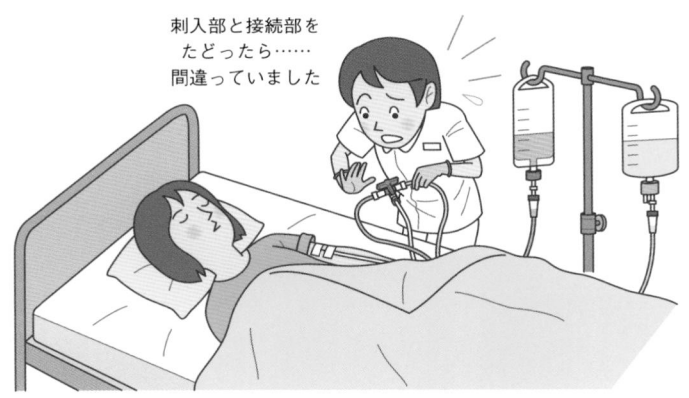

刺入部と接続部を
たどったら……
間違っていました

▶ **事例の背景**

　持続膀胱洗浄は2つのルートをもつ膀胱留置カテーテルを使用して実施する．2つのルートの一方から洗浄用溶液である生理食塩液を点滴のルートを用いて注入し，もう一方のルートから尿と洗浄された生理食塩液が排出される．

　カテーテルをテープで固定するために患者の腰部付近に洗浄用の接続口が位置する．本事例では，患者の末梢静脈挿入式中心静脈用カテーテルのルートが洗浄用の接続口に近くにあったため，誤認してしまった．また，手術後の観察や尿量の計算など実施することが多く時間に追われており，ドレーンをたどってどこに挿入されているか確認することを怠った．

何が起きたのか

　点滴を実施する際に，本来膀胱洗浄用の生理食塩液を交換する（膀胱内に投与する）と

ころ，静脈路に接続してしまった事例です．

　患者に挿入されているルートにはさまざまなものがあります．ここでは一般病棟の患者に挿入されているルートの代表的なものを紹介します．

　ルートは大きく分けると血管に挿入されているルートと血管以外の臓器，器官や組織などに挿入されているルートがあります．

　血管に挿入されているカテーテルには，中心静脈カテーテルや末梢静脈挿入式中心静脈用カテーテルと末梢静脈カテーテルがあり，中心静脈カテーテルは内頸静脈（首）や鎖骨下静脈（鎖骨），大腿静脈（太ももの付け根），末梢静脈挿入式中心静脈用カテーテルは腕の静脈から挿入され，カテーテルの先端が心臓近くの太い血管に通じています．末梢静脈カテーテルは，四肢末端の静脈に挿入されます．

　次に，血管以外の臓器，器官などに通じるルートには，鼻から胃に通じる経鼻胃管カテーテル，背骨（脊椎）から脊髄を包んでいる硬膜の外側（硬膜外腔）に通じる硬膜外カテーテル，胸腔内に通じる胸腔ドレーン，腹壁から直接胃内に通じる胃ろうカテーテル，尿道口から膀胱内に通じる膀胱留置カテーテルなどがあります．

　血管に通じるルートである中心静脈カテーテルや末梢静脈挿入式中心静脈用カテーテルは，心臓に近い血流の豊富な太い血管にカテーテルの先端があり，高濃度（浸透圧）の点滴を注入しても血液による希釈が生じ，静脈炎を起こさずに患者に高カロリーの輸液を注入することができます．そのため，消化器疾患の手術後に臓器の安静を保つために栄養を経口からではなく点滴から投与する場合や，なんらかの理由で食事が経口からとれず高濃度の輸液を投与する必要のある患者に中心静脈栄養を目的としてカテーテルが挿入されます．

　しかし，中心静脈栄養用の高濃度輸液が誤って末梢静脈カテーテルから投与されると，静脈炎を引き起こす危険があります．

　血管以外の臓器に通じるカテーテルは，治療薬剤や栄養剤を注入する目的と手術後の出血や臓器からの滲出液を排出することで臓器内の不要な圧迫を減らしたり，洗浄したりする目的がありますが，膀胱内の洗浄に使用していたルートを静脈カテーテルにつなげると，感染のリスクを引き起こします．

事例から学ぶこと

　ルートの誤認は，本来の治療目的を果たせないだけでなく，誤った注入による新たなリスクを引き起こします．

　まず，患者に挿入されているカテーテルの種類と目的を把握し，これから実施する「行為の目的」「カテーテルの種類と使用している製品の構造や仕組み」「挿入部位」を知識として理解していることが重要です（図Ⅳ-5-1）．

　また，膀胱留置カテーテルなど製品により接続口がいくつかあり，治療目的によって接続口が異なることがあるので初めてみる製品は取扱説明書をみる作業を怠らないようにしましょう．そして多重課題や時間切迫などで焦っていても，実施する際には，挿入されている部位の観察と挿入部位から注入口までたどっていく（指でルートを把持〈しっかり握り持つこと〉し続ける）作業を習慣化することが重要です．

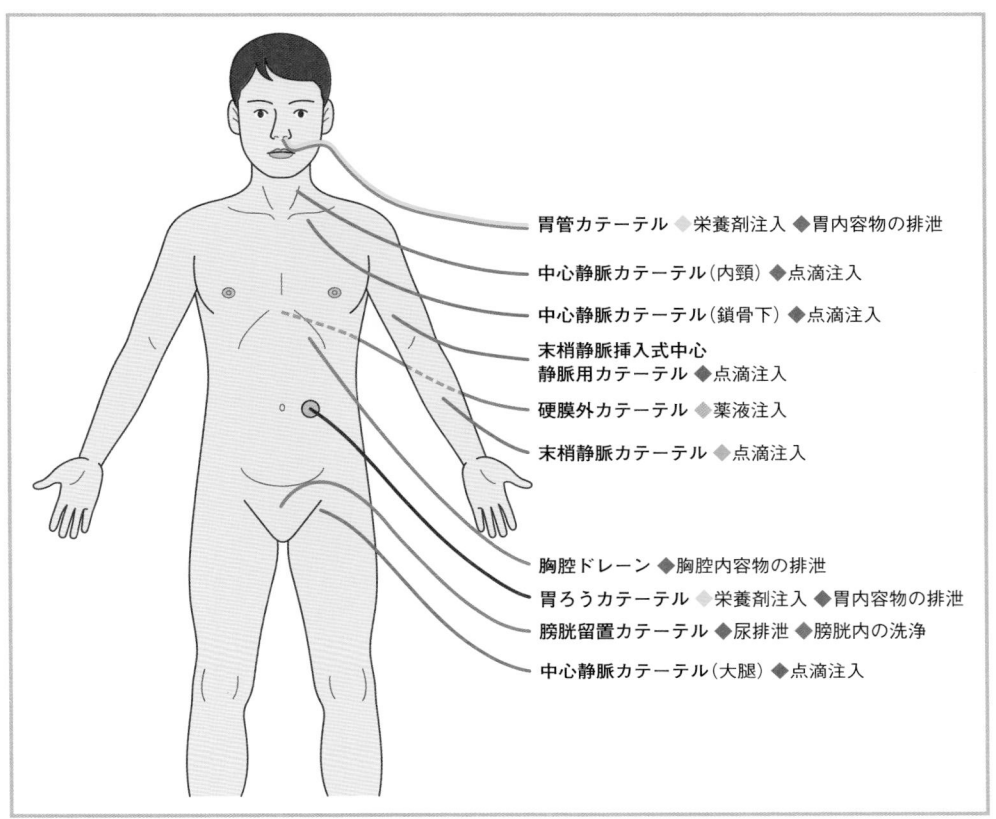

図IV-5-1　カテーテルの種類と目的
同じカテーテルでも治療目的により注入や排出など異なる働きをもつ.
ドレーンは，主として体内から排出すること（で情報を得る手段）を目的として挿入している.
カテーテルは，主として体内に注入することを目的として挿入している.

　さらに，日ごろから，ルートの整理や目的別の色分け・表示を行う習慣が必要です．排液ドレーンのバッグや排尿バッグのルートが絡まないように並べておくなど，誤認を防ぐ整備をしましょう．

チームでつくる医療安全

　三方活栓などは非常に多用途に使用できるため活用されますが，医師と話し合い，必要最低限の使用とするなど，組織的な対応も必要です．
　また，誤接続防止の製品が導入されても，準備の際に使用する製品の選択を誤ると事故防止にならないことがありますので，使用用途のルールを皆で守るという院内教育の徹底が必要です．

コラム

接続間違い（誤接続）を防止するための国際規格製品の導入

　医療で使用されるカテーテルには，血管内にカテーテルを挿入して点滴などを行う血管用のカテーテルや痛みを抑える目的で痛む部位の神経の近くに薬剤を注入する神経麻痺用のカテーテル，栄養補給のために鼻腔や胃ろうなどに挿入されるカテーテルなど，その治療に応じたさまざまな種類のカテーテルがある．

　これらのカテーテルを挿入して治療している患者に，注入予定のカテーテルの選択を誤って違う薬剤などを注入してしまうことにより重大な事故を生じた事例が発生していた．

　このような接続間違いを防止するために，治療目的の異なるカテーテルが相互に接続できないような製品（用途別に形状の異なるコネクタ）を検討し，胃から栄養剤を入れるためのカテーテルと点滴等の輸液を行うカテーテルの接続ができないよう基準を改正（「医療事故を防止するための医療用具に関する基準の制定等について（注射筒型手動式医薬品注入器基準等）」（平成12年8月31日付け医薬発第888号通知））し，製品を切り替えることによる事故防止に取り組んできた．

　近年，誤接続防止のための国際規格が制定され，日本においても，誤接続防止コネクタの国際導入が決定された．2017（平成29）年から神経麻酔用の製品，2018（平成30）年から栄養補給のためのカテーテル誤接続防止の製品の導入が国から通知された．

　これらの国際規格の製品の導入は，旧製品の在庫もあることから一斉にできることではなく，一定の期間がかかる．病院や在宅で治療が行われているすべての患者が安全に切り替えできるように，その製品にかかわる医療者，在宅の患者の家族，医療製品を取り扱う企業などさまざまな範囲の人が協力調整しながら，誤接続防止の規格製品への切り替えが行われている．

学習課題

1．患者に挿入されるルートの種類と部位や目的を調べてみましょう

B. 気管内挿管チューブ・気管切開カニューレに関連する事例

この項で学ぶこと

1. 体位変換時の気管内挿管チューブや気管切開カニューレの事故抜去のリスクを理解する

事例 ㉜ 気管内挿管チューブの事故抜去

　人工呼吸器を装着している患者の体位変換を看護師2名で行った. 患者を側臥位(横向き)にしたところ, 患者の気管に挿入されている気管内挿管チューブの固定テープが弛み, 気管内挿管チューブが抜けてしまった.

（日本医療機能評価機構：医療安全情報 No. 54 事例を参考に作成）

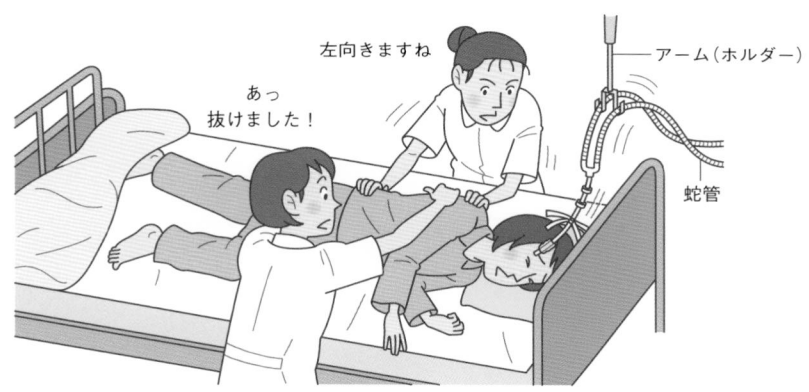

▶ **事例の背景**

　担当看護師は, 気管内挿管チューブが抜けないように把持していたが, 人工呼吸器の蛇管の固定アームが思うように動かず, また患者の体格も大きかったため体位変換の反動で蛇管に体重もかかり, チューブに力がかかって抜けてしまった.

　本来は, 人工呼吸器のアームの固定を少し弛め, 体位変換前後に十分なチューブのゆとりをもたせてから実施すべきところを, 看護師の準備が整わないまま, もう1人の看護師が体の向きを変える動作を開始してしまった.

> ### 事例 ㉝ 気管切開カニューレの事故抜去
> 　気管切開カニューレを挿入している患者の全身清拭とシーツ交換を看護師 2 名で実施した．背部を清拭し，シーツを交換するために体を横に向けながら古いシーツや寝衣を体の下に丸めこんでいたところ，人工呼吸器の低換気アラームが鳴った．確認すると，気管切開カニューレチューブと回路の接続がはずれていた．

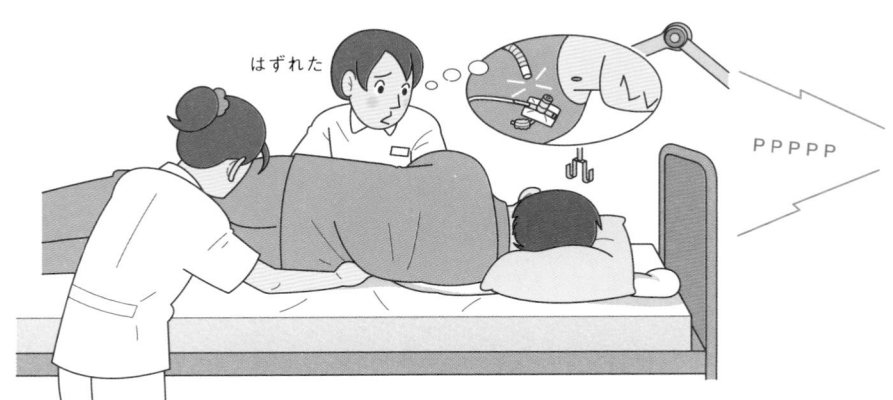

▶ 事例の背景

　気管切開カニューレを挿入し人工呼吸器管理中の患者のケア前に，気管切開カニューレのカフ圧の確認や人工呼吸器の蛇管にたまった水の排除を怠った．全身清拭とシーツおよび寝衣交換時だったためベッド柵をはずし，さらにアームからも蛇管をはずしていたため，人工呼吸器の蛇管がベッドからすべり落ちてしまった．さらに蛇管に重力がかかり，気管切開チューブとの接続部がはずれてしまった．

何が起きたのか

　気管内挿管チューブあるいは気管切開カニューレを挿入して人工呼吸器を装着した患者の体位変換を看護師が行った際，患者の気道に挿入されているチューブが抜ける，あるいは人工呼吸器の回路がはずれてしまった事故事例です．

　自力で体の向きを変えられない患者の体の向きを変える体位変換は，看護師の重要なケアの 1 つです．体位変換には，回復促進，褥瘡予防，そして分泌物（痰などの気道分泌物）や滲出液を自然排出に任せるだけでなく体位を変えることで体外へ積極的に排出させること，物理的な内臓の圧迫を解除する目的があります．

　気管内挿管は，自発呼吸が障害された患者の気管に管を挿入し，そこから肺に酸素を送ることにより呼吸を助ける働きをします．通常，気管内挿管チューブは口角でテープ固定をし，気管内でカフを膨らませて固定します．偶発的な抜去は，呼吸が困難になるほか，固定していたバルーン（風船のようなもので，気管壁とチューブあるいはカニューレの隙間をなくして誤嚥や空気の漏れを防ぐために適切な圧力で膨らませています）が膨らんだまま患者の気道を通るために傷を負い，浮腫や気道損傷を起こしてしまうことがあります．気管内挿管チューブの偶発的な事故抜去や弛み，屈曲（折れ曲がり）は患者の生命を

脅かすこととなるため避けなければなりません.

　体位変換時は人工呼吸器の蛇管が引っ張られ,それに伴い気管内挿管や気管切開カニューレに無理な力が加わり,抜けてしまうリスクがあります.とくに患者を横向きに体位変換させる際のルートトラブルが多いため,全体を判断できる看護師がリーダーシップをとり体位変換前,体位変換中,体位変換後と声をかけ合いながら段階的に体位変換を実施していく必要があります.

　まず,気管内挿管チューブや気管切開カニューレの固定が十分か,カフ圧が適当かを確認します.次に,呼吸器回路(以下「回路」とする)の固定とゆとりが十分であるか,呼吸器の蛇管を保持するホルダーの動きは柔軟性があるかなど,声をかけ合いながら,「チューブ固定OKです」「カフ圧OKです」「ルートのゆとりあります」と段階的に体位変換を実施していきます.

　人工呼吸器を装着している患者の体を動かす際は,気管内挿管チューブと回路全体が抜けないように回路全体を保持する作業が重要です.2名で実施する場合は,気管内挿管チューブを保持する役割の看護師は患者の動きと気管内挿管チューブ,回路全体に集中し,もう1人の看護師が体を大きく動かす役割を分担します.

　肩や腰部などに手を当て,体の中心部分をしっかり支え,ゆっくりと実施することで,向きを変える際の反動で動きが加速し,不用意な力がかかって気管内挿管チューブが抜けてしまうのを防ぎます.

　そして,患者の動きがなくなってから気管内挿管チューブや回路から手を離し,回路をホルダーにつけて患者の状態,チューブの固定,胸部の動きや各種モニター画面を確認します.

コラム

チューブが抜けてしまったときの対処

　気管内挿管チューブや気管切開カニューレが抜けてしまった場合,換気不良により生命に危機が生じるため,ただちに緊急救命コールなどを使用して医師に連絡し,再挿管(入)をする必要がある.

　患者の自発呼吸の有無の確認を行い,気道を確保し,バッグバルブマスクやジャクソンリースによる換気補助を行いながら,再挿管(入)の準備を行う.

　気管内挿管チューブの偶発的な抜去は,気道損傷,咽頭浮腫による呼吸状態の悪化,循環動態の変動をもたらすことがある.

　また,挿入位置がずれた場合も同様に医師に連絡し,もとに戻そうと押し込むことのないようにする.医師の到着までに気道を確保することが先決である.気道確保できるような体位,吸引,換気補助などを実施しながら,バイタルサイン,酸素飽和度,呼吸音,チアノーゼ,胸郭の動き,意識レベル,対光反射の有無など全身状態の観察を行う.

事例から学ぶこと

　気管内吸引・体位変換・蛇管の重み・ベッドや人工呼吸器の移動,ベッドと検査台,手術台などへの移動により気管チューブが引っ張られる,気管内挿管チューブの固定のテー

プが弛んで，強い力が加わって抜けるなど，体位変換以外でも気管内挿管チューブ抜去や回路の接続はずれが起こる可能性はあります．そうしたトラブルを起こさないためにも，気管内挿管チューブや気管切開カニューレの固定・カフ圧の確認・毎日のテープ交換・回路内の余分な水を除去するためのウォータートラップの排水・回路にゆとりをもたせるなど，日々の管理を行っていくことが重要です．

チームでつくる医療安全

　体位変換・清潔ケア・シーツ交換・吸引など日常的に行われる行為については，それぞれの看護師の役割分担を明確にし，声をかけながらお互いの役割を果たしていくことで安全な行為が実施されます．人工呼吸器を装着している患者は，点滴のルートや胃管，膀胱留置カテーテル等のドレーンやチューブ類を入れています．それらのルートや回路が引っ張られたり，体の下敷きになったりしないように，安全に実施していく作業手順や役割分担をルール化していくことも重要でしょう．

　また，体位変換や吸引などの際には，2名以上で行い，体格の大きい患者であれば3名以上とするなど，安全にケアのできる人員について検討し，医師や臨床工学技士や理学療法士などの他職種の支援も受けられるように情報共有していくことも重要です．

学習課題

1．気管内挿管や気管切開カニューレの構造と，人工呼吸器の構造や機能を調べてみましょう

C. スピーチカニューレに関連する事例

この項で学ぶこと

1．スピーチカニューレの使用方法を理解する
2．スピーチカニューレを使用しているときの発声の原理を理解する

事例 ㉞ スピーチカニューレ使用中の窒息

　患者は慢性呼吸不全の急性増悪にて人工呼吸器を装着，長期の人工呼吸管理が続いたが，病状が改善傾向になり，日中だけ人工呼吸器をはずせるようになった．気管切開カニューレが挿入されていたため，患者は声を出すことができなかったので，人工呼吸器をはずしているときに声を出して「家族と会話をしたい」と口話で訴えた．そこで，受け持ち看護師は患者の訴えを主治医に報告し，主治医は声が出るタイプの気管カニューレ（スピーチカニューレ）に入れ替えることにした．

　その後，患者は少しずつスピーチカニューレになれて発声ができるようになった．

　ある朝，新人看護師が患者の部屋を訪床すると「人工呼吸器をはずして声が出るようにしてほしい」との訴えがあった．新人看護師は，先輩看護師がやっていたことを見よう見まねで，人工呼吸器をはずしてスピーチカニューレにふたをした．すると，すぐに患者が「苦しい」と訴え，経皮的動脈血酸素飽和度（SpO_2）が低下して，みるみるチアノーゼを呈してしまった．すぐに，新人看護師はスタッフコールをして，集まったスタッフによりスピーチカニューレのふたをとり，人工呼吸器を装着して事なきを得た．

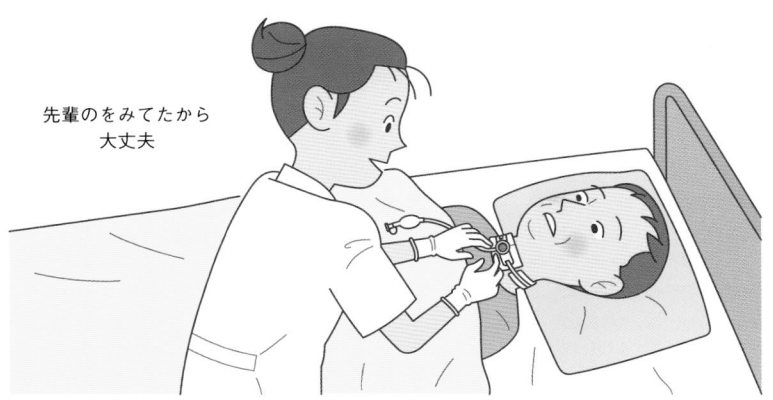

先輩のをみてたから
大丈夫

▶ 事例の背景

　本事例では，人工気道のなかでも取り扱いが複雑なスピーチカニューレが使用されていた．新人看護師は，先輩看護師が難なく人工呼吸器を外してスピーチカニューレにふたをしているところを見ていたので，まねをして行ったが，内筒を入れ替えるのを忘れてしまった．また，スピーチカニューレの構造，操作方法を熟知していなかった．

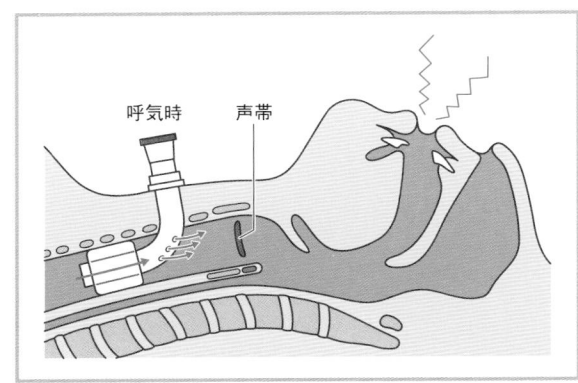

図Ⅳ-5-2　スピーチカニューレの発声原理
呼気時にスピーチカニューレに開いた穴から空気が流れ発声できる.

何が起きたのか

　人工呼吸器を装着している人には人工気道が使用されています．人工気道を使用すると声帯に空気が流れないため声が出せません．長期に人工呼吸器を装着していると声が出せないため，コミュニケーションができなくなります．

　本事例は，病状が回復したので発声ができるタイプの人工気道であるスピーチカニューレを使用して，日中は人工呼吸器をはずして人工気道にふた（一方向弁またはワンウェイバルブ）をして声帯に空気を流し，発声ができるようにしていました（**図Ⅳ-5-2**）．

　しかし，スピーチカニューレは構造上，外筒と内筒の二重管構造（**図Ⅳ-5-3**）になっていて，外筒には声帯へガスが流れるように，窓といわれる穴があいています（**図Ⅳ-5-4**）．また，内筒には2種類あり，人工呼吸器を使用するときには窓なしのもの（**図Ⅳ-5-5**）を，発声させるときには内筒に窓のついたもの（**図Ⅳ-5-6**）をそのつどつけ替えます．

　本事例では，新人看護師はスピーチカニューレの内筒を側孔（窓）のついているものに入れ替えない状態で人工気道にふたをしてしまいました．これにより気道がふさがれて，患者は一時的に窒息を起こしてしまいました[1]．

事例から学ぶこと

　人工気道には多くの種類があり，人工呼吸管理を行ううえでは，それぞれの特徴を知る必要があります．

　本事例で使用していたスピーチカニューレで発声を行うときには，必ず内筒を側孔（窓）ありのものに入れ替えます．そして，カフの上部に貯留している異物を吸引したのち，カフの空気を抜くようにします．なぜならば，スピーチカニューレの窓にある穴が気管壁に密着して塞がっても，カフの空気を抜いてあれば気道が確保されるため，窒息を起こす可能性が低くなるためです．また，人工気道や人工呼吸器を操作したあとには必ず呼吸音を聞き，換気の有無を確認することが必要です．

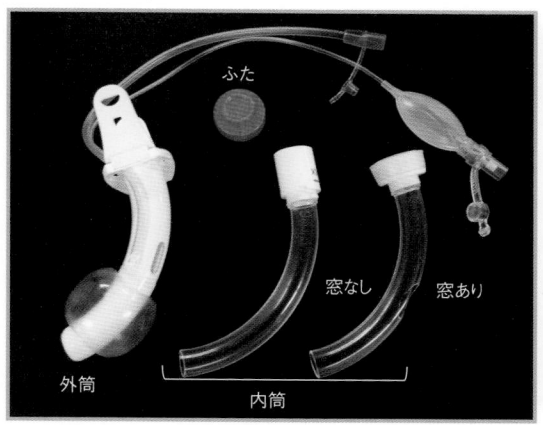

図IV-5-3　スピーチカニューレ
外筒と内筒があり，内筒には側孔（窓）のあるタイプと窓なし
のタイプがある．
ふたはわかりやすいように赤色をしている．

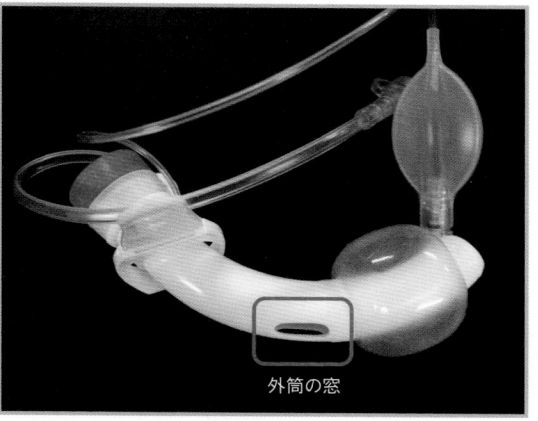

図IV-5-4　スピーチカニューレの外筒の窓
この穴から声帯に空気が流れ，発声する．

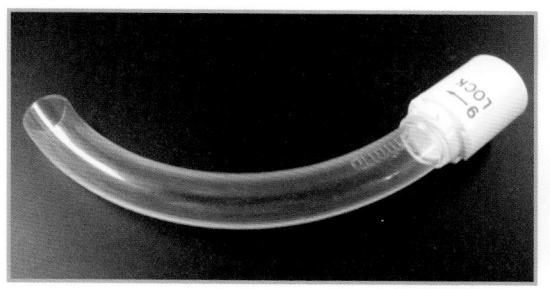

図IV-5-5　スピーチカニューレの窓なしの内筒
人工呼吸器を使用するときに使用する．

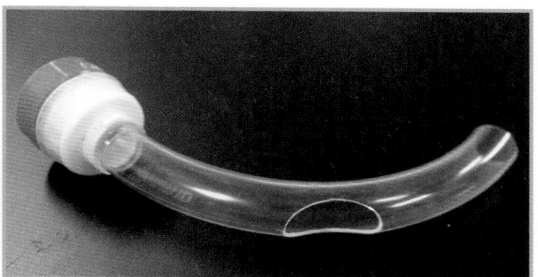

図IV-5-6　スピーチカニューレの窓ありの内筒
発声をするときに使用する．

チームでつくる医療安全

　　スピーチカニューレの使用に際しては，使用方法を間違えると気道が塞がり非常に危険
な状態になります．実際，本事例の対応として呼吸療法サポートチーム（RST, p.90 参照）
では，院内で使用している窓なしのスピーチカニューレにはふたが接続できない（はまら
ない），誤接続防止機能付きのスピーチカニューレのみに使用を限定しました．また，ス
ピーチカニューレの使用方法を RST が作成した人工呼吸管理マニュアルに掲載して安全
喚起をしました．

　　さらに，院内でスピーチカニューレを使用するときには，使用する病棟で使用方法に関
しての勉強会を必ず行い，周知してから使用します．スピーチカニューレの操作は，簡単
そうに見えますが，操作を間違えると大事故につながります．操作方法を理解しないで操
作しないでください．操作方法がわからないときには先輩に聞いたりマニュアルで手順を
確認してから行ってください．

　　一方，本事例では使い慣れていたカニューレを変更することにあたって，医療現場から
変更に対して反対の意見が出されました．そこで RST として今まで使用していたカ

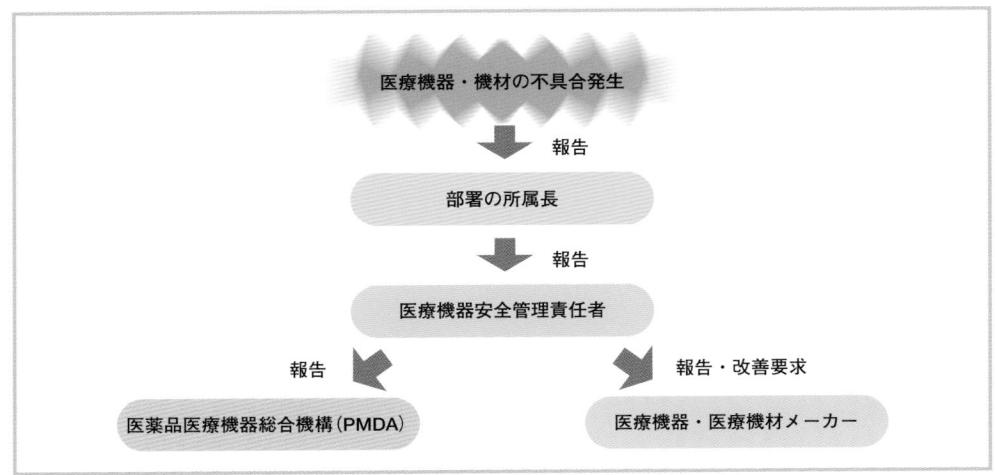

図Ⅳ-5-7　医療機器・機材の不具合発生時に報告した例

ニューレの構造を変更できないか，医療機器安全責任者に報告しました（**図Ⅳ-5-7**）．そして，医療機器安全管理責任者は，医療安全上必要と感じたため製造元へ誤接続防止機能付きタイプの開発または変更するように改善を強く要求しました．

学習課題

1．スピーチカニューレについて調べてみましょう
2．スピーチカニューレを使用しているときの発声について調べてみましょう

引用文献

1）　医薬品医療機器総合機構：気管切開チューブへのスピーチバルブ等の誤接続の注意について．医療安全情報 No. 3，2008〔https://www.pmda.go.jp/files/000143971.pdf〕（最終確認：2023 年 10 月 31 日）

6 検 査

　検査には，検体検査，生理機能検査，画像検査，そのほかさまざまなものがあります．注意の必要な医療機器を使用する場合はとくに，検査に関わるスタッフとともに看護師も安全に留意して検査を実施する必要があります[1,2]．

　この節では，MRI 検査室への磁性体（鉄，磁石）の持ち込み，検査中のループ形成による熱傷，血糖測定器の不適切な使用についての事例を取り上げ，検査に関する医療安全を学びます．

A. MRI 検査に関連する事例

この項で学ぶこと

1．MRI 検査の特性を知り，安全な検査を実施するための基本的な考え方を理解する

事例 35 MRI 検査室への磁性体の持ち込み

　患者を救急外来のストレッチャーで酸素吸入をさせながら MRI 検査室に搬送した．入室時に，患者が金属製品を保持していないことを確認し，義歯と下着をはずした．診療放射線技師は，ストレッチャーと酸素ボンベが MRI 専用であると思い込んでいたため，入室時に MRI 専用であるかどうかの確認を行わなかった．患者を撮影台に移動させるため，ストレッチャーを MRI の側まで移動させた際に酸素ボンベが飛び出し，MRI ガントリーに吸着した．　　　　　（日本医療機能評価機構：医療安全情報 No.10 事例[3]を改変）

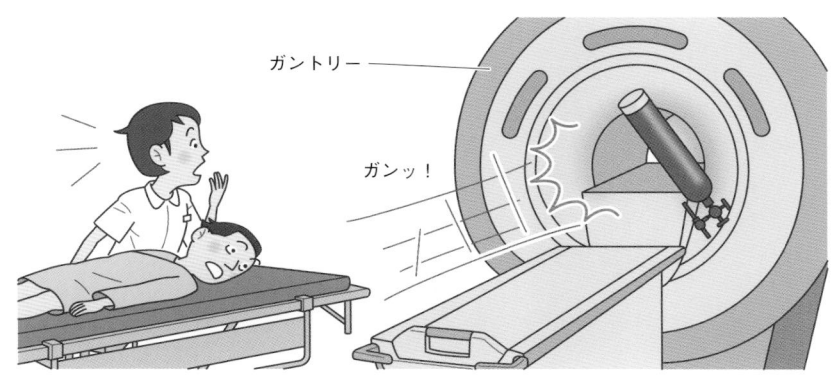

ガントリー

ガンッ！

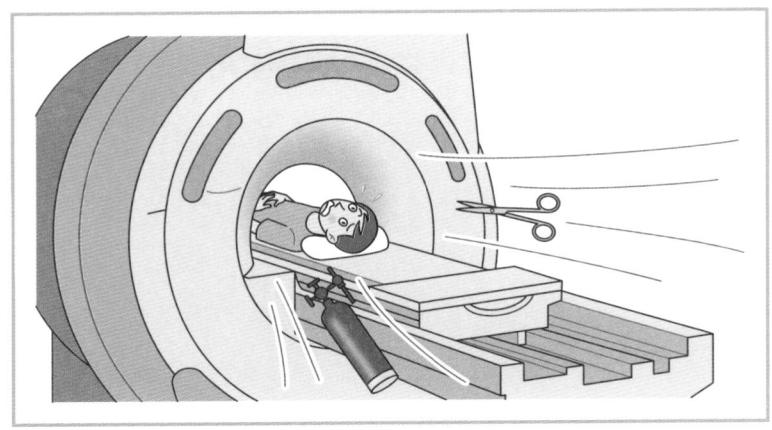

図Ⅳ-6-1　MRI 検査室内の磁性体の動き（ミサイル効果）
酸素ボンベやハサミなどの磁性体を MRI 検査室へ持ち込むと，すべて磁場中心（装置の中心）に向かって引きつけられる．検査中の場合は，ガントリー内の患者を直撃する（狭いので回避は困難）．

▶ 事例の背景

　MRI 検査室は常に強力な磁場（静磁場）が発生していて，MRI 装置自体が強力な磁石と考えられる．磁性体を持ち込むと MRI 装置に引きつけられ，ガントリー表面に張りつく（ミサイル効果：**図Ⅳ-6-1**）．万が一，MRI 装置と磁性体の間に人がいた場合は重傷を負う可能性があるため，MRI 室に磁性体を持ち込んではならない．

　事例 35 では，検査担当の医療従事者はこのことを知っており，患者が磁性体を所持していないことを確認している．また，この医療施設のストレッチャーには，磁性体を使用していない「MRI 専用ストレッチャー」が用意されていると考えられる．本事例で用いられたストレッチャーがMRI検査室専用だったかどうかは不明だが，検査担当者は入室前に金属性の酸素ボンベを確認しなかったため，ストレッチャーに搭載されていた金属製の酸素ボンベが MRI 装置に吸着した．

> **事例 ㊱ MRI 検査中の渦電流による熱傷**
>
> 　骨盤部の MRI 検査中，患者から「両下腿が熱い」と訴えがあった．MRI による加熱を疑い皮膚を確認したが，インプラント，皮膚面の異物や刺青などはなく，皮膚反応も見られなかったため，検査を続行した．検査終了後，患者から「検査中にまた下肢が熱くなった」といわれ確認すると，両側下腿内側に 1×2 cm の紅斑と水泡を認めた．患者は腓腹筋が発達しており，検査台に臥床した際に両下腿内側が接触し，ループ状になった人体に渦電流が流れたことにより熱傷が生じたと考えられた．
>
> （日本医療機能評価機構：医療安全情報 No. 56 事例[4]を改変）

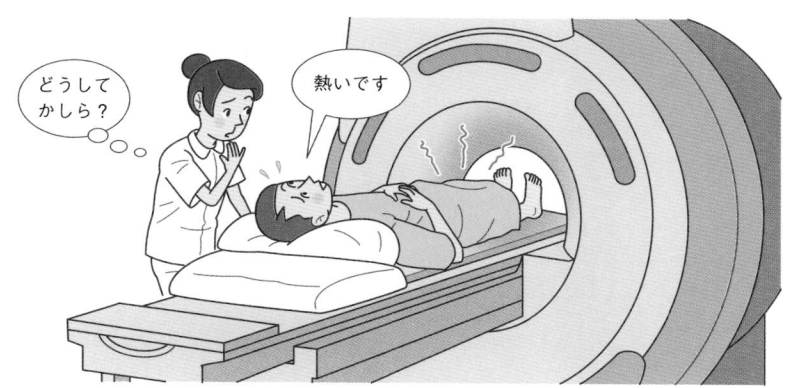

▶ **事例の背景**

　MRI 検査中は，強力な磁場（静磁場）に加え，傾斜磁場とよばれる特殊な磁場と電磁波（電波など．MRI 検査で用いるのはラジオ短波放送ぐらいの波長の電波：RF 波）を用いる．人体にはこれら影響より小さな電流が流れている．通常，電流は熱エネルギーとなり少し温かくなるだけで安全だが，人体に輪の状態（ループ形成）になっていると，ループをまわるように電流が流れ，電気抵抗のもっとも高い場所（通常はループの皮膚接触部位）に多量の熱が生じ，熱傷を起こすことがある（図Ⅳ-6-2）．

　事例 36 の医療従事者は，MRI 検査時のインプラントや刺青の危険性は知っていたが，人体のループ形成による熱傷に関する知識が不足していたため，その可能性に思いいたらず，患者の訴えもあったが対応せずに検査を続行してしまった．

何が起きたのか

　事例 35 は MRI 装置が強力な磁場をもっているために起こる現象です．装置の電源を切れば，磁場をなくすことができますが，電源を入れたり(on)，切ったり(off) するにはそれぞれ時間を要するので，ほとんどの施設では常に電源が on の状態になっています．したがって MRI 検査室には常に強力な磁場（静磁場）が存在します．

　この静磁場のいちばん強い場所は MRI 装置の中心（患者が入るガントリー内）となります．MRI 検査室に磁性体の金属を持ち込むと強力な静磁場の中心に直線的に引きつけられ，最終的にはガントリーに吸着します．もし，検査中で患者がガントリー内にいれば磁性体の直撃を避けることはできません（図Ⅳ-6-1）．

　とくに危険な磁性体は，重量のある酸素ボンベや鋭利なハサミなどです．過去には，酸素ボンベが患者の頭部にあたって死亡させてしまった事例も報告されています．また，患者を直撃しなくても，点滴スタンドや車いすなど大型の金属を吸着してしまうと，装置自体を破損してしまうおそれがあります．吸着した磁性体は磁場を消さないとはずすことができない場合もあり，検査室的には大きな障害が発生いたします．

　事例 36 では，患者が熱傷を負っています．MRI 検査中は電気を通すもののなかに渦電流とよばれる電流が流れます．人体もわずかに電流を流すため，渦電流が生じ発熱します．この熱は通常は少量であり，少し温かく感じる程度で問題はありませんが，人体にループ

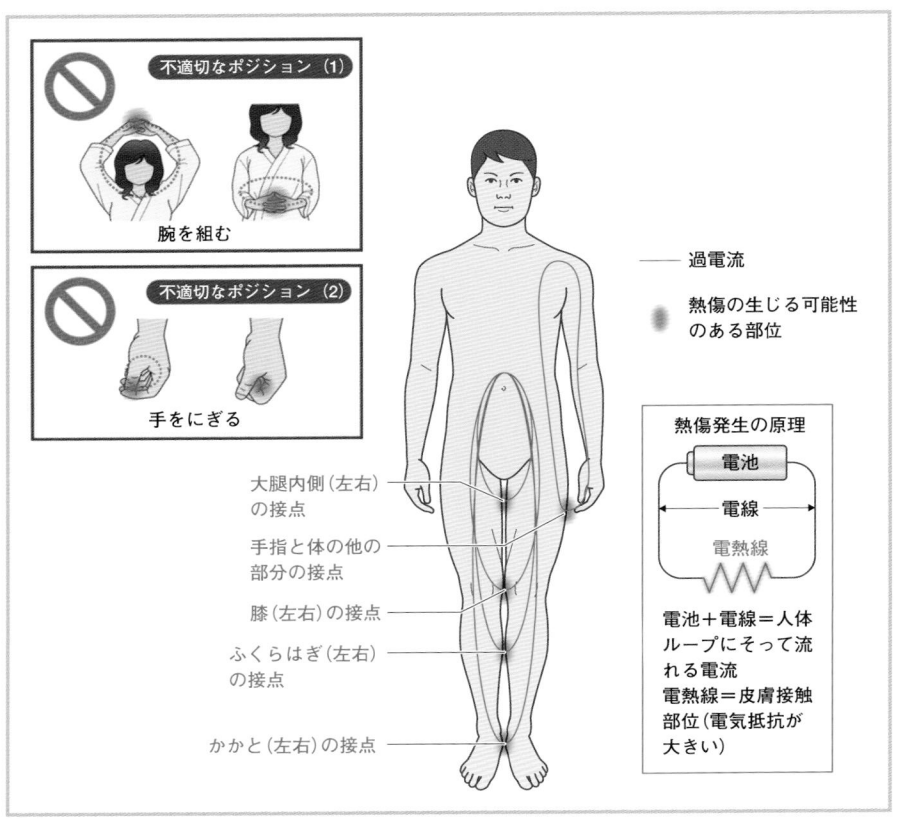

図Ⅳ-6-2　MRI 検査中に生じる過電流による熱傷

人体に輪（ループ状）になっているところがあると，MRI 検査中に渦電流が流れる（図の人体の赤い楕円で表示）．渦電流がループを流れると電気抵抗の大きい場所（皮膚と皮膚とが接触している場所）で熱が発生し，熱傷を起こすことがある．

形成があると，そのループが回路となり，電気抵抗の大きな場所に（**図Ⅳ-6-2**）大きな熱が発生し，熱傷を起こします．事例 36 は，ループ形成が原因となって生じた熱傷と考えられています．

事例から学ぶこと

　事例 35，36 は MRI 装置の，静磁場，傾斜磁場，ラジオ波（RF 波）などの性質に関連して起こった磁性体吸着事例と熱傷事例です．

　事例 35 については，MRI 検査では金属を含む医療器具（点滴棒，車いす，ストレッチャーなど）は MRI 検査室の前室や入口の廊下で MRI 検査室専用（磁性体でない）ものに変えるのが大原則です．また，MRI 対応の医療機器は識別できるようにしておく必要があります（**図Ⅳ-6-3，4**）．さらに，患者だけでなく，医療従事者や清掃担当者など入室するすべての人の携帯品をチェックする必要があります．思いがけないものが磁性体であることもあるので，入室前には金属探知機で確認する必要があります．

　同様の磁性体持ち込み事例は医療安全情報で医療従事者が持ち込んだ吸着事例が 16 件

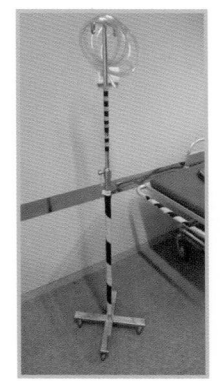

図Ⅳ-6-3 MRI対応点滴スタンド

識別可能なようにテープが貼ってある.

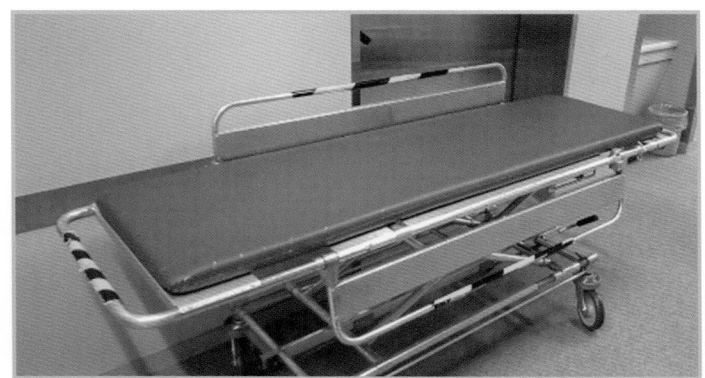

図Ⅳ-6-4 MRI対応ストレッチャー（磁性体で作っていない）

酸素ボンベは搭載困難となっている. 認識しやすいようにテープが貼ってある.

報告されています[5]. このことからも MRI の磁性体持ち込み事例は非常に多く発生しているといえます. 一般的に MRI 検査室に磁性体を持ち込む原因として以下のことが考えられます.

①緊急時などで患者を急ぎ搬送した場合
②医療従事者や清掃担当者の所持・装着する磁性体（磁性体所持の認識がない）
③MRI 専用の医療器具や用具に磁性体が誤ってまぎれ込んでいた場合

　事例 36 については, MRI 検査中のループ形成による熱傷を防ぐためには, 四肢は体幹部から離し, 四肢どうしも接触しないようにします. MRI 検査は時間を要する検査であり, 患者が検査中に無意識に体を動かしてしまい, 皮膚どうしを接触させてしまう可能性があるため, ループ形成の危険のある場所はあらかじめタオルなどで 2 cm ぐらい離しておくとよいとされています. 検査着で直接皮膚の接触がなくても, 検査中の発汗により検査着が濡れて通電状態となる場合にループが形成され熱傷を引き起こす可能性もあります. 患者には皮膚どうしが接触すると熱傷が起こることを伝えておき, 患者から異変の訴えがあった場合はただちに検査を中断し合併症を最小限に抑えます.

　ループ形成以外にも, 金属コード, 塗布薬やカラーコンタクトにも金属成分が含まれることがあるので検査前の確認が必要です.

チームで作る医療安全

　磁性体の持ち込み防止は主に MRI 室のスタッフが実施しますが, スタッフにすべてを任せるのでなく, 患者に付き添う医療従事者が患者の磁性体に注意しあらかじめはずしておくことも大切です. ループ熱傷以外にもカラーコンタクトや刺青の熱傷を起こすおそれがあります. また, ペースメーカーなど体内デバイスなどもさまざまな対応が必要です. MRI 検査にはすべての金属の確認が必要といえます. 患者にはあらかじめやけどなどの検査のリスクに関する説明を行い, 検査室に患者を移動するときには, 安全に関するチェッ

クシート等を用いることで，安全管理はより確実になります．

　MRI検査による熱傷は検査中には気づかれず，患者さんが病棟に戻ってきて初めてわかることもあります．病棟帰室時は必ず確認が必要です．外来患者の場合は，検査終了後，気分等不快感がないか必ず確認してから帰宅してもらうようにします．

　MRI検査の安全管理は検査に関わるすべてのスタッフがチーム医療の一員として磁性体持ち込みの危険性，患者のインプラント類や塗布薬，やけど等の可能性を情報共有し，協力し合い安全対策を行う必要があります．

学習課題

1. ベッドサイドでの患者や自分の持ち物のどれに鉄が使われているか，磁石を使って調べてみましょう（注：電子機器や精密機械，磁気記憶媒体（カード類やUSBなど）は磁場による故障やデータ損失の危険があるので調べないでください．これらはもともとMRI室持ち込み禁止です）
2. 仰向けに寝て，どこにループができる可能性があるか確認してみましょう
3. MRIの安全管理には，このほか体内機器の誤作動（ペースメーカーやV-Pシャントバルブなどは検査前後に確認が必要）や，皮膚～皮下の金属による熱傷の問題もあります．これらについても調べてみましょう

引用文献

1) 川光秀明：MRI検査を安全に行うために．MRI安全性の考え方（日本磁気共鳴医学会安全評議会監），第2版，p.216-225，学研メディカル秀潤社，2014
2) 前掲1)．土橋俊男，村中博幸：体内に医療器具，装置留置した被験者の取り扱い（1）強磁性体の影響と安全な検査．（2）金属の発熱と安全な検査．p.226-245
3) 日本医療機能評価機構：医療安全情報集No.10〔https://www.med-safe.jp/pdf/med-safe_10.pdf〕（最終確認：2023年10月10日）
4) 日本医療機能評価機構：医療安全情報集No.54〔https://www.med-safe.jp/pdf/med-safe_56.pdf〕（最終確認：2023年10月10日）
5) 日本医療機能評価機構：医療安全情報集No.94〔https://www.med-safe.jp/pdf/med-safe_94.pdf〕（最終確認：2023年10月10日）

B.　血糖測定に関連する事例

この項で学ぶこと

1．血糖測定器の測定原理と注意点を理解する
2．血糖測定器の測定限界と誤差について理解する

事例 37　血糖値の誤測定①

　有機リン剤中毒で入院中の患者に，病棟で通常使用している簡易型の血糖測定器で血糖値を測定していた．あるとき，医師が血液ガス分析装置で血液検査を行ったところ，グルコース（ブドウ糖）の値が 200 mg/dL を超える高血糖であった．
　医師が看護師に血糖値を下げるインスリンの投与を指示したため，看護師が実施したところ，患者が低血糖症状を訴えた．

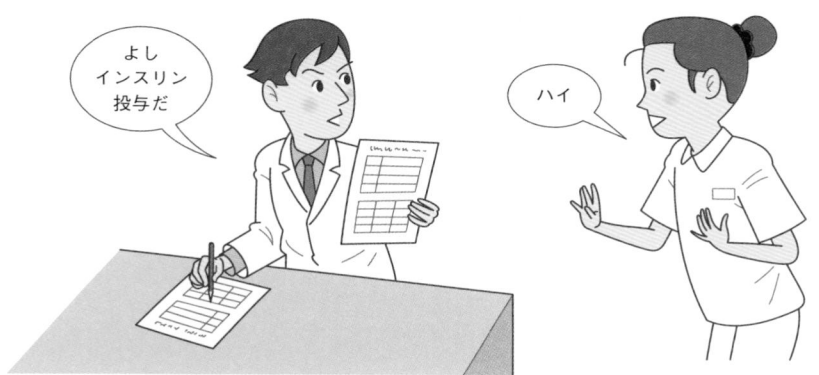

▶ 事例の背景

　血糖測定器の測定方式のなかにはグルコースデヒドロゲナーゼ（GDH）法とグルコースオキシダーゼ（GOD）法があるが，GDH 法を用いた血糖測定器では，ある特定の薬剤（p.208，事例から学ぶこと「(5) 薬剤」）を投与している患者において測定値が実際の値より高値を示す場合がある．本事例では，有機リン剤の解毒剤であるプラリドキシムヨウ化メチルが患者に投与されていたことにより血液ガス分析装置の測定値が影響を受けてしまい，高値を示してしまった．

事例 38 血糖値の誤測定②

　糖尿病で入院中の患者は，自宅でＡ社の血糖測定器で指定された試薬を使用していた．看護師がいつものようにＡ社の血糖測定器に試薬を装着しようとしたが，通常使用する試薬がなくなったため，別機種の試薬を装着して測定を行った．測定値が通常より低値を示したため，医師の指示によりブドウ糖を投与した．

　その後，2度にわたり血糖測定とブドウ糖投与を繰り返したが，血糖値に変化がみられなかったため不審に思い，ほかの病棟より通常使用する試薬を取り寄せて測定したところ，血糖値は高値を示した．

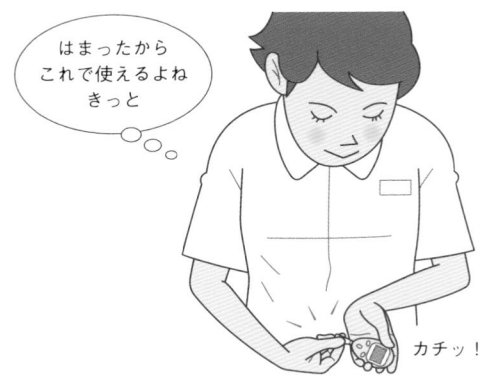

▶ **事例の背景**

　血糖測定器では，機器によって指定の試薬を使用して測定する必要があるが（図Ⅳ-6-5），簡易型の測定器の一部には別機種の試薬が装着できる場合がある．本事例においても，病棟に置いてあった別機種の試薬が，たまたま試薬が欠品していた機器に装着できて作動したため，間違いに気づかず，誤った測定結果をそのまま鵜呑みにして処置を実施してしまった．

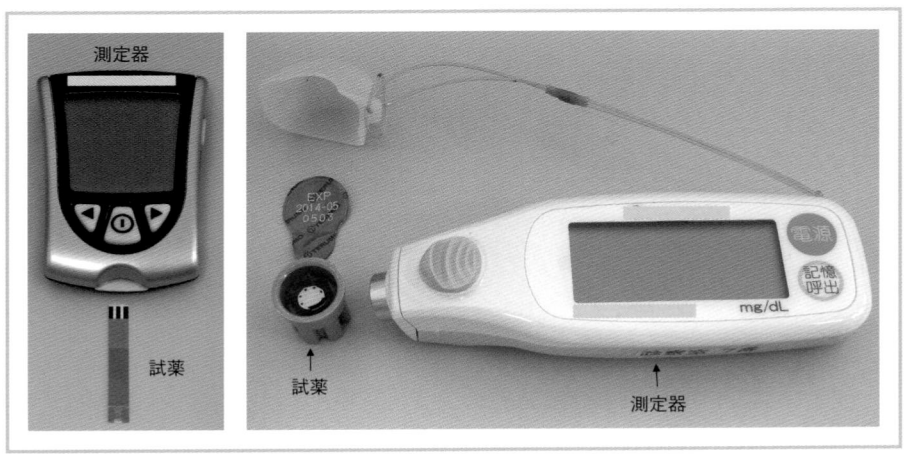

図Ⅳ-6-5　血糖測定器と試薬

事例 ㊶ 血糖値の誤測定③

　自己血糖測定（self-monitoring of blood glucose：SMBG）で自宅療養中の患者が，アルコール消毒後に血糖の測定を行ったところ，測定値が 180 mg/dL を超え高血糖となっていた．

　医師からの処方のとおり経口血糖降下薬を服薬したところ，低血糖症状になった．そこで，ブドウ糖を服用したところ，症状が改善した．

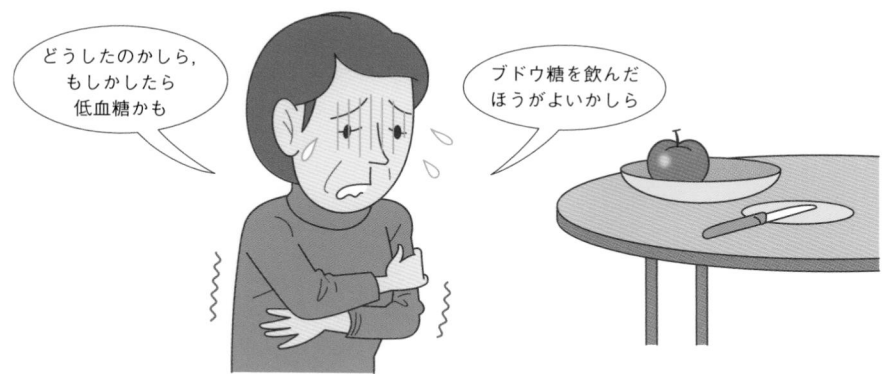

▶ **事例の背景**

　患者は，血糖測定前に果物の皮をむき，手をティッシュペーパーで拭いた．その後，採血部位にアルコール消毒を行い，測定を行った．しかし，手の表面についていた果実の糖分が十分に拭き取れておらず，採血時の血液に混じって測定値が高値になってしまった．そこに，血糖値を下げるために経口血糖降下薬の服薬を行ったので，低血糖症状が発症した．

事例 ㊵ 血糖測定器の CT 検査室への持ち込み

　患者に CT 撮影を行ったところ，本来検査前にはずしておくべき簡易グルコース測定センサーを装着していることがわかった．取扱説明書には，放射線検査の際にはセンサーを取りはずし，検査後に新しいセンサーを装着することが明記されていた．

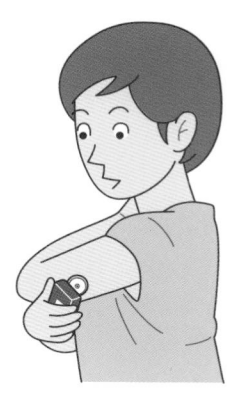 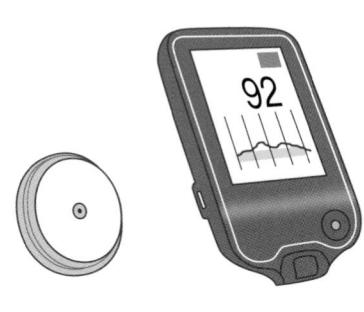

▶ 事例の背景

　簡易グルコース測定センサーは，添付文書でシステムの性能に対する影響が評価されていないため，X線，MRI，CT検査などの検査時にセンサーを取り外し，検査終了後に新しいものを装着するように記載しているものがある．同様の事例は，公益財団法人日本医療機能評価機構からヒヤリ・ハット事例として公開されている[1]．その他に，ペースメーカーなどの植込み式医療機器と一緒に使用すると，電磁波による干渉の可能性による誤作動の可能性があるため使用には注意が必要である．

事例 ㊶ 自己血糖測定器の使いまわし

　看護師が病棟内の入院中の患者に，1台の血糖測定器で複数の患者を測定した．後日添付文書を確認したところ，感染拡大のおそれがあるため，他の患者と同一機器を使用しないことが記載されていた．

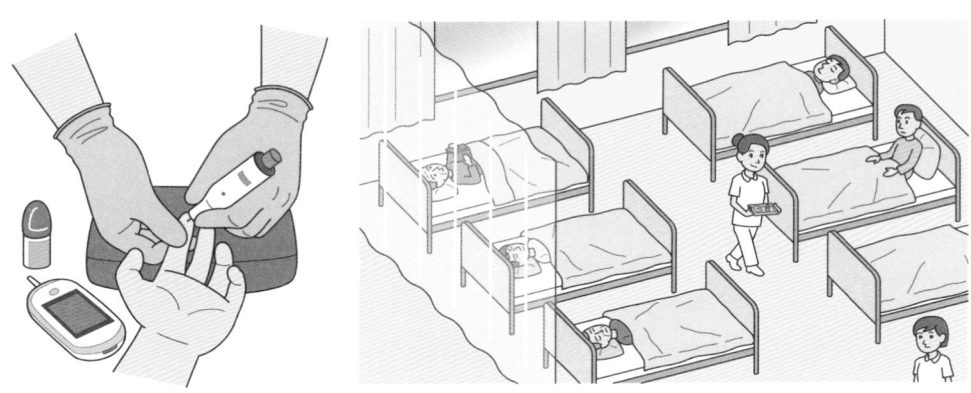

▶ 事例の背景

　血糖測定は血液を使用するため，血液感染のリスクが高く，取扱説明書や添付文書で複数の患者での使用を禁止している機器が多い．センサー部分をディスポーザブルで使用する血糖測定器では，センサー部分破棄後の装置本体の感染管理に対して意識が薄れる可能性があるため，医療チーム内で注意が必要である．

何が起きたのか

　医療機器を使用する場合，医療機器には適材適所があり，それらを十分に理解して使用する必要があります．今回の事例は5件とも血糖測定という検査における事例に対して起こった事故ですが，隠れたリスクはそれぞれ別なものがあります．

　事例37では，患者に投与された薬剤によって血糖測定器が測定値に影響を与え，それによって患者の治療を誤ってしまいました．血糖測定器の添付文書をよく読み，どのような薬剤によって測定値が影響を受けるか確認しておく必要があります．

　事例38では，血糖測定器に装着する試薬がたまたま別機種のものでも装着できる形状になっており，作動してしまったことが原因です．測定器を使用する場合には，必ず指定さ

表Ⅳ-6-1	血糖測定器の測定方式

1）酵素電極法
①グルコースオキシダーゼ（glucose oxidase：GOD）法
　貧血や人工透析の場合で高値，新生児や生理前の女性などでは低値となることがあります
②グルコースデヒドロゲナーゼ（glucose dehydrogenase：GDH）法
　マルトースなどにも反応が出るとされ，高値を示します
2）酵素比色法
①ヘキソキナーゼ（hexokinase：HX）法
②グルコースオキシダーゼ／ペルオキシダーゼ（glucose oxdase/peroxidase：GOD/POD）法

れた試薬を使用して測定する必要があるため，使用時には必ず確認するようにしましょう（**図Ⅳ-6-5** 参照）．

　事例 39 は，患者への教育が必要な内容です．測定時の注意点を入院中や外来受診時にきちんと伝える必要があります．今回は果実でしたが，食品の多くで起こる危険性があります．感染管理と血糖測定精度向上の両面から，採血時には必ず流水で洗うことを徹底するとよいと思われます．

　事例 40 では，CT 撮影をする前に体に装着していた医療機器をはずさずに検査を行ってしまい，気づいたのは検査後でした．医療機器のなかには，放射線や磁場，電磁波，高気圧酸素などにより影響を受ける機器があります．取扱説明書や添付文書を確認して，検査や治療時には一時的に機器を患者からはずすなどの対応が必要です．

　事例 41 では同一機器を使いまわして使用してはいけない血糖測定器で，複数の患者の血糖を測定してしまいました．血液を使用する医療機器で院内感染の危険性があります．センサー部分がディスポーザブルの機器であったため，医療者の思い込みがあったものと思われます．添付文書や取扱説明書を十分に確認して，感染制御に留意する必要があります．

事例から学ぶこと

a. 血糖測定方式
　血糖測定器には**表Ⅳ-6-1**のような測定方法があります[2]．

b. 測定影響因子
（1）酸素分圧の影響

　GOD 法では，酸素の存在下で血糖測定にかかわる主反応と，グルコン酸と過酸化水素を生じる副反応が同時に進むため，溶存酸素分圧が大きいほど，副反応で消費されるグルコースが増加し，血糖測定値が低く表示されるという報告があります[3,4]．

（2）ヘマトクリットの影響

　試験紙法による血糖測定では，測定する反応層に接触する血漿の量が血液のヘマトクリットによって変化するので，グルコースの量によって試験紙が化学反応による色や濃さの変化（呈色反応[*1]）が，ヘマトクリットにより影響を受け測定誤差が生ずることが報告されており，その誤差は 30～49％にも達するといわれています[5,6]．

[*1] 呈色反応：測定対象の成分の濃度によって試薬が化学反応を起こし，試薬の色や濃さが変化すること．

(3) 手洗い

　果物の皮をむいたり，砂糖が付着している食べ物などをさわったりしたあとは，時間経過に関係なく，その指先に付着した果汁や糖分が採血した血と混じり，測定結果が偽高値を表示するおそれがあります．採血時は手や採血部位をよく洗ってから行う必要があります[7]．

(4) 末梢循環不全

　以下のような末梢血流が減少した患者の指先から採血した場合は血糖値が偽低値を示すことがあるため，静脈血などほかの部位から採血した血液を用いて測定する必要があります[8]．

①脱水状態
②ショック状態
③末梢循環障害

(5) 薬　剤

　以下のような薬剤を投与中の患者は，測定値に影響を与える場合があるため，取扱説明書や服用している薬剤の添付文書などを確認して機器を使用しましょう．

①輸液などを投与中の患者（マルトースを含む輸液を投与中の患者では実際の血糖値より高い値を示すため[9]）
②イコデキストリンを含む透析液を投与中の患者
③ガラクトース負荷試験を実施中の患者
④キシロース吸収試験を実施中の患者
⑤プラリドキシムヨウ化メチルを投与中の患者

c. 検査用機器やモニターなどの医療機器を扱う場合

　本事例では，血糖測定器の測定原理とその誤差要因，機器を正しく使用することが重要であることがわかります．ほかの医療機器でも同様のことがいえます（図Ⅳ-6-6）．
　たとえば，パルスオキシメータによる経皮的動脈血酸素飽和度を測定する場合には，外来光の影響を受けないよう直射日光の入る窓際に患者をおかないとか，センサーに袋などをかぶせるなどの対策をとります．心電図モニターによる心拍数の測定では，QRSがもっ

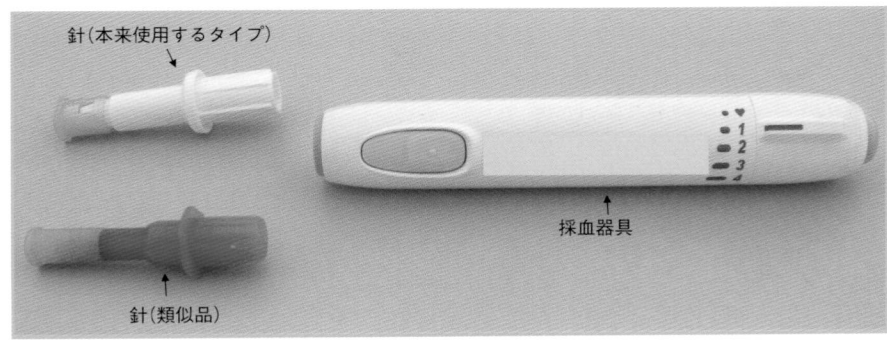

図Ⅳ-6-6　まちがいやすい組み合わせ（採血器具）

とも大きくT波の影響が少ない誘導を選ぶなど，多くの機器で使用方法に注意が必要です．

そのためにも，医療機器を初めて使用する場合には使用説明を受けてから使うようにしましょう．また，医療機器の表示値を鵜呑みにしてすべてを信じるのではなく，まずは疑問をもってみると，いろいろなものがみえてくると思います．

チームでつくる医療安全

血糖測定器は，患者自身や看護師が操作を行うことも多い機器の1つです．しかし，その使用には専門的な知識も必要です．まずは，医療機器メーカーや臨床検査技師，臨床工学技士などの専門家に，医療機器の取り扱いと注意点について説明を受けてから使用するとよいでしょう．測定結果については，異常値が測定された場合には医師や専門家に相談することも大切です．

学習課題

1．血糖測定器の測定原理と使用上の注意点について調べてみましょう
2．血糖測定時の注意点について話し合ってみましょう

引用文献

1) 日本医療機能評価機構：医療事故情報収集等事業　ヒヤリ・ハット事例〔https://www.med-safe.jp/mpreport/view/H838A7A7A930EB9EC〕（最終確認：2023年10月10日）
2) 藤井正実：いま病棟にある医療機器—注意が必要なポイントはどこ？　血糖測定器. 月刊薬事 55（4）：575-578, 2013
3) 倉橋清泰，丸田秀郎，張替まりこ：グルテストE™測定値に与える酸素分圧の影響. 臨床麻酔 18（1）：27-29, 1994
4) 久保田力，倉本哲央：簡易小型血糖測定器（TIDE/TIDEX・Glutest E）における酸素分圧の測定値へ与える影響—実測データからの検討. 医学と薬学 33（5）：1213-1220, 1995
5) 石橋不可止，加藤久美子：諸種簡易血糖測定器による血糖測定に及ぼすヘマトクリットの影響. プラクティス 9（4）：355-358, 1992
6) Wiener K：The effect of haematocrit on reagent strip tests for glucose. Diabet Med 8（2）：172-175, 1991
7) 厚生労働省：血糖測定器等に係る添付文書の改訂について（薬食安発1117第1号 薬食機発1117第1号，平成23年11月17日），2012〔http://www.info.pmda.go.jp/mdevices/file/md2011-111117001.pdf〕（最終確認：2014年1月6日）
8) 医薬品医療機器総合機構：血糖測定器の取扱い上の注意について（PMDA医療安全情報 No. 28），2011〔http://www.info.pmda.go.jp/anzen_pmda/file/iryo_anzen28.pdf〕（最終確認：2014年1月6日）
9) 厚生労働省：血糖測定機器に係る「使用上の注意」の改訂指示等について（薬食安発第0907001号，平成19年9月7日），2008〔http://www.info.pmda.go.jp/kaiteipk/20070907001.pdf〕（最終確認：2014年1月6日）

7 療養上の世話

　患者の療養上の世話を行う看護師にとって，患者ケアを取り決められた手順を守って行い，患者の安全が守られているか，常に配慮する必要があります.
　この節では，熱傷，転倒・転落についての事例を取り上げ，療養上の世話に関する医療安全を学びます.

A. 温罨法・入浴介助に関連する事例

この項で学ぶこと

1. 湯たんぽやホットパックなどの温罨法における低温熱傷のリスクと安全な温罨法の方法を理解する
2. 入浴介助時の熱傷のリスクと熱傷を起こさない手順を理解する

事例 ㊷ 湯たんぽによる熱傷①

　人工呼吸器装着中で意識障害のある患者の両下肢に冷感があったため，看護師は湯たんぽで温罨法をしようと考えた. 湯たんぽに60℃の湯を入れて準備し，湯たんぽカバーに入れた. 患者の両下肢の間に湯たんぽを置き，湯たんぽと両下肢が接するようにしていた.
　1時間後に患者の下肢の冷感が消失したため，湯たんぽをはずした.
　10時間後に看護師は，患者の両下肢の湯たんぽが接していた部位に水疱とびらんが生じて滲出液が出ていることに気づいた. 医師に診察を依頼し，熱傷と診断されて皮膚科的処置を行うことになった.

（日本医療機能評価機構：医療安全情報 No.17 事例を参考に作成）

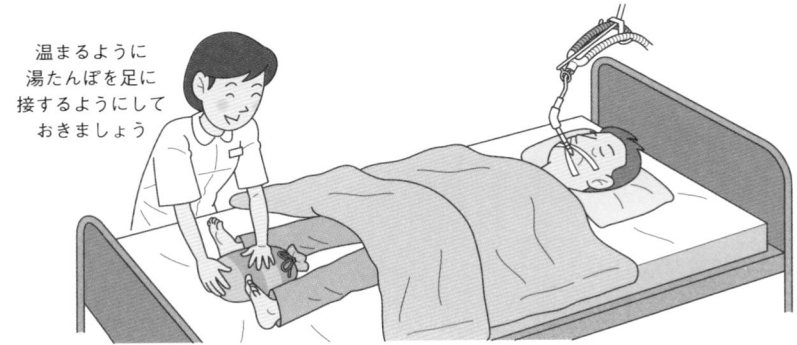

温まるように
湯たんぽを足に
接するようにして
おきましょう

▶ **事例の背景**

　看護師は患者の両下肢の冷感を改善しようとして，両下肢に接するように湯たんぽを置いていた．院内看護手順のなかの温罨法の手順では，「湯たんぽは患者の身体から離して使用する」ように記載されていたが，看護師はこの手順を知らなかった．

事例 ㊸ 湯たんぽによる熱傷②

　就寝前に看護師が訪室すると，患者が「（脳梗塞で麻痺側の）右下肢に痺れた感覚があり，温めると楽になるかもしれない」と話した．

　看護師は，湯たんぽで温めてみることを提案して，湯たんぽに湯沸かし器の湯を入れて準備した．湯沸かし器の湯の温度は85℃と表示されていた．湯たんぽは湯たんぽカバーに入れて，さらに熱傷予防のためにバスタオルで包んだ．そして，湯たんぽを患者の麻痺側の右下肢から約10cm離して置いた．その後，患者は眠っていた．

　朝になって湯たんぽを外そうとすると，湯たんぽが患者の右下肢に接触していた．右下肢の状態を観察すると2cm大の水疱が生じており，周囲が発赤していた．医師に診察を依頼し，熱傷と診断されて皮膚科的処置を行うことになった．

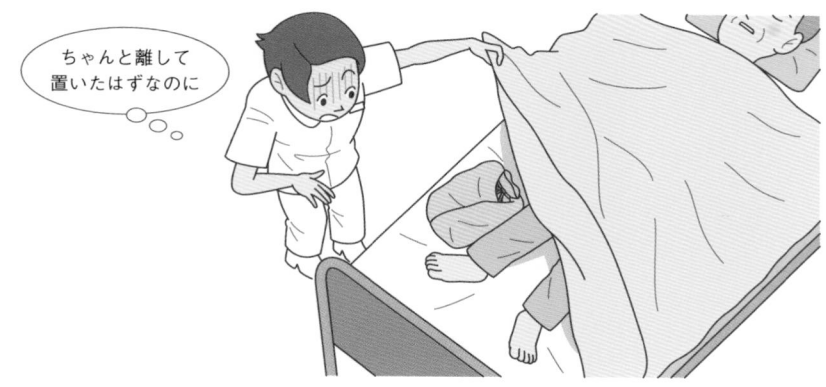

▶ **事例の背景**

　看護師は湯たんぽを下肢から10cm離して置いていたが，患者の就寝中の体動で，数時間後に看護師が湯たんぽを外そうとしたときには湯たんぽと下肢が接触していた．

　看護師は，患者の体動で湯たんぽと下肢が接触する可能性を予測していなかった．また，温めていたのは患者の麻痺側の下肢であり，患者は熱さや痛みなどを感じられなかった．

事例 ㊹ 入浴による熱傷

　看護師は，患者が臥位で入浴できる入浴装置を使用するため，浴槽に湯をためようと蛇口から湯を出した．お湯は少し熱めだったが，入浴するまでには時間がかかると思い，そのまま湯をためた．もう1人の看護師と2人で入浴装置用ストレッチャーを使って患者を浴室に搬送し，寝衣を脱がす介助を行った．

　患者を浴槽に入れるため"入浴ボタン"を押した．浴槽が上昇して患者の背部が湯につかったところで患者が体を動かして起き上がろうとしていたため，看護師が「どうかしましたか？」と声をかけると，患者は「熱い」と話した．

　看護師が湯に触れてみるととても熱く感じたため，すぐに"出浴ボタン"を押して浴槽を下降させ，患者を湯から出した．

　患者の背部と殿部，上腕と下肢の湯に接していた部位が発赤していたため，冷水のシャワーをかけた．医師に診察を依頼すると，殿部と下肢の湯に接していた部位に水疱を生じており，皮膚科的処置を行った．

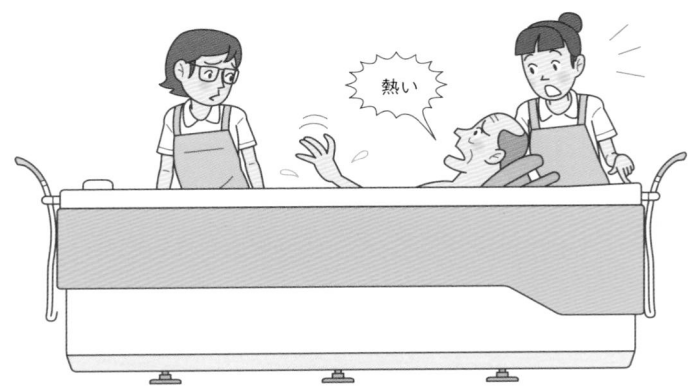

▶ 事例の背景

　患者を入浴させた際の湯の温度は，浴槽に設置された温度計では52℃になっていた．湯の温度は，蛇口の湯と水の両方を調節する方法だった．しかし，湯をためた看護師は少し熱めに湯温を調節していた．

　看護師は2人とも，患者が「熱い」と訴えるまで浴槽の湯の温度を確認していなかった．1人の看護師は湯をためた看護師が湯温を確認しているだろうと思い，湯をためた看護師は，「入浴ボタン」を押したもう1人の看護師が湯温を確認しただろうと思っていた．

何が起きたのか

　事例42と43は湯たんぽの使用によって熱傷を生じた事例です．事例44は入浴装置を使用して入浴した患者に熱傷を生じた事例です．

a. 湯たんぽ使用による熱傷

(1) 湯たんぽの湯の温度と湯たんぽ使用時間

　湯たんぽの湯の温度は，事例42では60℃，事例43では湯沸かし器の湯で85℃でした．また，湯たんぽ使用時間は，事例42では1時間，事例43では患者の就寝時から朝までで

した.

製品評価技術基盤機構の「『低温やけど』の事故防止について」(平成 21 年 11 月 26 日)[1] では, 低温熱傷について次のような注意喚起をしています.

「低温やけど」には, 温かく心地よいと感じる程度の温度でも,「長時間にわたって皮膚が触れていると発症する」という特徴がある. 比較的低い温度 (44~50℃) のものでも長時間にわたって皮膚の同じ個所に触れていると人間の筋肉などが, 壊死するために「低温やけど」を負う. 一般的に 44℃では 3~4 時間以上の接触で発症し, 46℃では 30 分~1 時間, 50℃では 2~3 分で発症するといわれているが, そのときの体調など身体の状態によって異なる.

温度と低温熱傷が発症する皮膚との接触時間をみると, 湯たんぽ使用時には湯の温度と接触時間に注意しないと低温熱傷を生じる危険性が高いことがわかります. 50℃では 2~3 分で発症するとありますが, 事例 42 では, 60℃で 1 時間接触していました. 事例 43 では 85℃で 10 cm ぐらい離していましたが就寝中ずっと使用していました.

(2) 湯たんぽの置き方と患者の状態

事例 42 では, 湯たんぽを両下肢と接触するように置いていました. 患者は人工呼吸器装着中の意識障害の状態で, 湯たんぽが熱かったとしても, 訴えたり, 自分で動かしたりすることはできない状態でした. また, 両下肢の冷感に対して湯たんぽ使用による改善の可能性や安楽への貢献度は低いと考えられます.

事例 43 では, 湯たんぽを下肢から約 10 cm 離して置いていました. しかし, 患者の就寝中の体動で湯たんぽと下肢が接触してしまいました. 接触していた下肢が麻痺側だったため, 患者に熱いという感覚がありませんでした.

「意識障害や麻痺のある患者の場合, 湯たんぽに長時間接触しても違和感や熱いという感覚がない」ため, 低温熱傷を生じる可能性が高くなります.

湯たんぽは, 患者の皮膚に接触するように置くと, 離して置くよりも低温熱傷が生じるまでの時間が早くなりますが, たとえ離して置いたとしても, 患者の体動により皮膚に接触する可能性が高いことを認識しておく必要があります.

b. 入浴介助中の熱傷

事例 44 は, 浴槽の湯の温度が 52℃になっていたのに, 看護師は湯の温度を確認しないまま患者を浴槽に入れたため, 患者に熱傷を生じた事例です. 2 人の看護師が入浴介助をしていましたが, 2 人とも浴槽の湯温を確認していませんでした.

事例から学ぶこと

温罨法や入浴介助といったケア場面で患者が熱傷を起こさないよう, 温罨法と入浴時の熱傷を避けるための手順を把握して, 知識をもってケアにあたることが重要です.

a. 湯たんぽ使用による低温熱傷の危険性を知る

湯たんぽ使用による熱傷は, 日本医療機能評価機構に複数の発生が報告され, 2004 (平成 16) 年 10 月から 2013 (平成 25) 年 9 月までの 9 年間に 16 件の報告があったとして「医療事故情報収集等事業第 35 回報告書」で取り上げられています[2].

　　湯たんぽを使用する際には以下の3点が留意点としてあげられます.

①湯たんぽに使用する湯の温度を高温にしないこと

②患者に接触しないようにして使用すること

③患者の意識状態や麻痺などの感覚障害に留意して使用すること

　　また,製品評価技術基盤機構では次の2点の注意喚起をしています.

①同じ部位を長時間温めないこと

②布団のなかに入れて寝具が温まったら湯たんぽを取り出すこと

　　温罨法では,ホットパックや温めたタオルを使用する場合があり,それらを用いた際の低温熱傷が発生していることから,日本医療機能評価機構の医療事故情報収集等事業では医療安全情報で警鐘を鳴らしています[3,4].

　　医療安全情報のなかで紹介されている事例は,ホットパックを患者の上肢に当てて温罨法を開始し,約1時間後にホットパックをはずすと低温熱傷が生じていた事例や,ホットパックはカバーに入れることになっていたが,入れずに左前腕に直接当てて温めたところ低温熱傷が生じた事例です.温めたタオルによる熱傷では,採血時に血管を拡張させようと考えて温めたタオルを針を穿刺する部位に直接当てて,20分後にタオルをはずすと熱傷をきたしていた事例です.

　　これらにあげた湯たんぽを使用する際の留意点である「身体に接触しないようにして使用すること」(カバー等を付けることも含みます),「同じ部位を長時間温めないこと」は,ホットパックや温めたタオルを使用する温罨法においても低温熱傷の予防策として重要です.さらに,低温熱傷のリスクに配慮して一定時間ごとの観察も行いましょう.

b. 入浴介助時は湯の温度確認を行う

　　入浴介助時には,浴槽の湯の温度を「看護師自身の素手や腕で必ず」確認しましょう.足浴とシャワー浴の場合の湯の温度確認も同様です.

　　とくに注意すべきこととして,手袋を装着した状態で湯の温度を確認することの危険性があります.日本医療機能評価機構の医療事故情報収集等事業では,手袋を装着したまま湯の温度を確認したため温度確認が不十分となり,熱傷をきたした事例が報告されています[5].このことから,温度確認の方法について,上腕内側で温度確認すること,温度計を活用するよう,注意を喚起しています.

チームでつくる医療安全

　　こうした湯たんぽ使用による熱傷の危険性から,温罨法の方法として「湯たんぽ使用を中止した」医療機関もあります.温罨法の方法は湯たんぽ以外にホットパック等もありますので,「医療機関の温罨法の手順に従って」温罨法を安全に行いましょう.

　　また,入浴介助を複数の看護師で行う場合がありますが,看護師自身が温度を確認するとともに,看護師間で温度確認について声をかけ合いましょう.

学習課題

1. 安全で患者に障害を生じない温罨法の方法について調べてみましょう
2. 浴槽やシャワーの湯の温度確認方法について話し合ってみましょう

引用文献

1) 製品評価技術基盤機構：「低温やけど」の事故防止について（注意喚起），2009
〔http://www.nite.go.jp/jiko/press/prs091126.html〕（2014年1月27日確認）
2) 日本医療機能評価機構：医療事故情報収集等事業第35回報告書（平成25年7月～9月），2013
〔http://www.med-safe.jp/pdf/report_35.pdf〕（2014年1月27日確認）
3) 日本医療機能評価機構：医療安全情報 No.137 ホットパック使用時の熱傷（2018年4月）
〔https://www.med-safe.jp/pdf/med-safe_137.pdf〕（最終確認：2023年10月10日）
4) 日本医療機能評価機構医療事故情報収集等事業：医療安全情報 No.189 温めたタオルによる熱傷（2022年8月）
〔https://www.med-safe.jp/pdf/med-safe_189.pdf〕（最終確認：2023年10月10日）
5) 日本医療機能評価機構：医療安全情報 No.87 足浴やシャワー浴時の熱傷（2014年2月）
〔https://www.med-safe.jp/pdf/med-safe_87.pdf〕（最終確認：2023年10月10日）

B. トイレ介助・ベッド整備に関連する事例

この項で学ぶこと

1. 患者の転倒・転落リスクのアセスメントについて理解する
2. 転倒・転落予防策を継続して実施するために必要なことを理解する

事例 45 患者の転倒・転落①

　看護師は，尿路感染症のため入院となった患者（85歳，女性）を受け持った．入院後，患者に補液と抗菌薬の点滴が開始された．看護師が患者の情報収集を行ったところ，数年前から認知症と診断されて内服治療を受けていた．自宅では娘夫婦の介護で生活しており，家のなかの歩行は自立していたとのことだった．排泄は，尿失禁がときどきあるため尿とりパッドを使用していた．また，日付や曜日，食事摂取に関することや1日の排尿回数を答えることができなかった．

　看護師が「ナースコールでよんでくださいね」「抗菌薬の点滴を始めますね」などと説明すると，患者は「はい」と返答したが，患者の娘が帰宅したあとで看護師が訪室すると，患者が輸液ラインに無関心な様子でベッドサイドを歩いており，輸液ラインが引っぱられていた．発熱もあり，歩行の足取りはふらついていた．そわそわして落ち着きのない様子だったため，看護師は，患者に尿意があるのではないかと考えて「トイレですか？」と尋ねると患者がうなずいた．

　看護師は，患者の病室内のトイレまで点滴スタンドを動かしながら歩行を介助して，患者が便座に座るところまで見届けた．患者に「終わったら，ここのナースコールを押してくださいね」とナースコールを指して伝えたところ患者がうなずいたため，そばを離れた．約5分後，ナースコールがなかったのでトイレに様子をみに行ったところ，患者が便座の近くに座りこんで失禁しており，点滴台は倒れて患者の頭部にあたっていた．

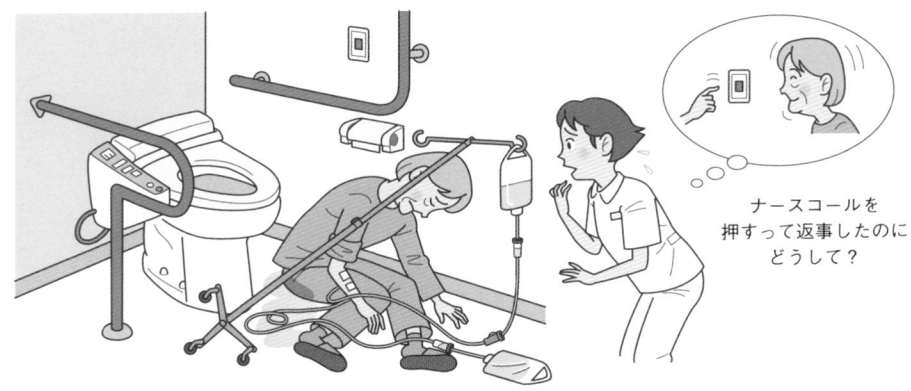

ナースコールを
押すって返事したのに
どうして？

▶ 事例の背景

　看護師は，患者の入院時の情報収集で，患者が認知症で内服治療中だという状態を把握していた．入院してからトイレ移動時までの5時間，患者はナースコールを押していなかった．しかし，トイレへ移動した際の患者との会話では「終わったら，ここのナースコールを押してくださいね」との説明に患者がうなずいたため，看護師は「患者は終わったらナースコールを押すことができる」とアセスメントして，患者のそばを離れた．

　患者が入院してから5時間が経過していたが，まだ院内で運用している「転倒・転落リスクアセスメントシート」でのアセスメントと転倒予防策の検討を行っていなかった．

> **事例 46　患者の転倒・転落②**
>
> 　看護師は，尿路感染症のため2日前に入院となった患者（85歳，女性）を受けもった．患者は補液と抗菌薬の点滴が開始されており，入院前に認知症と診断されて内服治療を受けていた．入院日に看護師がトイレまで介助して移動した際，看護師がそばを離れている間に患者がトイレのなかで転倒した出来事があった．
>
> 　トイレでの転倒後，患者の転倒・転落のリスクアセスメントと転倒・転落予防策立案が行われて，次の3つの予防策が立案された．
> ①歩行時にナースコールを適切に押して看護師をよぶことができないため離床センサー[*1]を装着すること
> ②患者が点滴に無頓着であり動きも早いため，ベッド柵を頭側2柵に加えて足元側2柵の計4柵を上げること
> ③トイレへの移動後はそばで看護師が付き添うこと
>
> 　患者の離床センサーが作動し，ナースコールが鳴ったため患者の担当看護師ではない看護師が訪室した．患者がベッドの上で「トイレ…」と話したため，足元側ベッド柵1柵を下げてトイレへの移動と，排泄終了後にベッドへ移動するまでの介助をした．しかしその後，足元側ベッド柵を上げるのを忘れて，ベッド柵を下げたまま退室した．
>
> 　約1時間後，再び離床センサーが鳴って訪室すると，患者はすでにベッドサイドの床に横たわって失禁しており，輸液ラインが引っぱられていた．後頭部から出血しており医師が診察したところ，1.5cmの切創があったため5針縫合，頭部CT検査を行って異常がないことを確認した．

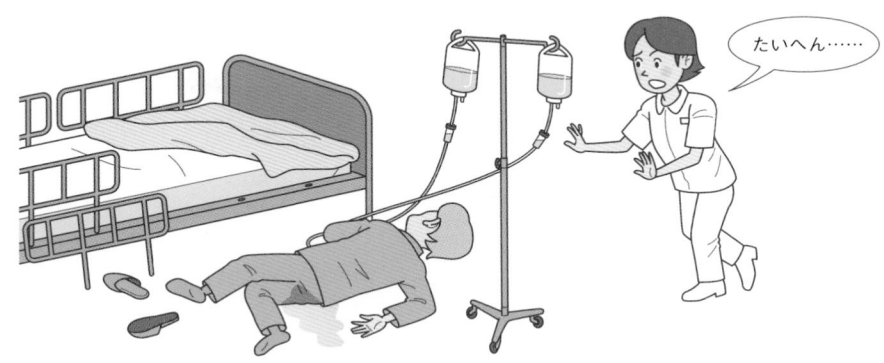

▶ **事例の背景**

　患者の転倒・転落予防策として，ベッド柵4柵すべてを上げることにしていた．しかし，トイレ移動を介助した看護師は，トイレ移動時に足元側のベッド柵を下げ，患者がベッドに戻ったあとでベッド柵を上げるのを忘れたまま離れてしまった．

　さらに，患者の担当看護師に患者のトイレ介助を行ったことを伝えていなかった．

　その後，患者は再びトイレに行こうとして，ベッド柵が下りていた場所から降りようとしてベッドサイドの床に転落，または転倒したと考えられた．

何が起きたのか

　事例45は，認知症と診断されて内服治療を受けている患者でしたが，看護師がトイレ移動を介助した際，患者がトイレのなかのナースコールを押すことができるとアセスメントしてそばを離れているうちに患者が転倒した事例です．

　患者の認知面の状態から「ナースコールで看護師をよぶことができるかどうか」をアセスメントすることは，転倒・転落予防策を立案するうえで重要です．

　事例45では，看護師は入院時の情報収集で，認知症の診断のほかにも認知面のアセスメントのための重要な情報をいくつか把握していました．今日の日付や曜日，食事摂取に関することや排尿回数を答えることができなかったこと，輸液ラインに無頓着にベッドサイドを歩いていており輸液ラインが引っぱられていたこと，などです．

　もっと早い時点で転倒・転落リスクアセスメントシートを用いてアセスメントを行っていたら，患者の転倒・転落リスク項目として「認知面の問題がありナースコールで看護師をよぶことができない」という項目に該当することに気づいた可能性があります．そして患者はナースコールを押すことができない」ということを認識して，転倒予防策として排泄中は患者のそばに付き添っていることができたでしょう．

　事例46は，ベッド柵を下げたあと忘れずに柵を上げていたら，患者の転倒・転落を予防することができた可能性があります．患者が点滴に無頓着であり，動きも速いことから，ベッド柵4柵すべてを上げることを予防策としていました．また，トイレを介助した看護師が担当看護師に伝えていたら，担当看護師が訪室してベッド柵が上げてあるかどうか確

---

*¹患者の寝衣につけた紐が引っぱられてセンサー部分がはずれるとナースコールが鳴るしくみ．

認できたかもしれません.

事例から学ぶこと

a. 患者の転倒・転落リスクアセスメントと予防策立案

　認知面のアセスメントを「的確」に行って,患者がベッドサイドの歩行やトイレへの移動時にナースコールで看護師をよぶことができるかどうか,査定することが必要です.実際に患者に「ナースコールを押してください」と説明して,適切にナースコールを押す行動ができるかどうかを確認することも,的確なアセスメントのためには有用です.

　入院時は家族などから収集した情報をもとに判断しますが,院内で運用している転倒・転落リスクアセスメントシートを用いて,網羅されたリスク項目をアセスメントすることで患者のリスクを査定することができます.入院直後にすみやかにアセスメントすることで,予防策も早期に実施することが可能です.

　転倒・転落の一般的な要因は**表Ⅳ-7-1**のように複数ありますが,院内の転倒・転落リスクアセスメントシートでは,そのなかから医療機関個々が選択した要因の項目が主要となって作成されています.

b. 患者の転倒・転落予防策を継続して実施する

　患者の転倒・転落予防策が「継続して」実施されるよう,ベッド柵を下げて介助したあとは,退室前に必ず柵を上げましょう.離床センサーのスイッチを操作したり,着脱したりしたときは,退室前に再装着してスイッチを入れましょう.

　また,患者の歩行などの介助を行う看護師は,患者の転倒・転落予防策を把握して介助を行うことが重要です.事例46のように,患者の担当看護師ではない看護師が患者のナースコールや離床センサーを受けてトイレ移動を介助する場合もありますので,患者の転倒・転落予防策を把握するために,「予防策の記録を確認して」対応しましょう.

　さらに,看護師が自分が担当ではない患者を介助した場合は,担当看護師に介助したことを伝えて,介助後の転倒・転落予防策を確認しましょう.

c. 転倒・転落の発生頻度が高い要注意場面

　転倒・転落の発生頻度が高い場面を知って予防に努めることも重要です.

　1つはオーバーテーブルに関連したベッドサイドでの患者の転倒です.患者がベッドから立ち上がる際などに,支えにしたオーバーテーブルが動いて患者が転倒しています.日本医療機能評価機構では,どのような状況で患者がオーバーテーブルを支えにしたのか,「医療安全情報」で原因をあげています[1].ベッドから立ち上がろうとした,ふらついてバランスを崩した,ベッドに戻ろうとした,などです.

　ロックがかかって動かないようにすることができるオーバーテーブルもあり,活用することができます.しかし,ロックを解除してオーバーテーブルを動かした後,再度ロックをかけ忘れていたところ,患者がオーバーテーブルに手をつきオーバーテーブルが動いて患者がバランスを崩して転倒し,大腿骨頸部骨折を生じた事例も医療安全情報で紹介されています.ロックをかけ忘れないよう注意が必要です.

　患者への入院時の転倒・転落予防の説明のなかで,オーバーテーブルを支えにして体重をかけると,オーバーテーブルが動いてしまって転倒するリスクがあることを伝えること

表Ⅳ-7-1　転倒・転落の一般的・代表的な要因

患者の要因：内的要因	環境の要因：外的要因
・加齢 ・歩行やバランスの障害，ふらつき ・視覚の機能低下・障害 ・脳神経系の疾患 ・循環器系の疾患 ・運動器系（筋骨格系）の機能の障害 ・認知の障害 ・薬剤（睡眠薬，向精神薬，抗不安薬，抗うつ薬，抗精神病薬，抗けいれん薬，など）	・床の状態 ・床の段差 ・照明や明るさ ・履物の種類 ・障害物

が重要です．

　もう1つはベッドからベッド（ストレッチャーも含む）への移乗時の患者の転落です．これは予防可能であり，予防すべき転落です．ベッドからの転落は，患者への傷害発生のリスクが高いことからも予防が重要です．

　転落の要因は，ベッドやストレッチャーの固定が不十分な状態で患者を移乗しようとして，ベッドやストレッチャーが動いてしまうことによる患者の転落です．予防策は，患者の移乗前にベッドやストレッチャーを固定し，確実に固定されているかどうかを確認することであり，日本医療機能評価機構でも注意を呼びかけています[2]．

チームでつくる医療安全

　患者の転倒・転落リスクアセスメントにおいて，臨床経験が浅い看護師の場合は認知面のアセスメントなどの査定が困難なこともあります．そのようなときは，先輩看護師やリーダー看護師にアセスメントを相談したり依頼することで，より的確なアセスメントを行うことができます．

　患者の転倒・転落のリスクや予防策を看護チーム内で共有するためのシステムとして，①予防策をわかりやすく表示しておく，②日勤・夜勤のスタッフ内で申し送って確認する，などがあります．

学習課題

1．転倒・転落リスクアセスメントシート（ツール・項目）について調べてみましょう
2．転倒・転落予防のための対策はどのようなことがあるのか調べてみましょう

■引用文献■
1) 日本医療機能評価機構医療事故情報収集等事業：医療安全情報 No.132 オーバーテーブルを支えにした患者の転倒（2017年11月）〔https://www.med-safe.jp/pdf/med-safe_132.pdf〕（最終確認：2023年10月10日）
2) 日本医療機能評価機構医療事故情報収集等事業：医療安全情報 No.162 ベッドへの移乗時の転落（2020年5月）〔https://www.med-safe.jp/pdf/med-safe_162.pdf〕（最終確認：2023年10月10日）

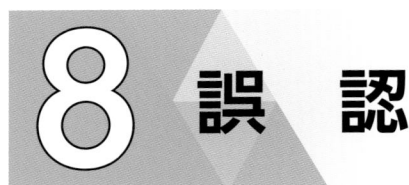

8 誤　認

　患者や部位を誤認した医療行為はあってはならないことです．しかし治療や検査など，さまざまな医療行為のなかで誤認は起こりうるものです．この節では，手術部位や左右の取り違え，患者取り違え事例を取り上げ，誤認防止の方略を学びます．

A. 手術部位確認に関連する事例

この項で学ぶこと

　1．手術部位や左右の取り違えについて理解する
　2．手術における誤認防止の方略について理解する

事例 47　手術部位の左右取り違え

　患者は右側の慢性硬膜下血腫で緊急手術の予定であった．手術室看護師は術側が右側であることを確認し手術の準備を行った．患者が手術室に入室後，医師は画像で術側が右側であることを再確認した．看護師が手術器械の準備，バイタルサインを測定している間に医師は術側とは反対の左側の頭部を剃毛した．消毒・ドレーピング[*1]後，医師は「右慢性硬膜下血腫の手術を行います」と声に出した．看護師は，医師の言葉を聞いたが，すでに覆布がかかっていたため術野が左側になっていることを確認できなかった．

　左側の穿頭後，硬膜を切開したところ血腫がなく，執刀医は左右の取り違えに気づいた．左側の創を閉じ，右側の手術を行った．

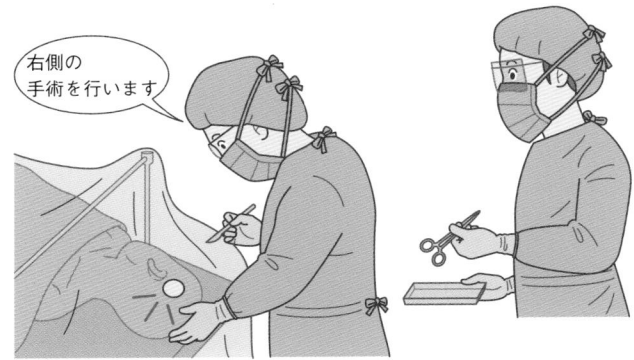

右側の
手術を行います

*1 手術の際に清潔な術野を確保するため，滅菌された布で患者を覆うこと．手術を行う箇所だけ穴が開いている．

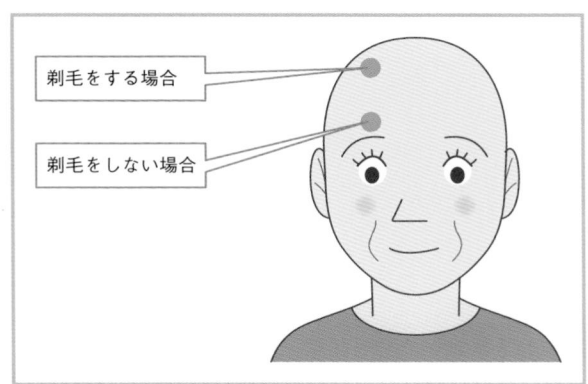

図IV-8-1　手術部位のマーキング（マーカーやシール
など）

▶ 事例の背景

　剃毛時に医師が画像をみて部位を同定し，マーキングをする手順であったが，行われなかった．看護師は通常医師とともに手術部位の確認をしていたが，この日は医師が1人であり，準備をどんどん進めたため，マーキングもしなかった．医師は手術スタッフとの執刀直前の確認作業（タイムアウト：time-out）を実施せず，切開を開始した．

何が起きたのか

　手術開始前のチェック事項として，手術スタッフ全員で「患者が正しいこと」「術式が正しいこと」「部位が正しいこと」などの確認を行うことになっています（タイムアウト，p.222参照）．日本医療機能評価機構の医療安全情報では，左右を取り違えた手術の多くは，「手術部位のマーキング（**図IV-8-1**）が適切に行われていなかったこと」「マーキングはしたが，執刀直前に医師が声に出した手術部位と実際の執刀部位を照合しなかったこと」が報告されています．ポジショニングなどの手術準備の直前に，「医師・看護師など複数の医療スタッフで画像の所見と手術部位を照合すること」，執刀直前に手術部位を確認する際は，「医師が声に出した手術部位と執刀予定の部位と手術申込書を照合すること」が推奨されています[1]．

　事例47においても，マーキングが行われておらず，さらに剃毛時や執刀直前に医師・看護師でのタイムアウトが行われず，左右の取り違えに気づくことができませんでした．

　左右の取り違えは被害の大小にかかわらず，重大な医療事故であり，医療を受ける患者や家族に不安や不信感を与えることになります．

　「マーキングがない場合は手術室には入室させない」など，防止策を徹底している病院もあります．しかし，たとえ病院全体でルールを定めてもそれを守らなければ，同様の事故が起こる可能性があります．

事例から学ぶこと

　本事例の病院のように手術部位や左右の取り違え防止策のルールを定めていても，手術

現場では多職種（執刀医師・麻酔科医師・看護師など）による複数の業務があわただしく同時に進行しており，ルールの徹底がしにくい状況が生まれやすいといえます．そのような現場であっても，しっかりとルールを遵守できるよう注意しましょう．

　ルールが守られない理由があるのであれば，チーム内でよく話し合って改善に努める必要があります．

チームでつくる医療安全

　2011 年に日本医療機能評価機構の医療安全情報では，「手術の際のタイムアウトは，①執刀直前に，②チーム全員で，③いったん手を止めて，④チェックリストに従って，⑤患者・部位・手技等を確認する，ことを意味します．」と掲載されています[2]．

　手術部位や左右取り違え防止については，手術手技開始直前のタイムアウトの実施が求められ，実践されています．タイムアウトでは，手術手技が開始される直前に，手術チーム（執刀医師・麻酔科医師・看護師など）の全員が参加し，自己紹介のもと，チェックリストに基づいたチェックを行い，記録に残します．

チェック事項
- 患者が正しいこと
- 術式が正しいこと
- 手術/侵襲的処置の部位が正しいこと
- 同意があること
- 質問，疑問点がないこと，または解決したこと
- インプラントの必要性，準備
- 輸血の必要性，準備
- 予想出血量

学習課題
1. 手術部位や左右の取り違えが起こる理由をあげてみましょう
2. 手術における誤認防止には何が必要か説明してみましょう

引用文献
1) 日本医療機能評価機構：手術部位の左右の取り違え，―脳神経外科手術―，医療安全情報 No.128，2017〔http://www.med-safe.jp/pdf/med-safe_128.pdf〕（最終確認：2022 年 10 月 24 日）
2) 日本医療機能評価機構：医療事故情報収集等事業第 48 回報告書，2017〔https://www.med-safe.jp/pdf/report_48.pdf〕（最終確認：2022 年 10 月 24 日）

B. 患者確認に関連する事例

この項で学ぶこと

1. 患者誤認について理解する
2. 患者誤認防止の方略について理解する

事例 48 患者の取り違え①

　外来から病棟へ患者の呼び出しがあり，病棟のリーダー看護師 A は看護師 B に患者 X を外来へ搬送するよう依頼した．看護師 B は，呼ばれたのは先ほどケアをした患者 Y だと思い込み，患者 Y（患者 X と同室であった）に声を掛け，車いすで外来へ搬送した．外来でクラーク（病棟の医療事務担当者）が認証システムを使用して患者を確認した際，認証できなかった．しかし，医師から患者を診察室に入れるよう言われ，クラークは認証できないまま患者 Y を入室させた．医師は患者のフルネームと生年月日を確認せず診察した．診察が終了したのち，病棟スタッフは患者を取り違えて搬送したことに気づいた．

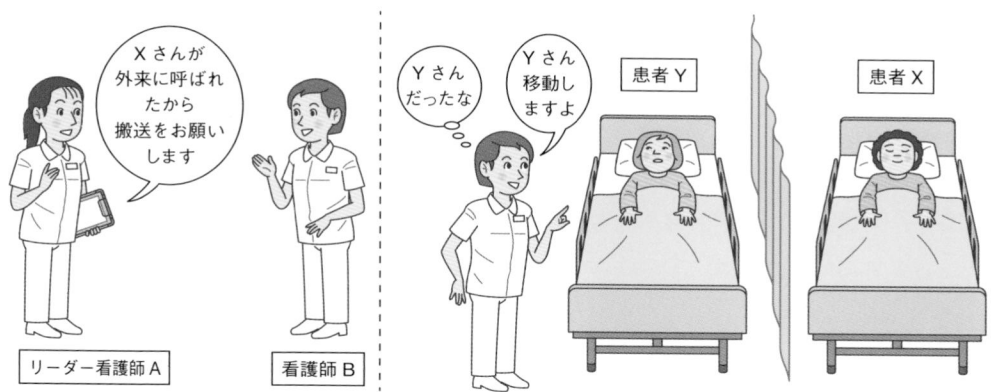

▶ 事例の背景

　病棟のリーダー看護師 A は看護師 B に，患者 X を外来へ搬送するよう依頼したが，その際の患者確認方法が明確ではなかった．また，外来での患者確認の認証時にアラートが出た場合の対処方法が周知されていなかった．さらに医師は「患者確認」を行うこともなく，診察が開始されてしまった．

事例 49 患者の取り違え②

　外来で，患者 X は貧血のため皮下注射を受けることになった．医師の診察後，患者 X は指示書を受け取り，処置室へ行き指示書を提出した．処置室の看護師 Z が，骨粗鬆症の皮下注射を予定していた患者 Y を呼び込むため，処置室の待合室で「Y さんいらっしゃいますか」と呼んだところ，患者 X が「はい」と手を挙げた．看護師 Z は患者 X を処置室へ案内した．看護師 Z は患者 X に「先生より注射の指示が出ているので，腕に打ちますね」と言って，患者 Y に指示されていた皮下注射を行った．その後，患者 X が指示書を見ると自分の名前でないことに気が付き，看護師 Z に「私，Y じゃないわよ」と伝えた．看護師 Z は患者を取り違えて薬剤を投与したことに気づいた．

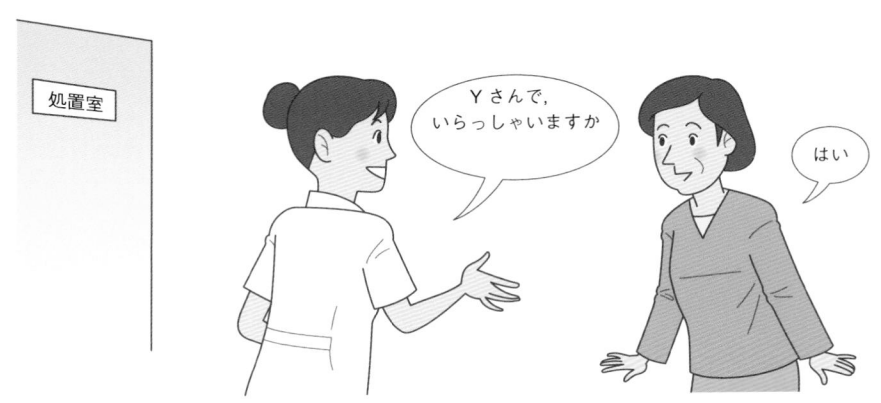

▶ **事例の背景**

　看護師 Z は処置室へ患者を呼び込む際に，患者にフルネームと生年月日を名乗ってもらい，指示書と照合することになっていたが行わなかった．また，患者に皮下注射を行う直前にも，患者にフルネームと生年月日を名乗ってもらい指示書と照合することなく，他患者に指示された皮下注射を実施してしまった．

　看護師 Z は，外来に配属される前は病棟に勤務していたが，病棟ではバーコード認証で患者確認を行っており，患者にフルネームと生年月日を名乗ってもらわないことがあった．

何が起きたのか

　事例 48 は患者搬送，診察時の取り違えについての事例です．外来看護師と病棟看護師，外来クラーク，外来医師は「必ず患者本人にフルネームと生年月日を確認する」という基本の「確認」を行わなかったために起こった「誤認」です．病棟看護師は，呼ばれたのは自分がケアをした患者だと思い込み，外来クラークは，認証システムで確認ができていなかったにもかかわらず，患者をそのまま診察室に入れました．医師は，一斉確認をしないまま診察を始めました．

　このように，それぞれの医療スタッフが患者にかかわる時点で確認を怠った場合，ミスの連鎖を止めることができず，重大な事故につながります．

　　事例49は外来処置室での患者取り違えについてです．患者確認が不十分であったため，別の患者に用意された注射が投与されてしまった事例です．

　　医療安全情報の報告では，診察室・検査室・外来処置室等に患者を呼び込む際の患者間違いに関する医療事故事例が19件報告されています[1]．

事例から学ぶこと

　　事例48，49のような患者誤認を防ぐためには，多職種がそれぞれの場面で，ルールに則った患者確認を適切に行う必要があります．患者確認の大原則は，患者側からフルネーム，生年月日など2つの識別子を提示させ，医療者の手元にある情報と突合することです．

　　事例49のように，病院で診察や検査・処置を受ける患者は，緊張しながら自分の順番を待っています．そのような環境で違う名前を呼ばれたとしても，「自分が呼ばれた」と思ってしまうケースが多いものです．また，患者は医療者が自分を取り違えることはないと思っています．

　　しかし，患者誤認は病院内のあらゆる場所（診察室・処置室・検査室・X線検査室など）で起こる可能性があり，どのような場面においても，適切な確認を徹底しなければなりません．

チームでつくる医療安全

　　日本医療機能評価機構では「患者取り違え」について以下の2つに分類しています[2]．

①患者同定違い＝患者Aを患者Bと誤認し，患者Aに患者Bの処置をした．
②処置などの取り違え＝患者Aの同定は正しいが，患者Bに用意された処置を患者Aに実施した．

　　患者確認の基本は，2つ以上の異なった2識別子で行います．患者にフルネームと生年月日を名乗ってもらい，医療者側の情報と突き合わせします．意識障害患者・難聴患者・小児については名乗れない場合は，ネームバンドや診察券と医療者側の情報と突合する必要があります．また，患者にも参加，協力をしてもらい，医療者と患者が共に確認し合う取り組みを行っていくことが大切です．

学習課題

１．患者誤認が起こる理由をあげてみましょう
２．患者誤認防止には何が必要か説明してみましょう

引用文献
1) 日本医療機能評価機構 医療事故防止事業部：医療事故情報収集等事業第68回報告書，2021
〔http://www.med-safe.jp/pdf/report_48.pdf.〕（最終確認：2022年10月24日）
2) 日本医療機能評価機構 医療事故防止事業部：医療事故情報収集等事業第69回報告書，2022
〔http://www.med-safe.jp/pdf/report_69.pdf〕（最終確認：2022年11月22日確認）

索　引

看護学テキスト NiCE

医療安全（改訂第2版）　多職種でつくる患者安全をめざして

2015 年 3 月 25 日　第 1 版第 1 刷発行	編集者　山内豊明，荒井有美
2022 年 2 月 1 日　第 1 版第 5 刷発行	発行者　小立健太
2024 年 3 月 30 日　改訂第 2 版発行	発行所　株式会社　南 江 堂

〠113-8410 東京都文京区本郷三丁目 42 番 6 号
☎（出版）03-3811-7189（営業）03-3811-7239
ホームページ https://www.nankodo.co.jp/

印刷・製本 三報社印刷

Ⓒ Nankodo Co., Ltd., 2024